Raimund von Baczynski

Zum Studium des Verpflegswesens

im Kriege vom operativen Standpunkte

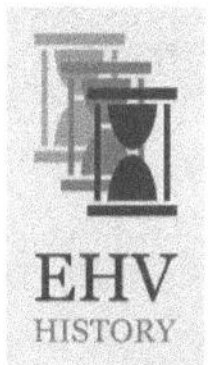

Raimund von Baczynski

Zum Studium des Verpflegswesens

im Kriege vom operativen Standpunkte

ISBN/EAN: 9783955640217

Auflage: 1

Erscheinungsjahr: 2013

Erscheinungsort: Bremen, Deutschland

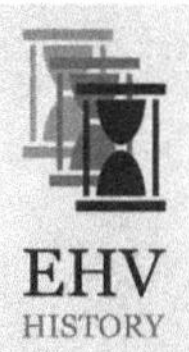
EHV
HISTORY

Zum

Studium des Verpflegswesens

im Kriege

vom operativen Standpunkte

von

Raimund von Baczyński
k. u. k. Hauptmann.

Wien, 1894.
Druck und Verlag von Kreisel & Gröger.
Commissionsverlag: L. W. Seidel & Sohn, k. u. k. Hof-Buchhändler.

Vorwort.

Die Kriegsgeschichte behandelt den Materialismus zumeist stiefmütterlich, und wo sie ihn bespricht, da geschieht es oft nur oberflächlich. Sobald die Frictionen einmal vorüber sind, erinnert sie sich derselben ungern.

Sowohl das Verpflegswesen, als auch die Trains, auf denen die Verpflegung zumeist fortgeschafft werden muss, machen nebst anderem in hervorragender Weise die materielle Seite der Führung aus, gegen welche diese letztere vergeblich ankämpft, denn die Massenheere verlangen nach Nahrung.

Feindlich stehen sich gegenüber: die Menschen und Pferde mit ihrem aus Hunger und Durst zusammengesetzten Organismus und die geistige Arbeit des Führers mit seinem nach Sieg zielenden Willen.

So wahr es auch ist, dass der Krieg, welcher in seiner Gewalt die Rücksicht auf Erhaltung des animalischen Lebens überhaupt verleugnet, auch zeitweise bezüglich der Ernährung Entbehrungen auferlegen kann, so ist es aber umgekehrt ein Gebot der Nothwendigkeit, durch reichliche und so regelmäßige Verpflegung als möglich die animalischen Kräfte im gesunden Zustande zu erhalten.

Das vorliegende Buch ist in erster Linie für jüngere Truppenofficiere bestimmt, bei denen die militärische Bildung das Interesse auch für jene Zweige voraussetzt, die nicht unmittelbar mit ihrem täglichen Geschäfte zusammenhängen.

Man kann jenen Ansichten nicht Raum geben, welche den für die Truppenofficiere gewidmeten Aufsätzen enge Grenzen gezogen wissen wollen, indem sie das Wissen des Truppenofficiers auf das tiefe Niveau des beschränkten Gesichtskreises seiner unmittelbaren Dienstsphäre herabdrücken möchten und der Armee damit einen großen Dienst zu erweisen hoffen. Ein Mehrwissen hat noch niemals geschadet, aber ebenfalls ist es gewiss, dass jene Ansichten, ins praktische Leben übersetzt, der Gefahr der Ignoranz zu steuern nicht vermögen.

Das richtige Verständnis des Verpflegs- und damit im engsten Contact stehenden Train- sowie Communicationswesens im Kriege seitens des Truppenofficiers ist aber keineswegs so unwichtig, als dies leider von mancher Seite angenommen wird. Abgesehen davon, dass die Kenntnis dieser Zweige jedem Officier unter Umständen mehr oder weniger unentbehrlich werden kann, gewährt sie auch anderseits einen richtigen Einblick in jene Frictionen, mit denen die Leitung der Armeen zu kämpfen hat.

Das vorliegende Buch bezweckt hiemit die Besprechung der auf das Verpflegswesen im Kriege bezughabenden Factoren und Beleuchtung der wichtigsten Grundsätze der einschlägigen Vorschriften vom operativen Standpunkte. Die Vorführung einer Anzahl von Beispielen aus der Kriegsgeschichte aber soll zu einer klareren und allgemeineren Erkenntnis verhelfen.

Die Natur der Sache machte die Aufnahme von Bestimmungen administrativen Charakters häufig unvermeidlich. Auch die mehrfach vorkommenden Wiederholungen wurden der Übersichtlichkeit und der Zusammengehörigkeit wegen aufgenommen und mögen dem Buche nicht zum Schaden gereichen.

Für diejenigen meiner Kameraden, die sich mit applicatorischen Arbeiten gerne befassen, soll das Buch einen wünschenswerten Behelf abgeben, indem sie darin alles hiefür nöthige, und in den verschiedenen Vorschriften und Werken hervorragendster Fachmänner zerstreute, vereinigt finden.

In einem später zur Ausgabe gelangenden Theile habe ich mich speciell mit solchen applicatorischen Aufgaben befasst, und in einer Reihe von Beispielen die verschiedenartigen Verpflegs-Situationen, in denen sich eine Truppe befinden kann, sowie den Verpflegs-Dienst im Detail, concret zu besprechen gesucht.

Da mit dem Verpflegswesen auch die Einrichtungen im Rücken der Armee im innigsten Zusammenhange stehen, so musste der Vollständigkeit wegen auch dem Etapenwesen die gebürende Berücksichtigung geschenkt werden.

Bezüglich der Beilagen erachte ich es für nothwendig darauf aufmerksam zu machen, dass die zwei Kartenskizzen überall dort benützt werden können, wo im Texte entweder von Actionen während des Feldzuges 1812 in Russland, oder von jenen während des deutsch-französischen Feldzuges 1870|71 die Sprache vorkommt. Von den übrigen Beilagen gehören die 1. und 2. ganz besonders zum XV. Abschnitte, wohingegen die 4. Beilage den dritten und vorzugsweise den fünften Theil theilweise graphisch versinnlichen soll.

Die neuesten organisatorischen Änderungen in der österreichisch-ungarischen Armee erscheinen bereits berücksichtigt; soweit dies aber infolge schon gemachter Fertiglegung einzelner Druckbögen nicht mehr stattfinden konnte, sind die Neuerungen umstehend angeführt, und wollen gefälligst diese sowie die wichtigsten Druckfehler noch vor dem Lesen des Buches an den bezeichneten Stellen vorgemerkt werden.

Schließlich bitte ich die Herren Autoren, deren Werke ich ausnützte, mir die Unterlassung des Hinweises auf die betreffenden Stellen nicht übel zu deuten.

Die wichtigsten derlei Quellen, deren ich mich bediente, sind nebst unseren und fremden Vorschriften, den bei uns giltigen organischen Bestimmungen, sowie den kriegsgeschichtlichen Werken noch ganz besonders nachstehende:

Obauer und Guttenberg, Das Train-, Communications- und Verpflegswesen vom operativen Standpunkte. Wien 1871.

Martens, Handbuch der Militär-Verpflegung. Stuttgart 1864.

Hold, Requisition und Magazins-Verpflegung während der Operationen. Wien 1878.

J. Ullmann, Studie über die Ausrüstung, sowie über das Verpflegs- und Nachschub-Wesen im Feldzuge Napoleons I. gegen Russland im Jahre 1812. Wien 1890—91.

Leval, Tactique des ravitaillements. Paris 1889—1890.

Egger, Die Verpflegung der k. k. Truppen während der Besetzung Bosniens und der Herzegowina im Jahre 1878. Wien 1883.

Polak v. Mürzsprung, Die organisatorischen Vorsorgen und Vorschriften für die Verpflegung im Gebirgskriege. Wien 1889.

Bronsart, Der Dienst des Generalstabes. Berlin 1893.

Lehnert, Handbuch für Truppenführer. 1892.

Makszejew, Kriegsadministrative Einrichtungen im Rücken der Armee. Petersburg 1893.

Makszejew, Eisenbahnen im Dienste des Krieges. Petersburg 1890—2.

Widdern, Heeresbewegungen und Märsche. 1892.

Widdern, Der kleine Krieg und der Etapendienst. Leipzig 1892.

Widdern, Der Krieg an den rückwärtigen Verbindungen der deutschen Heere und der Etapendienst. Berlin 1893.

Tilschkert, Die transportable Feldeisenbahn im Dienste des Krieges. Wien 1889.

Änderungen während der Drucklegung und Druckfehlerverzeichnis.

Seite 3, Zeile 18 von unten: statt „von denselben“ ist zu lesen „von demselben.“

Seite 87, Zeile 2 und 3 von oben: statt „Batterie-Division“ ist zu lesen „Artillerie-Regiment“.

Seite 87, Zeile 3 von unten: statt „1500“ ist zu lesen „1150“ Landespferde.

Seite 89 und 90 sind alle sechs Absätze über die Reserve-Bäckereien zu streichen und durch nachstehende neuen zu ersetzen:

„Die Reserve-Bäckereien haben im Aufmarschraume für die daselbst versammelte Armee Brot nach Bedarf, dann, nach Maßgabe der Fertigstellung der gemauerten Reserve-Backöfen auch Zwieback zu erzeugen.

In der Folge erzeugen die Reserve-Bäckereien das für die Etapentruppen und für die von und zur Armee gehenden Transporte erforderliche Brot, dann jene Mengen an Brot und Zwieback, sowie sonstigen Surrogaten für Brot, welche den Armee-Colonnen nachgeschoben werden müssen.

Damit die Reserve-Bäckereien der vorstehenden Bestimmung gemäß einerseits rasch in Betrieb gesetzt werden können, anderseits Zwieback und sonstige Surrogate für Brot zu erzeugen vermögen, ist jede derselben mit doppelter (gemischter) Ausrüstung versehen, und zwar mit 48 eisernen Feldbacköfen, dann mit den Eisenbestandtheilen für 36 gemauerte Reserve-Bäckereien oder Etage-Reservebacköfen, System Peyer, und mit den Geräthen zur Zwiebackerzeugung.

Jede Reserve-Bäckerei ist in drei Sectionen gegliedert. Die Gliederung der Sectionen in Garnituren ist verschieden, je nachdem die eisernen Feldbacköfen oder die Reserve-Backöfen in Betrieb gesetzt werden; im ersteren Falle besteht die Section aus 4 Garnituren zu 4 eisernen Feldbacköfen, im letzteren Falle aus 3 Garnituren zu 4 Reserve-Backöfen.

An welchen Punkten Reserve-Bäckereien aufzustellen, mit welchen Vorräthen sie zu versehen sind, sowie den Umfang ihrer Leistungen, bestimmt bei der Mobilisierung das Reichs-Kriegs-Ministerium, in weiterer Folge das Armee-General-Commando“.

Seite 91, Zeile 16 von oben: statt „5“ ist zu setzen „4“.

Seite 91, Zeile 19 von oben: statt „4“ ist zu setzen „3“.

Seite 91, Zeile 11 von unten: statt „eine Batterie-Division mit . . . . 19“ ist zu setzen: „ein Artillerie-Regiment mit . . . . 12“.

Seite 91, Zeile 9 von unten: statt „13“ ist zu setzen „6“ und eine Cavallerie-Munitions-Colonne mit .... 1“.

Seite 92, Zeile 2 von oben ist ganz zu streichen.

Seite 92, Zeile 1 von unten: statt „371 *g*“ ist zu lesen „731 *g*“.

Die auf Seite 93 und 94 aufgetheilten Wagen entsprechen der Beilage 29 der Verpflegs-Vorschrift II. Theil, 3. Heft. Der Nachtrag ex 1893 zu den organischen Bestimmungen für die Verpflegs-Anstalten hat die für die Verpflegs-Colonnen systemisierte Anzahl an Landesfuhren unverändert belassen. Man sollte demnach annehmen, dass die innerhalb der Staffel an die einzelnen Truppentheile anrepartierte und in der oberwähnten Beilage fixierte Wagenzahl, bei den in letzter Zeit vorgenommenen Neuorganisationen einer Abänderung d. i. einer Verrückung innerhalb jedes einzelnen Staffels unterliegen würde. Wenn man jedoch bedenkt, dass bei der schon früher stattgehabten Ausnützung der Nutzlast der Fuhrwerke jetzt eine derartige Verschiebung innerhalb des Staffels (insbesondere bei den Reservestaffeln) unthunlich wäre, so dürfte man zur Überzeugung gelangen, dass im Wirklichkeitsfalle die Wagenanzahl der Staffel selbst gegen die organischen Bestimmungen eine größere werden dürfte. Diesem thatsächlichen Umstande Rechnung tragend, würde der Bedarf an Fuhrwerken, deren Nutzlast feldmässig höchstens à 4 *q* angenommen, sich folgendermaßen herausstellen:

A) Bei einer Infanterie-Verpflegs-Colonne: ein Nachschubstaffel 77, der Reservestaffel 179, die ganze Colonne demnach 487 Fuhrwerke.

B) Bei einer Cavallerie-Verpflegs-Colonne: ein Nachschubstaffel 95, der Reservestaffel 177, die ganze Colonne demnach 557 Fuhrwerke.

C) Bei einer Corps-Verpflegs-Colonne: ein Nachschubstaffel 41, der Reservestaffel 80, die ganze Colonne demnach 244 Fuhrwerke.

Gleichzeitig darf nicht übersehen werden, dass das Calcul der beiden Fassungen der organischen Bestimmungen einen gleichen Stand der Armeekörper zur Grundlage hat.

Seite 94, Zeile 12 von unten: statt „Genie“ ist eine „zweite Pionnier-Compagnie“ zu lesen; und überdies in den Stand der Corps-Verpflegs-Colonne die Corps-Telephon-Abtheilung mit 73 Mann, 51 Pferde (darunter 46 landesübliche) und 23 zweispännige Landesfuhren aufzunehmen. Die zweite Fußnote kann demnach entfallen.

Seite 121 ist der Absatz: „So hat denn auch etc.“ ganz zu streichen.

Seite 123, Zeile 14 von unten: nach dem „Armee-Commando“ sind die Worte einzuschalten: „beziehungsweise dem General-Etapen-Commando“.

Seite 124 ist als 6. Absatz neu einzuschalten:

„Insbesondere obliegt der Corps-Intendanz die initiative Theilnahme an der Verpflegsleitung, das ist die Evidenz aller dem Corps (der Armee-Colonne) zugewiesenen mobilen und stabilen Verpflegsvorräthe, die Antragstellung zur Disponierung derselben, ferner die Sorge für den Ersatz der verbrauchten Verpflegs- und sonstigen durch die Intendanz zu beschaffenden Vorräthe, endlich die Einleitungen zur Ausbeutung der Marschzone im großen, sowie die Mitwirkung zu letzterem Zwecke“.

Seite 139, Zeile 9, von oben: statt „3 Batterien“ ist zu lesen „4 Batterien“.

Seite 146, Zeile 13 von oben, ist die Wagenanzahl und Colonnenlänge bei den letzten vier Gruppen zu streichen und nachstehend zu lesen:

Vereinigter Gefechts-Train einer Infanterie-Truppen-Division 9 vierspännige, 125 zweispännige Wagen (darunter 7 Beiwagen) mit einer Länge von circa 2413×, beziehungsweise, wenn der Bagagetrain der Infanterie-Truppen-Division vereinigt wird, und die Truppen-Rechnungsführer, Hilfsarbeiter, Büchsenmacher, Professionisten, Reservemannschaft (bei der Cavallerie die Unberittenen) im Gefechtstrain eingetheilt sind 2516×.

Vereinigter Bagage-Train einer Infanterie-Truppen-Division 4 vierspännige, 79 zweispännige Wagen (darunter 38 Beiwagen) mit einer Länge von circa 1238×.

Vereinigter Gefechts-Train eines Corps inclusive der 4 Wagen des zum Commandanten bestimmten Divisions-Train-Commandanten 49 vierspännige, 425 zweispännige Wagen (darunter 38 Beiwagen) mit einer Länge von circa 9112×. Wenn, wie nach Trainvorschrift zulässig, die Deckelwagen für die Kanzleien, die eigenen Wagen der Generale und die Reserve-Reitpferde, sowie die beim Gefechtstrain der Division erwähnten Personen und sonstige Traintheile hinter dem jeweiligen Divisions-Munitionsparke eingetheilt sind, beträgt die Colonnenlänge des vereinigten Gefechtstrains eines Corps nur circa 8280×.

Vereinigter Bagage-Train eines Corps 19 vierspännige, 242 zweispännige Wagen (darunter 117 Beiwagen) mit einer Länge von circa 4400×, beziehungsweise circa 4091×.

Einleitung.

I. Theil.

Von der Verpflegung im allgemeinen.

I. Beziehungen der Verpflegung zu den Operationen.

Wenn die neuere Kriegführung alles daran setzt, mit großen, dem Gegner an Zahl und an Qualität überlegenen Massen ins Feld zu rücken, denselben alsbald aufzusuchen und den Zusammenstoß durch Zusammenziehen aller disponiblen Kräfte in der Schlacht so vehement und vernichtend als nur möglich zu gestalten, so ist die Verpflegung dieser Massen, die man als wahre Geißel aller Heerführer ansehen kann, heute mehr als je geeignet, alle diese Absichten der Kriegführung, wenn auch nicht ganz zu vereiteln, so doch im höchsten Maße zu erschweren.

Strategische und taktische Rücksichten bedingen die Zusammenziehung aller disponiblen Kräfte auf verhältnismäßig kleinen Räumen, wohingegen die Verpflegungsrücksichten gerade das Gegentheil anstreben, nämlich Ausdehnung und Zersplitterung der Kräfte auf großen Flächen. Daraus wird es klar, dass die Schwierigkeit der Heeresverpflegung im Kriege hauptsächlich in der Nothwendigkeit liegt, dieselbe mit den Operationen in Einklang zu bringen. Die Unabhängigkeit der militärischen Operationen von den Rücksichten für die Verpflegung muss deshalb das ideale Ziel und der leitende Grundsatz für die Einrichtungen der Kriegs-Verpflegung sein.

Während im Frieden durch entsprechende Organisation der Verwaltungszweige die Verpflegung des Heeres ordnungsmäßig vor sich gehen kann, so liegen für sie in der Natur des Kriegszustandes trotz bester Organisation eine Reihe von Ursachen der Hemmung, der Verzögerung, ja mitunter des gänzlichen Stillstandes.

Die Ungewissheit der Ereignisse beschränkt die Möglichkeit der Vorsorge häufig auf die nächste Zukunft, die fortwährende Änderung der Verhältnisse bedingt immer wieder diesen angepasste, neue Maßregeln; nicht selten werden die besten Anordnungen, die klügsten Berechnungen durch einen Zufall umgeworfen; ausgreifende Bewegungen des Heeres lassen die getroffenen Maßregeln für dessen Verpflegung leicht wirkungslos werden; gewöhnlich ist auch die Zeit für Vorsorge und Ausführung eine spärlich bemessene, daher der Überlegung nur kurze Frist gegönnt, und ein falscher Schritt schwer wieder gut zu machen; mit allem dem verbindet sich endlich oft noch die Unvollkommenheit der Mittel, und nicht selten das Versiegen der Hilfsquellen.

Inmitten eines solchen, jeder Regelmäßigkeit feindseligen Zustandes, erscheint die Heeresverpflegung, wie das Kriegführen selbst, als eine künstlerische Aufgabe, die nur zu oft in das Riesige wächst, und für welche derjenige, auf dessen Schultern sie ruht, die Mittel der Lösung nur in der eigenen Intelligenz, in deren Unerschöpflichkeit an Auskunftsmitteln, in rastloser Energie und Thätigkeit finden kann.

Die zweite Seite der Eigenthümlichkeit der Verpflegung im Kriege ist in dem Umstande begründet, dass nach der Natur der Streitkräfte die Kunst zu siegen, nichts ist ohne die andere, für die Bedürfnisse der Truppen zu sorgen. Es ergibt sich hieraus die Nothwendigkeit, bei den kriegerischen Operationen stets die Lebensmöglichkeit ins Auge zu fassen, während anderseits der in erster Linie stehende Kriegszweck verlangt, die Verpflegung so einzurichten, das der Thätigkeit des Heeres durch die Rücksichten auf sie keine Fesseln angelegt werden.

Das beste Mittel das Räthsel der Kriegsverpflegung zu lösen wird ein genialer Heerführer sein, der ebenso Feldherr als Administrator, in einer Hand die Leitung beider Richtungen vereint, und mit eiserner Energie die Harmonie des Zusammenwirkens der verschiedenen Organe erzwingt, sodann aber dient hiezu auch das gegenseitige Verständnis dieser Organe, welches durch die Kenntnis der militärischen Verhältnisse seitens der Beamten, und durch eine genügende Bekanntschaft mit der Administration seitens der Militärs angebahnt wird.

Ein Ineinandergreifen der Thätigkeiten in Sachen der Verpflegung seitens der höheren Commanden, der Truppen (Anstalten) und der Verpflegs-Anstalten, sowie deren hingebungsvolle Selbstthätigkeit und verständnisvolles Mitwirken im überwiesenen Wirkungskreise und schließlich eine den wechselnden Anforderungen des Krieges angepasste Organisation des Verpflegswesens werden dazu beitragen, den Absichten des Heerführers gerecht zu werden.

Napoleons Kriegskunst charakterisiert sich hauptsächlich dadurch, dass er die Armee vor und nach dem taktischen Schlage zum Zwecke der leichteren Verpflegung und Bewegung auf großen Räumen zu vertheilen, zum taktischen Schlag aber entsprechend zu vereinigen wusste.

Die Abhängigkeit des Heeres von seiner Ernährung zwingt einerseits die Heerführung sowohl bei dem ganzen Entwurf eines Krieges, als bei den einzelnen Operationen, auf die Verpflegung die nöthige Rücksicht zu nehmen, anderseits aber erwächst der Verwaltung die Aufgabe, durch die Verpflegsmaßregeln die Erreichung des Kriegszweckes unbedingt zu fördern. Inwieweit die Verpflegung in den Kriegsentwürfen berücksichtigt werden muss und darf, wird durch die Natur des Kriegsschauplatzes, der Größe des zu ernährenden Heeres und durch den Charakter des Krieges selbst bedingt. Die Natur des Landes, in welchem ein Krieg geführt wird, ist für die Abhängigkeit der Operationen von der Verpflegung in erster Linie maßgebend, da die Bedeutung der anderen einwirkenden Factoren wesentlich von demselben beeinflusst wird.

Ein reiches fruchtbares Land, welches dem Heere überall eine genügende Basis der Ernährung an Ort und Stelle gewährt, entbindet die Heeresführung, soweit es überhaupt möglich ist, der beengenden Rücksicht auf die Verpflegung. Die Operationen lassen sich hier mit Freiheit, vorzugsweise nach den strategischen und taktischen Gesichtspunkten gestalten.

In dem Maße, als ein Kriegsschauplatz die Mittel zur unmittelbaren Verpflegung nicht bietet, tritt dagegen die Nothwendigkeit ein, dass die militärische Führung sich durch die Rücksicht auf die Lebensmöglichkeit des Heeres beschränken lasse, wenn sie sich keinen Gefahren aus Mangel aussetzen will. Den Maßstab für den Grad der verschiedenen Beschränkung bildet die Ausdehnung, welche man der Verpflegung durch die sogenannten künstlichen Mittel zu geben genöthigt wird. Je mehr die Nothwendigkeit hervortritt, die Bedürfnisse des Heeres von entfernten Orten zu beziehen, sie durch schwierigen Nachschub

1*

zum Heere zu bringen, desto mehr werden die Operationen von den Verpflegsanstalten abhängig zu machen und desto mehr wird der Heerführer gezwungen sein, bei seinen Entwürfen die Möglichkeit, die Truppen zu versorgen, voranzustellen, und desto öfter kommt er in die Lage, von der Ausführung dessen abstehen zu müssen, was aus militärischen Gründen das Richtige und Vortheilhafte wäre. In dem extremsten Falle, wenn das Land sehr wenig oder nichts zu leisten vermag, die Verpflegung ausschließlich auf die eigenen Hilfsmittel sich beschränkt, wird es sogar vorkommen, dass der Feldherr seine Pläne völlig den Forderungen der Ernährung unterordnen muss. Die Kriegsgeschichte liefert hiefür die sprechendsten Beweise. Das lehrreichste Beispiel, wie in einem armen Lande oft Stillstände der Operationen nothwendig werden, zeigt der Feldzug 1812 in Russland, wo die Verpflegs- und sonstigen Nachschübe den blitzschnellen Bewegungen Napoleons nicht folgen konnten und ihn zwangen, die Vorrückung von Wilna und Witebsk aus temporär einzustellen. Napoleon zog mit 500.000 Mann am 23. und 24. Juni über den Niemen, davon 270.000 Mann im Centrum; wie bekannt, zählte die Armee auf ihrem Rückzuge bei Wilna am 10. December noch 5000 Mann und bei Königsberg gar nur 1000 Mann. Der Mangel an Verpflegung wird an diesen enormen Verlusten nicht gerade das Wenigste beigetragen haben. Napoleons Geist wollte sich den Forderungen der Ernährung nicht beugen, er büßte dieses Vergehen mit der gänzlichen Niederlage seiner großen Armee.

Ein ähnliches Beispiel im kleineren Maße zeigt die russische Expedition nach Chiwa 1839, welche aus Mangel an ausreichenden Vorbereitungen bezüglich der Verpflegung mit der gänzlichen Auflösung des Heeres endigte.

Es ist natürlich, dass bei der Einwirkung, welche die Natur des Landes auf die Beziehungen zwischen den Operationen und der Verpflegung übt, die Stärke des Heeres als ein Factor mit in Betracht kommt. Wo ein Corps von 40.000 Mann noch zu leben findet, kann nach Umständen eine Armee von 200.000 Mann nicht mehr bestehen. Bei Zusammenziehung mehrerer solcher Armeen müssen bei mangelhaften Vorsorgen für die Verpflegung selbst die Quellen eines reichen Landes versiegen und Theile der Armee Hunger leiden.

So war es z. B. im Feldzuge 1870 in Frankreich, wo trotz des immens reichen Landes bei der Raschheit der Operationen die

Hoffnungen auf das Ergebnis der Requisition oft täuschten und nachdem das Land ausgesogen — die Nachschübe weit zurückgeblieben sind, waren die einzelnen Corps häufig der wirklichen Noth ausgesetzt.

Die deutschen Corps bei Sedan hatten fast unüberwindliche Schwierigkeiten zu bewältigen, um ihre Truppen zu verpflegen und die höchste Noth trat ein, als nach Gefangennahme der französischen Armee in einem ganz ausgesogenen Lande, weit von allen Magazinen noch für die Verpflegung von beinahe 100.000 Kriegsgefangenen gesorgt werden musste.

Der Charakter des Krieges nimmt seinerseits einen großen Einfluss auf die Wechselbeziehung zwischen der Verpflegung und den Operationen, wobei die Energie der Kriegführung, sowie der Unterschied von Angriff und Vertheidigung an sich und die Länge der Operationslinien in Betracht kommen.

Wenn der Krieg nach dem Ausspruche von Clausewitz in seinem eigentlichen Geiste, d. h. mit der ungezügelten Stärke seines Elements, mit dem Drange und Bedürfnis nach Kampf und Entscheidung geführt wird, so kann und wird die Rücksicht auf die Verpflegung mehr in den Hintergrund treten, weil das energische Streben nach dem Ziele des Krieges, die Wahrscheinlichkeit einer baldigen Beendigung desselben in sich trägt. Derselbe Fall tritt ein, wenn ein Krieg mit solcher Übermacht geführt werden kann, dass die rasche, erfolgreiche Durchführung desselben als gesichert zu betrachten ist. Hält sich im Gegensatz hievon ein Krieg, sei es wegen eines annähernd gleichen Verhältnisses der Kräfte, sei es wegen des Strebens nach schwachen Endzielen in einer Art von Gleichgewicht, wo die Heere lange Zeit auf engem Raume hin und her ziehen, so wird meistens der Verpflegung ein größerer Einfluss auf die Operationen gestattet werden müssen.

So war es beispielsweise 1870 in der Periode des Rechtsabmarsches, welcher zur Schlacht von Sedan führte, wo alle Hoffnung auf die Verpflegung aus den Magazinen aufgegeben werden musste. Während dieser Zeit mussten die Rücksichten auf die Verpflegung jenen der Operationen fast gänzlich weichen, woraus erhellt, dass die auf engerem Raume zusammengedrängten Heeresmassen der III. und Maas-Armee in schwierige Verpflegsverhältnisse gerathen waren, da einerseits die Proviantwagen und das mitgeführte lebende Vieh den Truppen nicht unmittelbar folgen durften, anderseits die Heranziehung der Verpflegs-Colonnen nur selten zu ermöglichen war und weder Requisitionen noch Ankäufe genügende Erträge lieferten.

Was ferner die Bedeutung der Form des Krieges auf den Zusammenhang zwischen Operationen und Verpflegung betrifft, so lässt sich in dieser Beziehung sagen, dass, abgesehen von außerordentlichen Verhältnissen, der Vertheidiger durch die Rücksichtnahme auf die Verpflegung weniger berührt wird als der Angreifer.

Es ist dies darin gelegen, dass sich die Hilfsmittel des eigenen Landes wegen der Mitwirkung der Behörden und dem Interesse der Bewohner an der Sache des Heeres leichter flüssig machen lassen als die feindlichen, dass der Vertheidiger eher in der Lage ist, Vorkehrungen für die möglichen Eventualitäten des Krieges durch Anhäufung von Vorräthen in verschiedenen Richtungen zu treffen als der Angreifer, der wenigstens auf feindlichem Gebiete sie erst schaffen kann, wenn er dasselbe völlig besetzt hat. Eine wohlverproviantierte Festungsgruppe gibt z. B. dem Vertheidiger innerhalb des durch sie beherrschten Raumes eine Freiheit der Bewegung, welche der Angreifer nie zu gewinnen imstande ist. Außerdem hat jener den Vortheil, dass in dem Maße, als der Angreifer sich von seinen Hilfsquellen entfernt, er sich den seinigen nähert. Endlich kommen dem Vertheidiger die Eisenbahnen mehr zu gut als dem Angreifer.

Bei dem Angriffe wird die Rücksicht, welche die Verpflegung finden muss, insbesondere bedingt durch die räumliche Entfernung des Endzieles, welches man zu erreichen strebt, und die Zeit, welche für dessen Gewinnung voraussichtlich nöthig ist. Es müssen hier die Länge der Operationslinie, der zu erwartende Widerstand und die Natur des Landes gleichzeitig ins Auge gefasst und nach ihrer Wirkung auf die Verpflegung in Rechnung genommen werden. Je kürzer die Operationslinie, desto mehr lässt sich auch in nicht reichem Lande wagen, weil man den eigenen Quellen der Ernährung immer nahe bleibt.

Lange Operationslinien im reichen Lande bei Möglichkeit der Eisenbahn- oder Wasserzufuhr, erzeugen keine besonderen Schwierigkeiten. Wo dagegen diese günstigen Bedingungen fehlen, wo im mittellosen Lande mit den gewöhnlichen Hilfsmitteln des Nachschubes, vielleicht gar einem nomadisierenden Feind gegenüber, weite Strecken vorgedrungen werden soll, ist dem Moment der Verpflegung besonderes Gewicht in dem Kriegsentwurfe beizulegen. Es kommt in diesem Falle zunächst die Frage in Betracht, ob mit Rücksicht auf die Verpflegung es überhaupt möglich sein werde, in einem Feldzuge das Ziel zu erreichen, weiterhin aber wird die Möglichkeit der Ernährung auch auf die Festsetzung der einzelnen Operationsabschnitte einwirken.

Alle Schwierigkeiten, die dem Angreifer für die Verpflegung erwachsen können und welche seine freie militärische Bewegung hemmen, werden noch unendlich gesteigert, wenn der Charakter des Krieges der eines wirklichen Volkskrieges ist, wenn die Insurrection der Bewohner die Lebensadern seines Heeres fortwährend bedroht und unterbricht.

In Beantwortung der Frage, wie die Heeresverpflegung durch den Kriegsplan selbst und durch die Ausführung der Operationen zu unterstützen ist, können als die in erster Linie stehenden Mittel für diesen Zweck bezeichnet werden: eine entsprechende Wahl der Operationslinien, — eine zweckmäßige Anordnung der Heeresbewegungen und Stellungen mit Beziehung auf die Ausnützung der Landeshilfsmittel, — die Rücksicht bei den Operationen, die eigenen Bezugsorte, Anstalten und Zufuhrwege der Verpflegung zu decken, dagegen sich in den Besitz der feindlichen Mittel zu setzen.

Bei der Wahl der Operationslinie ist von dem Angreifer ins Auge zu fassen, dass die besten Zufuhrlinien, der Seeweg, Flussläufe, Eisenbahnen unter möglichst geschützten Verhältnissen benützt werden können, ferner dass die Operationen durch die bevölkertsten und bebautesten Theile des feindlichen Landes geleitet werden. Bei dem Vertheidiger wird die Berücksichtigung dieser Verhältnisse in der Wahl seiner Operationslinien davon abhängen, ob und wie weit er in der Lage ist, die Verpflegung auf seinen eventuellen Rückzugswegen durch Anlage geschützter Vorräthe zum Voraus sicher zu stellen oder nicht. Ist ihm die Möglichkeit hiefür gegeben, so kann er nach Umständen vorziehen, den Gegner durch unfruchtbare Landstriche nach sich zu ziehen, und dessen Verpflegung zu erschweren. Anderseits ist er ebenso wie der Angreifer darauf hingewiesen, die Ernährung seines Heeres durch die Wahl der Bewegungslinien, welche die meisten Mittel bieten, zu erleichtern.

Die Unterstützung der Verpflegung durch die Art der Heeresbewegung und Aufstellung liegt, wie bereits erwähnt darin, die Truppen, so oft es die Verhältnisse gestatten, über das Land auszubreiten, um dessen Hilfsmittel im größeren Umfange möglichst direct auszubeuten und sie nur, wo die operative Nothwendigkeit es erfordert, auf enge Räume zu concentrieren. Es ergibt sich hieraus, dass außerhalb des Bereiches der feindlichen Einwirkung, im Zustande der Ruhe immer auf das Maximum der Ausdehnung in Front und Tiefe, welche die Rücksicht auf das Wiederzusammenziehen der Truppen gestattet, in der Bewegung analog auf den Marsch mit möglichst breiter Front Bedacht zu nehmen ist.

Die materielle Bedeutung endlich, welche das dritte Mittel, die Verpflegung durch Sicherung der eigenen Vorräthe und die Wegnahmen der feindlichen zu unterstützen, besitzt, ist eine an sich einleuchtende. Dieselbe wächst in dem Maße, als die Ernährung der Truppen auf eigenen Anstalten beruht. Das Verfolgen dieses Zieles erhält aber noch dadurch einen besonderen Wert, als damit häufig auch in militärischer Hinsicht Vortheile errungen werden. Die Bedrohung der feindlichen Hilfsmittel durchkreuzt die Pläne des Gegners, kann ihn zwingen, seine Absichten aufzugeben oder zu ändern. Die Sicherung des eigenen Besitzes dagegen ist mehr oder minder die Grundlage für die Durchführung der Zwecke, die man selbst erstrebt.

Von Seite der Verwaltung muss schließlich verlangt werden, dass durch eine zweckentsprechende Organisation des Verpflegsdienstes der Boden geschaffen wird, dass die Erreichung der Kriegszwecke nicht durch die Rücksicht auf die Verpflegung gehemmt werde. Die Heeresverwaltung muss daher nach allen Kräften und mit allen Mitteln thätig sein, um die Ernährung der Truppen stets in vorsorglicher Weise sicher zu stellen.

Hier gilt der Grundsatz: In Sachen der Verpflegung kann nie zu viel geschehen, lieber Überfluss als Mangel.

II. Factoren, welche die Verpflegung im Kriege beeinflussen.

Die Hauptschwierigkeit der Verpflegung im Kriege besteht in der Herbeischaffung der Vorräthe im Einklang mit den Operationen und in der rechtzeitigen und ununterbrochenen Vertheilung derselben an die Truppe.

Die Ursache hievon kann in verschiedenen Momenten liegen, von denen die hauptsächlichsten hier erörtert werden sollen, da sie nach ihrem jeweiligen Vorhandensein das gesammte Verpflegswesen mehr oder minder unausgesetzt beeinflussen und demnach mit den Operationen in Einklang gebracht werden müssen. Die verschiedenen Factoren, die einen Einfluss auf die Verpflegung im Kriege haben, können abhängen entweder von **den Verhältnissen am Kriegsschauplatze**, oder aber können sie ihren Grund in den **militärischen Operationen** selbst haben.

Die einfachste Art der Verpflegung im Kriege besteht darin, die Truppen von den an Ort und Stelle vorhandenen Nahrungsmitteln leben zu lassen. Dies ist daher immer in erster Linie anzustreben. Die erfolgreiche Durchführung dieses Grundsatzes ist von den **Ressourcen** des **Kriegsschauplatzes** abhängig.

Der Theil des Landes, welcher hiezu gewählt wird, muss von Noth heimgesucht werden, denn die großen Massen der heutigen Heere müssen dasselbe trotz Aufgebot aller Humanitätsrücksichten aus Gründen des Selbsterhaltungstriebes aussaugen. Grund genug, um schon der Verpflegung halber das feindliche Land zum Kriegsschauplatz auszuersehen. Muss das eigene Land hiezu herhalten, oder wie es im Aufmarschraume nicht anders sein kann, so sollen die Bedürfnisse des Heeres aus dem ganzen Staate gleichmäßig herangezogen werden. Bei uns bringen beispielsweise die Truppen aus dem ganzen Staate Verpflegsartikel auf 10, bezw. 6 und Schlachtvieh auf 5 Tage, den Bedarf während der Dauer des Transportes nicht eingerechnet, in den Aufmarschraum mit.

Der Kriegsschauplatz, auf welchem ein Heer kämpft, ist die nächste materielle Grundlage seiner Ernährung, und dessen Beschaffenheit deshalb von entscheidender Bedeutung für die Verpflegung.

Die Leistungsfähigkeit eines Landes in dieser Beziehung wird in erster Linie durch dessen Fruchtbarkeit, den Stand der Bevölkerung, die Wohlhabenheit der Einwohner und die Natur ihrer Hauptnahrungsmitteln bedingt, außerdem aber wirken von dem Gesichtspunkte der Benützung der vorhandenen Mittel auf dieselbe ein: die Art der Bewohnung, die Lebensweise der Bewohner, die Aufbewahrungsweise der Vorräthe, die Wegbarkeit des Landes, die Art seiner Transportmittel, und endlich seine Gesammtorganisation.

Die Fruchtbarkeit eines Landes ist für die Verpflegung stets in ihrer Beziehung zu dem Stande der Bevölkerung ins Auge zu fassen, weil der Maßstab für die mögliche Leistung vorzugsweise in dem Verhältnis der Production zum Bedarf liegt. Allgemein ist indessen anzunehmen, dass in einem bevölkerten

Lande leichter für ein Heer zu sorgen ist, als in einem menschenarmen, mag dieses auch noch so fruchtbar sein, einmal, weil da wo viel verzehrt wird, auch viel vorräthig sein muss, und in der Regel bei größerer Bevölkerung auch eine größere Production sich findet. Hievon machen nur bevölkerte, aber productenarme Industriegegenden eine Ausnahme, wie bei uns z. B. Böhmen, wo im Feldzuge 1866 die Truppen überall da, wo die Verpflegsvorkehrungen mit den Operationen nicht übereinstimmten, Mangel leiden mussten.

In getreidereichen Ländern ist demnach die unmittelbare Ernährung des Heeres verhältnismäßig leicht zu bewerkstelligen. Da aber das Getreide nur im gemahlenen Zustande brauchbar ist, so kommen bei Beurtheilung der Fruchtbarkeit eines Landes dessen Vorräthe an Mehl und in zweiter Linie die Anzahl der vorhandenen Mühlen und deren größere oder geringere Leistungsfähigkeit in Betracht.

Die Aufbewahrung des Getreides geschieht in der Regel im ungemahlenen, d. h. entweder im ungedroschenen oder im gedroschenen Zustande, weshalb die dem jeweiligen Bedarfe erforderlichen Mühlen vorhanden sein müssen. Erhöht sich der Bedarf, namentlich in culturarmen Ländern, um ein Bedeutendes, wie dies bei Truppenansammlungen nicht anders sein kann, so kann es leicht vorkommen, dass trotz günstiger Getreide-Productions-Verhältnisse, eine Armee, wenn sie auf das Mehl des Landes angewiesen wäre, Mangel an Brot leiden müsste.

Dieser Mangel erhöht sich selbstverständlich, sobald die Armee mit Rücksicht auf den Feind zusammengehalten werden muss. In solchem Falle müssen besondere Vorkehrungen getroffen werden, vor allem jedoch der Armee das Mehl durch Nachschub zugeführt werden.

Napoleon trug 1812 diesem Umstande dadurch Rechnung, dass er die Dürftigkeit des russischen Kriegsschauplatzes an Mühlen anerkennend, 5000 Handmühlen erzeugen ließ. Freilich langten diese Mühlen in Russland erst ein, als bereits die Armee auf ihrem Rückzuge von Moskau sich befand, wo die Truppen unterwegs nichts mehr zum mahlen vorfanden.

Wird in einem Lande die Viehzucht vorherrschend betrieben, so findet die Armee zwar weniger Brot, dagegen umsomehr Fleisch und Fourage, und unter Umständen auch Transportmittel.

Die Art der Bewohnung eines Landes, d. h. ob die Bevölkerung enger oder weiter auseinander lebt, wird gewöhnlich auch auf die Aufbewahrung der Vorräthe Einfluss haben. Die Vereinigung der Vorräthe erleichtert deren Benützung und das vom operativen Gesichtspunkte aus so wichtige Zusammenhalten der Truppen, während die Zersplitterung der Vorräthe auf viele Punkte entweder die Verpflegung erschwert, oder zu einer in manchen Fällen nicht wünschenswerten räumlichen Ausbreitung der Truppen nöthigt.

So z. B. haben die russischen Gouvernements Lithauen, Polen, Wolynien, Podolien etc. einen für den Ackerbau günstigen Boden und sind reich an Getreide. Aber die Vorräthe sind bei dem Mangel an großen Orten, dem heute noch immer schlechten Zustande der Communicationen, der geringen Bevölkerung etc. auf große Räume vertheilt, daher die Requisition sehr zeitraubend und wenig ergiebig sein kann, wie dies der Feldzug 1812 bewies. Frankreich hingegen, welches im Verhältnis weniger Getreide produciert als die genannten russischen Provinzen, gestattet dennoch eine bedeutend leichtere Verpflegung einer Armee, wie dies der Feldzug 1870/71 gezeigt, weil die Vorräthe theils der vorhandenen vielen großen Orte wegen in größeren Quantitäten aufgestapelt liegen, theils bei den guten Communicationsverhältnissen leicht herangezogen werden können.

Die Lebensweise der Bewohner spielt insoferne auch eine Rolle bei der Heeresverpflegung, als in solchen Fällen, wo sie nicht mit jener der Truppen übereinstimmend ist, manche Maßnahmen nothwendig werden, welche sonst unterbleiben könnten. Ist beispielsweise bei der Bevölkerung des Kriegsschauplatzes das bei uns übliche Brot gar nicht oder nur wenig bekannt, so werden weder größere Mehlvorräthe, noch Mühlen, noch Backöfen im erwünschten Maße vorhanden sein, wie z. B. in den Donau-Fürstenthümern, wo die Einwohner anstatt Brot Mamaliga aus Kukurutzmehl erzeugt essen.

Die Hauptschwierigkeit der Verpflegung liegt jedoch weniger in der Aufbringung der Vorräthe, als vielmehr in der Zufuhr und in der Vertheilung derselben an die Truppen. Alle Vorräthe der Welt nützen nichts, wenn sie nicht bis zur Armee gebracht werden können, sei es aus Mangel an Communicationen oder aus Mangel an Transportmitteln.

Die Wegbarkeit und die Transportmittel eines Landes kommen als die Grundlage für die Vereinigung, die Nach- und Mitfuhr der Lebensmittel in Betracht. Je höher die Stufe ihrer

Ausbildung, desto größere Erleichterungen gewähren sie für die Erreichung der Zwecke der Verpflegung, während anderseits ihre Mangelhaftigkeit Hindernisse für diese hervorrufen kann, welche die Möglichkeit der Heeresernährung im höchsten Grade beschränkt, unter Umständen selbst gänzlich aufhebt.

Im Jahre 1812 ließ Napoleon ungeheuere Vorräthe in Danzig und Königsberg aufstapeln und doch ist die französische Armee größtentheils dem Hunger zum Opfer gefallen, weil keine Mittel vorhanden waren, die Verpflegsvorräthe der Armee rasch genug nachzuführen.

Zu Verpflegszwecken sind alle Communicationen von großer Wichtigkeit, sowohl Eisenbahnen als auch Wasserstraßen, als auch Landcommunicationen.

Die Eisenbahnen gewähren der Armee durch den verhältnismäßig leichteren Nachschub ihrer Bedürfnisse, namentlich der Verpflegung, eine große Manövrierfreiheit. Während man in früherer Zeit nämlich häufig die Operationen einstellen musste, um sich eine neue Verpflegsbasis schaffen, oder die Nachschübe an sich ziehen zu können, ist man jetzt mit Hilfe einiger Eisenbahnlinien imstande, selbst bei der raschesten Bewegung der Armee, die Verpflegung zur rechten Zeit und in genügender Menge zuzuführen.

Die nennenswerten Vortheile, welche die Eisenbahnen speciell der Heeresverpflegung darbieten, sind:

1. Die Erweiterung des Armee-Verpflegungs-Rayons.

Während in früheren Kriegen der Raum, aus welchem die Armee ihre Nahrungsmittel schöpfte, der zeitraubenden Ansammlung der Verpflegsgegenstände wegen (Zufuhr durch Landesfuhren oder theilweise Benützung der Schiffahrt), sehr beschränkt war, ist jetzt die Ausnützung aller Hilfsquellen des Landes, also auch der entferntesten Bezugsquellen ermöglicht.

2. Die Verminderung der Verluste während des Transportes, hauptsächlich aber der Umstand, dass die ganze Verpflegsmasse ausschließlich für die Operationstruppen zur Verwendung kommt, während bei dem Straßentransporte der Verpflegsaufwand durch den Bedarf der Fuhrleute und der Begleiter selbst um ein Bedeutendes vergrößert wird.

3. Die bedeutende Verminderung der auf den Nachschubslinien nöthigen Magazine.

4. Die Wohlfeilheit des Transportes im Vergleiche zu den Kosten desselben mittels Landesfuhren.

Die Vorzüge der Eisenbahnbenützung als Nachschubslinien für die Verpflegung kommen in umso größerem Maße zur Geltung, je ausgedehnter die räumlichen Verhältnisse des Kriegstheaters sind, und je mehr es durch die Kriegsverhältnisse geboten ist, die Heeresbedürfnisse aus größerer Entfernung herbeizuschaffen.

So kann z. B. ein Armeekörper von 85.000—86.000 Mann den eintägigen Verpflegsbedarf aus einer Entfernung von 750 *km* mittels eines Eisenbahnzuges in 40 Stunden erhalten, während das gleiche Verpflegsquantum beim Nachschube mittels Landesfuhren circa 275 zweispännige Wägen benöthigen würde, welche erst in 25—30 Tagen bei den Truppen eintreffen könnten.

Wo entweder keine Eisenbahnen oder nur solche im geringen Maße vorhanden sind, bieten die schiffbaren Wasserstraßen sehr willkommene Mittel sowohl zur ersten Anhäufung der Vorräthe als zur Durchführung des geregelten Nachschubes der Heeresbedürfnisse.

In der Kriegsgeschichte spielten die Wasserlinien von jeher eine große Rolle, namentlich in allen Kriegen Russlands zeigt sich deutlich das Streben, nahe von schiffbaren Wasserstraßen zu operieren.

Wenn man nun schon in früheren Zeiten, wo die Armeen verhältnismäßig klein waren und die Kriege meist schleppend geführt wurden, bemüht war, aus Ursachen der Erleichterung des Nachschubes die Operationen in der Nähe von schiffbaren Wasserlinien zu erhalten, so müsste dies in noch viel höherem Maße bei den Kriegen der Neuzeit, die sich durch große Massen und das Streben nach rascher Entscheidung charakterisieren, in jenen Gegenden stattfinden, welche keine Eisenbahnen besitzen, da die Leistungsfähigkeit der Landesfuhrwerke allein für große Armeen keinesfalls ausreichend ist.

Einen Beweis hiefür gibt der Feldzug 1812 in Russland. So lange der Nachschub am Niemen und der Wilia bewirkt werden konnte, waren die Schwierigkeiten der Verpflegung nicht groß, die Armee konnte ohne besonderen Aufenthalt vorrücken; sowie aber von Wilna an der Nachschub zu Wasser auf der Wilia aufhörte und auf Landfuhrwerk beschränkt blieb, begannen trotz der enormen Vorräthe, die in Danzig und Königsberg aufgespeichert waren, fast unüberwindliche Schwierigkeiten in der Verpflegung, die immer größer wurden, bis sie endlich zu der bekannten Katastrophe und Auflösung des Heeres führten.

Schon bei Witebsk musste ein 14tägiger Stillstand eintreten, um das Heranziehen der sehr weit zurückgebliebenen Armeefuhrwerke, welche mit Verpflegsvorräthen beladen waren, zu ermöglichen. Napoleon erkannte seine trostlose Lage sehr gut und war auch deshalb bemüht, Riga, welches befestigt war, in seine Hände zu bekommen, um sich durch die Düna eine neue Zufuhrslinie zu verschaffen.

Ein großer Nachtheil der Wasserstraßen gegenüber den Eisenbahnen liegt darin, dass letztere, abgesehen von der feindlichen Einwirkung, jederzeit benützbar bleiben, erstere hingegen meistens nur zur Tageszeit befahren werden, und außerdem durch Elementar-Ereignisse wie: Zufrieren, Hochwasser u. dgl. längere Zeit hindurch unfahrbar bleiben.

Dagegen haben die Wasserstraßen wieder den Vortheil, dass sie der Zerstörung durch den Gegner nicht ausgesetzt sind, und somit bei sonstiger Benützbarkeit ihre Eignung als Zufuhrslinien nicht verlieren.

Aus dem Gesagten geht daher hervor, dass schiffbare Wasserstraßen auch gegenwärtig in militärischer Beziehung hohe Bedeutung besitzen und dass die Wichtigkeit derselben in dem Maße zunimmt, als die Wegsamkeit des Kriegsschauplatzes abnimmt.

Je weniger Eisenbahnen daher ein Kriegsschauplatz enthält, je schlechter die Land-Communicationen beschaffen sind und je spärlicher dieselben vorkommen, desto wertvoller wird eine vielleistende Wasserstraße für eine operierende Armee sein.

Da jedoch die Armee, sobald sie einmal concentriert ist, zur Durchführung der Operationen die auf dem Kriegsschauplatze vorhandenen Land-Communicationen benützt, auf denen auch naturgemäß der ganze Verpflegs-Nachschub stattfinden muss, so ist es klar, dass die Gestaltung des Wegnetzes in Bezug auf die Kriegführung und das mit ihr verbundene Verpflegswesen eine hohe Bedeutung hat.

Mit welchen großen Schwierigkeiten die Armeeleitung zu kämpfen hat, wenn der Nachschub ausschließlich auf Land-Communicationen — wie es zumeist im Operationsraume der Fall ist — beschränkt ist, ergibt sich theilweise schon aus der großen Anzahl der für eine Armee erforderlichen Fuhrwerke, welche einerseits schwer zu beschaffen sind, anderseits die Beweglichkeit der Armee, wie weiter unten gezeigt wird, sehr nachtheilig berührt.

Die Benützbarkeit der Land-Communicationen für die Trains ist im allgemeinen an dieselben Bedingungen geknüpft, die überhaupt für die Marschfähigkeit der größeren Truppen maßgebend sind.

Vor allem ist die Gangbarkeit derselben von großer Wichtigkeit. In cultivierten Ländern findet man meist ein reiches und gutes Straßennetz (Westeuropa — Italien, Böhmen, Ober- und Unter-Österreich). Länder hingegen, welche wenig bevölkert, arm an Hilfsmitteln jeder Art sind und auf niederer Culturstufe stehen — wie dies meist bei allen Ländern im Osten und Südosten Europas der Fall ist, — haben weder das Bedürfnis guter Communicationen, noch die Mittel zu deren Herstellung.

Die Land-Communicationen sind daher in solchen Ländern meist schlecht und fast ausschließlich nur Naturwege, deren jeweilige Beschaffenheit von dem Erdreich oder der Bodenunterlage bedingt ist. So sind z. B. Landwege, die über Lehmboden oder Humuserde führen, bei trockenem Wetter ganz gut, bei anhaltendem Regen hingegen gar nicht zu benützen, da die tief aufgeweichte Erde eine zähe Kothmasse bildet, welche an den Rädern der Fuhrwerke hängen bleibt und das Fortkommen sehr erschwert, ja oft ganz unmöglich macht (Ungarn, Podolien, Volynien etc.).

Naturwege hingegen, welche über Sandboden führen, wie z. B. in Russisch-Polen, im nördlichen Theile Galiziens etc., sind zur trockenen Jahreszeit für schweres Fuhrwerk unfahrbar und werden erst bei nasser Witterung prakticabel. Bei steinigem Erdreich sind die Naturwege in der Regel gut und bei allen Witterungsverhältnissen gleichmäßig benützbar, wenn sie nicht mit grobem Steingerölle bedeckt sind, welcher Umstand dem Fortkommen der Fuhrwerke sehr hinderlich werden kann.

Überall da, wo wie in hochcultivierten Ländern die Bewegung der Truppen abseits der Communicationen unmöglich oder beschränkt ist, erstreckt sich dies noch mehr auf die Traincolonnen.

Waldungen, insbesondere sehr ausgedehnte, üben einen nachtheiligen Einfluss auf die Gangbarkeit aus, weil in der Regel nur wenige Communicationen durch dieselben führen.

Ausgedehnte Steppen, Haiden und Puszten, gestatten bei günstigen Boden- und Witterungsverhältnissen die Bewegung in breiten Massen nach allen Richtungen.

Der Straßenbau im Hochgebirge ist sehr kostspielig. Die Zahl der Kunststraßen ist daher sehr gering; sie führen gewöhnlich nur in den Hauptthälern, welche sie der Länge nach durchziehen und über die tiefsten Einsattlungen, die sie meist mit bedeutenden Steigungen und in vielen Serpentinen erreichen. In den Seitenthälern führen, insolange das Thal bebaut und geräumig ist, Fahrwege, welche mit dem Beginne der Wald- oder Alpen-Region entweder ganz aufhören, oder in Saumwegen oder Fußsteigen ihre Fortsetzung finden. Die nicht kunstmäßig gebauten Communicationen sind aber in der Regel schlecht, vom Regen ausgewaschen und haben nur die für das übliche Landesfuhrwerk nothwendige Geleisweite, daher sie für Kriegsfuhrwerk in den seltensten Fällen prakticabel sind.

Obgleich das Mittelgebirge ziemlich gangbar ist, so finden sich doch nur wenige Communicationen vor, welche jederzeit für Militär-Fuhrwerke benützbar bleiben.

Das Bergland ist gewöhnlich nach allen Richtungen von Communicationen durchzogen. Nasse Stellen und starke Steigungen sind bei den Straßen im Berglande keine seltene Erscheinung.

Im Hochlande, wie z. B. das awratinische in Südwest-Russland, welches sich als Fortsetzung der Karpathen zwischen dem Stromgebiete des Dniepr einerseits, dem Dniestr und westlichen Bug anderseits von der Ostgrenze Galiziens bis gegen Kiew erstreckt, stoßen Fuhrwerke bei den vielen, sehr tief eingeschnittenen Wasserläufen häufig an bedeutende Hindernisse.

Die Gangbarkeit des Tieflandes richtet sich nach dem Culturzustande des Landes, der Bodenbedeckung und der Bodenbeschaffenheit. Bei sehr tiefer Lage kommen häufig größere Weichlandstrecken oder ausgedehnte Sümpfe vor, wie z. B. im Polesie in Südwest-Russland auf beiden Seiten des Pripetflusses.

In hydrographischer Beziehung üben sowohl die fließenden als stehenden Gewässer einen großen Einfluss auf die Gangbarkeit eines Terrainabschnittes.

Das an beiden Ufern größerer Flüsse und Ströme befindliche Straßennetz steht nur an wenigen Punkten mit einander durch fahrbare Brücken in Verbindung. In culturreichen Ländern, in denen das Bedürfnis des gegenseitigen Verkehrs viel größer als in wenig cultivierten ist, werden die Gewässer auch viel öfter überbrückt sein, während an nicht regulierten Flüssen oder solchen mit sumpfigen Ufern, wie z. B. an den Flüssen Russlands und der

Walachei, wo ein großer Theil der fruchtbaren Ebenen unter der Herrschaft des Wassers steht, theils schlechte, theils gar keine Fahrstraßen zu finden sind.

Was den Grad der Benützbarkeit der Land-Communicationen anbelangt, so hängt dies einerseits von deren Längenprofil, Breite und Festigkeit, anderseits von der Construction und Beladung der Fuhrwerke, sowie von dem Zustande der Bespannung ab.

In Ländern mit vielen guten Wegen, wie im Westen Europas, können schwer beladene, schwere Wägen fortkommen, weshalb der Train auch kleiner sein, aus wenigen, schweren Train-Colonnen bestehen kann; die Folge davon ist, dass — wie noch unten näher erörtert werden soll, durch das rasche und sichere Eintreffen der Trains sich auch die Verpflegung regelmäßiger gestaltet.

Im Osten Europas, wo Chausséen selten, die meisten Communicationen Naturwege meist im Sand-, Lehm- oder Humusboden sind, sinken selbst leichte Fuhrwerke tief ein; geringe Steigungen erschöpfen oft vollständig die Bespannungen. Die Ausrüstung der Armee mit einem schweren Fuhrwerk, wie sie sich für den Westen Europas empfiehlt, würde demnach im Osten Europas ganz versagen. Welchen Einfluss die Construction der Wagen auf die Benützbarkeit der Land-Communicationen übt, zeigt in hervorragender Weise der Feldzug im Jahre 1812. Um den Armee-Train möglichst zu restringieren, ließ Napoleon vor seinem Einmarsche in Russland neue Rüstwagen construieren, welche das Vierfache der Wägen nach dem alten Modell laden, somit 4000 statt 1000 Rationen an Verpflegsartikel fassen konnten. Diese Wägen erwiesen sich aber für Polen und Russland als viel zu schwer, und mussten sehr bald nach ihrer Vollendung (7. Juli 1812) durch landesübliche leichte Bauernwagen ersetzt werden.

Demnach haben die Erfahrungen dieses Feldzuges dargethan, dass die Train-Ausrüstung einer im Osten Europas operierenden großen Armee nur aus leichten und daher auch nur leicht beladenen Fuhrwerken bestehen kann. Das Eigengewicht des Wagens darf nicht über 4—5 *q*, die Belastung ebenfalls nicht über 4—5 *q* betragen. Es ist zweifellos, dass man im Osten Europas nur mit dort landesüblichem, oder diesem nachgebildeten leichten ärarischen Train-Fuhrwerk rasch und sicher fortkommen kann, soweit ein Fortkommen nämlich überhaupt möglich ist; denn es können bei anhaltend ungünstigem Wetter und starker Benützung der Wege durch Train-Colonnen auch die Wege so schlecht werden, dass alles stecken bleibt.

Ney hatte im Jahre 1812 die größten Schwierigkeiten, um auf dem Feldwege nördlich der Straße Kowno—Wilna seine Artillerie fortzubringen, er musste sie zurücklassen, und konnte sie erst während der Rasttage wieder an sich ziehen.

Im Jahre 1831 mussten die Russen wiederholt die Operationen wegen der grundlosen Wege und weil die erwarteten Zuschübe nicht zeitgerecht eintrafen, unterbrechen.

Im russisch-türkischen Kriege, erzählt Wereschagin, war selbst die vor dem Kriege vorzügliche Chaussée bei Sofia derart grundlos, dass die Trains im Tage um kaum einen Kilometer vorzubringen waren; die Truppen mussten ohne Trains marschieren und lebten nur von der Requisition.

Unsere frühere Train-Ausrüstung aus schweren ärarischen Train-Fuhrwerken, welche 6—8 *q* Nutzlast fortbringen sollten, war mehr für einen westlichen Kriegsschauplatz, für gute Communicationen berechnet. Diese Train-Fuhrwerke versagten aber ebenfalls während der bosnischen Occupation. Sie erwiesen sich für die dortigen Marschwege als viel zu schwer.

Unsere heutige Train-Ausrüstung, welche von den Verpflegsfuhren nur das Fortbringen von 4—$4^1/_2$ *q* verlangt, entspricht auch den Communicationsverhältnissen eines östlichen Kriegsschauplatzes.

Von bedeutendem Einflusse auf die Marschverhältnisse der Trains ist auch die Größe der Bespannungen. Im allgemeinen sind die kleinen Landespferde im östlichen Europa leistungsfähigere Zugpferde als die großen. Diese erschöpfen ihre Kraft sehr bald in dem ihnen ganz ungewohnten Boden; nur an Haferfütterung gewöhnt, erfordern sie eine bedeutendere Nachfuhr des schwersten aller Nachschubs-Artikel.

Die kleinen Pferde erleichtern daher in gewisser Beziehung die Verpflegsvorsorgen, verlangen auch weniger Wartung, sind widerstandsfähiger gegen Wetter und Boden und meistens besser im Zuge. Die zahlreichen Landesfuhren, die theils in den Truppencolonnen, theils hinter den Corps folgen, bringen aber anderseits ein ganz neues Element in die Armee. Abgesehen von dem wenig militärischen Aussehen, haben sie auch eine andere Fahrweise als die ärarischen Trains mit den großen Pferden. Um die nothwendige Ordnung und Disciplin in diesen Colonnen zu erhalten, genügt der

Stock — wie oft geglaubt wird — nicht. Auch die Commandierung ganzer Truppentheile zur Escortierung des Trains — wie sie 1812 versucht wurde — reichte nicht aus, verschlimmerte vielmehr das Übel, indem diese Truppen alsbald aus der gewohnten Ordnung in volle Indisciplin verfielen und die Unordnung bei den Trains nur vermehrten. Berittene Geleitscommanden dürften noch am besten entsprechen, namentlich wenn die Kutscher und Conducteure aus der landsturmpflichtigen Bevölkerung gut gesinnter und auch in Friedenszeiten an militärische Ordnung gewöhnter Gegenden stammen, und wenn man sich zur Aufrechthaltung der inneren Ordnung der Conducteure — die ehemalige Unterofficiere und thatkräftige Leute aus derselben Gemeinde wie die Kutscher sein sollen — richtig zu bedienen weiß. Eine Hauptsache bleibt weiters, alle Leistungen bar und gut zu bezahlen, und von allem Anfange an auf den Etapenlinien das Standrecht zu publicieren.

Bei der Beurtheilung des Kriegsschauplatzes hinsichtlich seiner Hilfsquellen muss auch der Reichthum an fließenden Gewässern und Waldungen in Rücksicht gezogen werden.

Wasser gehört zur Nahrung, ist also Lebensbedingung.

In ganz wasserarmen Gegenden kann daher kein Krieg geführt werden. In Gegenden, wo wenig fließende Gewässer vorhanden sind, ist die Kriegführung außerordentlich erschwert, weil Brunnen und Cisternen allein den Bedarf einer großen, eng concentrierten Armee nie zu decken imstande sein werden. In der Regel sind überall nur soviel Brunnen gegraben, um den localen Bedürfnissen der Bewohner zu entsprechen.

Diese Zahl Brunnen reicht aber keineswegs aus, wenn der Bedarf sich plötzlich namhaft steigert. Es wird also in solchen Fällen Wassermangel eintreten, wenn keine fließenden Gewässer die Operationszone durchfließen oder wenn man nicht die Mittel besitzt, in sehr kurzer Zeit die erforderliche Zahl von Brunnen herzustellen. Das ist aber auch dann nur möglich, wenn das Erdreich die schnelle Herrichtung der Brunnen und deren Ergiebigkeit verspricht. In allen schwierigen Fällen müsste entweder die Armee auf große Räume ausgebreitet werden, um genügend viele Brunnen in deren Bereich zu bringen, oder, wenn die Verhältnisse dies nicht zulassen, zur Zufuhr, wenigstens des Trinkwassers, Zuflucht genommen werden.

Oft kann der, nur momentan andauernde Wassermangel Ursache der furchtbarsten Krankheiten oder Seuchen werden und unter Umständen selbst zur Auflösung, Demoralisation und Vernichtung der Armee führen.

Auch **holzarme** Gegenden üben einen nachtheiligen Einfluss auf die Feldverpflegung aus, weil in denselben Armuth an Brennmaterial herrscht, welches die Armee nie ganz entbehren kann. In holzarmen Gegenden müsste daher das Holz der Armee nachgeführt werden, was wieder den Tross ungeheuer vermehren und dadurch die Operationen lähmen würde; es sind somit auch solche Gegenden für Operationen großer Armeen nicht geeignet. Solche Gegenden sind z. B. in Südwest-Russland zwischen dem Dniepr und Dniestr, südlich der Linie Kamieniec-Podolski und Kiew.

Unter den Eigenthümlichkeiten eines Landes, welche auf die Verpflegung rückwirken, kommt weiters noch dessen **Organisation in politischer Beziehung** in Betracht. Ein wohlorganisiertes Land mit geregeltem Beamtenthum erleichtert unendlich die Herbeiziehung der vorhandenen Hilfsmittel, und es kann hier die Verpflegung am leichtesten einen geregelten Charakter annehmen. Wo die Verwaltungsmaschine eines Landes schlecht functioniert, können die Behörden nichts mit gehöriger Kraft und Schnelligkeit ausführen, und die Verpflegung läuft hier Gefahr in die ungeordnete Bahn tumultuarischer Selbsthilfe zu gerathen; wenn aber, wie in Ländern ohne Organisation, erst eine eigene Verwaltung geschaffen werden muss, so kann, bis diese eingerichtet ist, von einer geregelten Ausbeutung der Landeshilfsmittel gar nicht die Rede sein und es wird bis dahin sehr viel von denselben verloren gehen.

Im Jahre 1812, als mit dem Eindringen Napoleons in Russland nicht nur die russische Armee, sondern mit ihr alle Administrationsbehörden sich zurückzogen, war Napoleon gezwungen, in den besetzten Theilen Russlands einen neuen Verwaltungsorganismus zu schaffen, welcher aber wenig Nutzen brachte, da die eingesetzten Beamten weder mit den Gebräuchen, noch mit der Sprache des Landes vertraut waren und allen ihren Anordnungen von Seite der Bevölkerung nur glühender Hass und thätliche Opposition entgegengestellt wurde. In so einem Falle, wo die Heranziehung der Heeresbedürfnisse im Wege der politischen Behörden unmöglich ist, bleibt nichts anders übrig, als eine gewaltsame Requisition einzuleiten.

Im deutsch-französischen Kriege 1870—71, in welchem sich die französischen Behörden ebenfalls mit der Armee zurückzogen, ernannten die Deutschen meistens die angesehensten Bürger der Ortschaften zu provisorischen Ortsvorständen und machten sie für die Durchführung ihrer Anordnungen verantwortlich, welche Erfahrung sich großentheils sehr bewährte. Wo jedoch die Beamten vorhanden sind, werden selbe am besten im Amte behalten. Als beispielsweise nach dem Überschreiten der Vogesen das Departement des Niederrheins passiert und das Departement der Meurthe betreten worden war, handelte es sich zunächst darum, im Interesse der deutschen Armee und des Landes selbst die Thätigkeit der Civilbeamten zur ordnungsmäßigen Beitreibung größerer Requisitionen für die Verpflegung etc. der Armee in Anspruch zu nehmen bezw. andere Organe einzusetzen, insoweit die französischen Beamten sich hiezu nicht willig zeigen sollten. Der Präfect des Niederrheins war in Straßburg eingeschlossen, es wurden daher für den 18. August nach Saarburg die Unterpräfecten von Weißenburg, Zabern und Saarburg, sowie der Maire dieser Stadt zu einer Conferenz berufen. Die maßgebenden Gesichtspunkte wurden ihnen eröffnet und ihnen nicht vorenthalten, dass sie nur solange in ihren Ämtern belassen werden würden, als sie sich jeder Feindseligkeit enthalten und alle Anordnungen deutscherseits pünktlich zur Ausführung bringen würden. Zunächst war bei diesen Beamten die Scheu zu überwinden, vor ihren Landsleuten den Anschein zu gewinnen, als ob sie sich in landesverrätherischer Weise dem Feinde dienstbar bewiesen, wenn sie den Zumuthungen der Deutschen zu folgen sich verpflichteten. Es wurde ihnen klar gemacht, dass von ihrer Thätigkeit nur das verlangt werden würde, was der Armee absolut erforderlich sei, und dass, wenn dies nicht in geordnetem Wege mit Schonung der Bewohner erreicht werden könne, es gewaltsam zum größten Schaden des Landes würde eingetrieben werden müssen.

Endlich ist das Verhalten der Bevölkerung eines Landes gegenüber der Armee für die Herbeischaffung von Verpflegsartikeln sehr maßgebend.

Ist das Verhalten der Bevölkerung passiv, so kann die Verpflegsleitung durch maßvolles, würdiges und entschiedenes Auftreten ohne Gebrauch von Zwangsmaßregeln noch immer die dem Reichthume des Landes entsprechenden Vorräthe im Wege der politischen Behörden erhalten.

Sympathien der Bevölkerung kommen selbstverständlich der Verpflegung der Armee zugute, indem das Land freiwillig die möglichsten Opfer bringen wird.

Tritt dagegen die Bevölkerung feindselig auf, so werden im günstigen Falle die Verpflegsvorräthe verborgen gehalten und die politischen Behörden ihre Functionen eingestellt haben; im ungünstigen Falle wird sich im Rücken der Armee ein Landsturm organisieren, welcher sich der Verpflegstransporte zu bemächtigen, die Verbindungen resp. Communicationen zu zerstören suchen, kurz, der Armee alle möglichen Hindernisse bereiten wird.

Im Jahre 1812 haben die Russen beim Eindringen Napoleons ihre Wohnstätten verlassen, die Vorräthe verbrannt und die Vorrückungslinie der Franzosen in eine Wüste verwandelt.

In den Jahren 1870—71 mussten zur Sicherung des Rückengebietes der deutschen Heere in Frankreich unglaubliche Streitkräfte gegen die Franctireurs verwendet werden. Bei Beginn des Waffenstillstandes betrug die Zahl der Bataillone (zu 6 Compagnien) zum Schutze der Verbindungen nicht weniger als 111. Am Ende des Feldzuges, am 1. März 1871, gestaltete sich das Stärkeverhältnis der deutschen Feld- und Etapentruppen wie folgt:

	Infanterie	Cavallerie	Artillerie
Feldtruppen:	455.782 Mann	57.779 Reiter	1674 Geschütze
Etapentruppen:	114.090 „	5686 „	68 „

Auf etwa 4 Mann Infanterie am Feinde kam 1 Mann Infanterie für deren Rückensicherung im Etapengebiet. Trotz dieses Aufgebotes war dennoch die feindliche Haltung der Bevölkerung nicht gänzlich unschädlich gemacht worden, und es kamen fast täglich Störungen, Überfälle und Angriffe der Nachschubs-Transportscolonnen vor; die Etapenstraßen, Eisenbahnen und Etapenorte waren durchaus nicht als gesichert anzunehmen.

Man ersieht daraus, dass, wenn es sich um Herbeischaffung von Verpflegung handelt, die Verpflegsleitung in solchen Fällen selbst mit den strengsten Mitteln die Requisition, falls eine solche überhaupt möglich ist und Aussicht auf Erfolg hat, wird durchzuführen trachten, sie wird auch nur durch militärische Executionen ihre Anordnungen in Vollzug setzen können; ebenso werden alle Zufuhren zur Armee durch starke Abtheilungen von feindlichen Überfällen gesichert werden müssen.

Die Verhältnisse des Kriegsschauplatzes ändern sich noch durch die Jahreszeit, da von dieser sowohl die Menge der vorhandenen Vorräthe an Lebensmitteln, namentlich Getreide, als auch der Zustand der Communicationen abhängt.

Die meisten Vorräthe sind unmittelbar nach der Ernte, also im Herbste, zu finden, im Frühjahre sind sie naturgemäß bedeutend geringer und nehmen gegen den Sommer derart ab, dass unmittelbar vor der Ernte beim Landbewohner in der Regel kein, oder doch nur ein sehr kleiner Überschuss zu finden sein wird. In dieser Jahreszeit wird daher der Nachschub unter sonst gleichen Verhältnissen am bedeutendsten sein müssen, mit Ausnahme des Heues, welches als Grünfutter im reichen Maße vorhanden sein wird.

Was den Einfluss der Jahreszeit auf den Zustand der Land-Communicationen, — die kunstmäßig gebauten Straßen ausgenommen, — und in weiterer Folge auf den Nachschub anbelangt, so ist er ein sehr bedeutender. Die günstigsten Verhältnisse sind durchschnittlich im Sommer und Herbst, die ungünstigsten im Winter und hauptsächlich im Frühjahr. Es ist daher natürlich, dass je nachdem der Beginn des Krieges in die eine oder andere Jahreszeit fällt, auch die Vorbereitungen und Maßnahmen für die Armeeverpflegung verschieden sein müssen.

Alle vorgenannten, auf die Verpflegung Einfluss nehmenden Eigenschaften der Kriegsschauplätze stehen in innigster Beziehung zu dem Culturgrade der Länder und finden ihren Ausdruck in demselben. Die letzteren werden in dieser Hinsicht (die Städte ausgenommen) in reichbevölkerte mit 150—200 Einwohner auf 1 km^2, in gut bevölkerte mit 80—150 Einwohner und in schlecht bevölkerte mit 50—70 Einwohner unterschieden. Diese Eintheilung kann deshalb auch als eine die relative Leistungsfähigkeit für die Verpflegung ausdrückende Classification angesehen werden.

In dem Vorangehenden ist von dem normalen Zustande der Länder die Rede gewesen. Es können aber von diesem temporär sehr bedeutende Abweichungen stattfinden. Dieselben liegen im nachtheiligen Sinne darin, dass das Land zufolge von Missernten Mangel an Producten hat, oder dass dessen Hilfsquellen schon durch Truppenmärsche, Kriegslasten erschöpft sind; sie können sich aber auch als günstige zeigen: im Überfluss an Lebensmitteln zufolge ausnahmsweise ergiebiger Ernten, oder in dem Vorhandensein von Vorräthen, welche zu anderen Zwecken aufgehäuft, für das Heer verwendet werden können.

Nur die Mitberücksichtigung solcher besonderen Verhältnisse kann in jedem einzelnen Falle das richtige Urtheil über das, was die Verpflegung vom Lande zu erwarten hat, begründen.

Mehr oder weniger unabhängig von den Verhältnissen des Kriegsschauplatzes kommen in zweiter Linie jene auf die Verpflegung Einfluss nehmenden Factoren in Betracht zu ziehen, welche in den **Operationen** selbst ihre Ursache beziehungsweise Begründung finden.

Der Hauptfactor, welcher dabei auf die Heeresverpflegung einen bedeutenden Einfluss nimmt, ist der Charakter des Krieges u. zw. ob derselbe offensiv oder defensiv geführt wird.

Der Angreifer sammelt seine Kräfte an den Grenzen des eigenen oder verbündeten Landes — in dem sogenannten strategischen Aufmarschraume — bevor noch der Gegner versammelt und operationsbereit ist, bricht von hier in das feindliche Gebiet ein und sucht den Gegner noch während seines Aufmarsches mit Übermacht anzufallen, denselben zu schlagen und schreitet, wenn ihm solches gelingt, directe auf die feindliche Hauptstadt, oder wenn der Kriegszweck ein anderes Zielobject vorzeichnet, auf dieses los.

Die großartigste Durchführung einer überfallsartigen Offensive zeigt uns das Jahr 1870 seitens der Deutschen.

Der Überfallende wälzt den Krieg in des Feindes Land und verschont das eigene von den Verwüstungen, zwingt dem Überfallenen die Defensive auf, ohne dass es ihm etwas hilft, dass er sich selbst mit Überfallsgedanken trug, und diese z. B. politischer Rücksichten halber, oder wie die Franzosen 1870 wegen der größeren Schwerfälligkeit und ungenügenden organisatorischen Vorbereitung — nicht selbst früher auszuführen vermochte.

Die Bedeutung der Offensive für die Verpflegung liegt darin, dass der Angreifer in der Lage ist, mehr oder minder nach dem Grade seines Vordringens die Hilfsquellen des feindlichen Landes für die Ernährung seines Heeres benützen zu können; die hieraus sich ergebende Schonung der eigenen Mittel gibt ihm in vielen Fällen einen Zuschuss an Kraft. Mit dem Eindringen in das feindliche Land und dem unausgesetzten Vorwärtsgehen fallen ferner nicht selten feindliche Vorräthe in die Hände des Angreifers, wie z. B. im Feldzuge 1812 viele russische Magazine, welche nicht mehr verbrannt werden konnten, von den Franzosen ausgeleert wurden. So haben in der für die Verpflegung so schwierigen Zeit nach dem Rechtsabmarsche auf Sedan 1870 die an verschiedenen Punkten, wie bei La Besace, Carignan, Donchery und Bazeilles erbeuteten französischen Vorräthe eine wesentliche Hilfe gewährt.

Diesen Vortheilen stehen aber auch nicht zu unterschätzende Nachtheile entgegen: je mehr der Angreifer im Feindesgebiete vorschreitet, desto mehr entfernt er sich von der Ernährungsgrundlage des eigenen Landes, desto schwieriger wird seine Verbindung mit derselben, und desto mehr ist er den Gefahren einer Katastrophe ausgesetzt, welche aus dem Versiegen, dem Zerstören der feindlichen Vorräthe sich ergeben kann. Während der Vertheidiger sich in der Nähe seiner Hilfsquellen befindet, sich daher leicht alle Bedürfnisse verschaffen kann; ist der Angreifer in armen Ländern meist auf jene Mittel beschränkt, die er mitführt.

Das Merkmal der strategischen Vertheidigung dagegen ist die Führung des Kampfes auf eigenem Gebiete, das Erwarten des Gegners an der Grenze oder im Innern desselben, in der Absicht, die Kraft des Angriffs durch die combinierten Widerstandsmittel des Heeres und des Bodens zu brechen, und so entweder den einfachen Zweck der Abwehr, oder weitere positive Zwecke vorzubereiten. Sehr oft wird die Defensive gar nicht in Aussicht genommen, wie z. B. im Aufmarschraume, wo nur momentan, aus verschiedenen Rücksichten das Zuwarten gezwungen stattfindet und durch ein plötzliches Ergreifen der Initiative von Seite eines Theiles den Gegner zur Abwehr nöthigt.

In allen Fällen ist der Vertheidiger ausschließlich auf die eigenen Hilfsquellen beschränkt, die Verpflegung consumiert bei ihm zugleich einen Theil der Kriegskraft des eigenen Landes, dagegen befindet er sich in dem Vortheil, dass ihm die Mittel desselben nicht leicht versagen können, da die Möglichkeit ihrer Benützung nur mit dem gänzlichen Ruine endet.

Welche mächtige Verbündete der Vertheidiger auch in der Bevölkerung gewinnt, wenn er diese zu begeistern und zum Volkskrieg zu treiben versteht, und welchen Einfluss diese Zustände auf die Verpflegung der Armee beim Angreifer üben, zeigt uns die Kriegsgeschichte.

Dass trotz alledem auch in Bezug auf die Verpflegung der Angreifer stets größere Vortheile erreichen kann, als der Vertheidiger, liegt eben in dem entschiedenen Vorzuge der Offensive vor der Defensive.

So liegt der wesentliche Unterschied für die Verpflegung bei den beiden Formen des großen Krieges in den Beziehungen des Heeres zu seinen eigenen Hilfsquellen. Diese Beziehungen finden ihren Ausdruck in dem Begriffe der ökonomischen Basierung einer Armee.

Die ökonomische Basis eines Heeres, sei es, dass dasselbe zum Angriff des Feindes und seines Kriegstheaters, sei es, dass es zu der Aufstellung an den Grenzen des eigenen Landes vorschreitet, ist dasjenige Stück Landes, von welchem es ausgeht, das es durch seine Stellung deckt, und von dem es seine Bedürfnisse zunächst zu beziehen im Stande ist.

Die ökonomische Basis fällt, seltene Ausnahmsfälle abgerechnet, mit der militärischen Operationsbasis oder demjenigen Landstriche zusammen, in welchem die Rückzugspunkte des Heeres, gesicherte Stellungen, Festungen liegen, da diese die natürlichen Aufbewahrungsorte für die eigenen Vorräthe bilden. Im Falle des Angriffes kann auch ein Stück des feindlichen Landes zur Basis des Heeres werden, sofern die vollständige Beherrschung desselben die gesicherte Anlage eigener Verpflegs-Anstalten daselbst gestattet, aber auch in diesem Falle hören die Beziehungen zur Basis des eigenen Landes nicht auf.

Die Communications-Linien, welche von der jeweiligen Stellung eines Heeres zu dessen Basis führen, und auf welchen der Verkehr mit dieser sich vermittelt, heißen in der besonderen Rücksicht auf den Nachschub der Bedürfnisse Verbindungslinien, auch Zufuhrwege, mit Beziehung auf die an sie geknüpfte Bewegung des Heeres aber Operationslinien, Rückzugsstraßen. Beide Arten fallen häufig zusammen, sind aber auch öfter getrennt. Die Verbindungslinien können selbstverständlich Communicationswege jeder Art, Straßen, Eisenbahnen, Flusslinien und Seewege sein.

Die Länge der Verbindungslinien (Operationslinien) wird in reichen, von guten und vielen Communicationen durchzogenen Kriegsschauplätzen auf die Verpflegung keinen besonders nachtheiligen Einfluss ausüben, weil hier die Hauptschwierigkeit der Verpflegung, nämlich der Nachschub, bedeutend geringer und leichter ist.

In ressourcen- und communicationsarmen Ländern hingegen wachsen die Schwierigkeiten der Verpflegung im quadratischen Verhältnisse mit der Länge der Operationslinie. In solchen Gegenden kann die Verpflegung ausschließlich nur durch die Mitnahme der eigenen Vorräthe gesichert werden, was bei großen Armeen einen ungeheuren Nachschub bedingt, der aber in dem Maße, als die Verbindungslinien länger werden, an Schwierigkeiten zunimmt und endlich über eine gewisse Ausdehnung ganz nutzlos wird, indem dann die verladenen Vorräthe kaum hinreichen werden, um den Bedarf des riesigen Trains selbst zu decken.

Die wesentlichste Förderung des Nachschubes bildet nicht nur in solchen Fällen, sondern überhaupt zweifellos der Bau von Bahnen im Rücken der Armee und bis an diese heran. In dem raschen Aufbau solcher Nachschubslinien liegt die einzige Gewähr für die Durchführung großer Offensiv-Operationen in den ressourcenarmen Gebieten des östlichen Europa. Daher die Wichtigkeit von Eisenbahntruppen und die Bedeutung schmalspuriger und transportabler Feld-Eisenbahnen.

Welche Aushilfe und Erleichterung der Verpflegung mittels Nachschub gegenwärtig die Eisenbahnen bringen können, ist leicht einzusehen.

Ein Eisenbahn-Verpflegszug einer Vollbahn ladet ungefähr den zweitägigen Vorrath an Nachschub-Verpflegung für ein Corps zu drei Divisionen. Leider ist aber der feldmäßige Bau von Vollbahnen noch sehr schwierig und zeitraubend.

Betreffs der Leistungsfähigkeit einer Feldbahn nimmt man an, dass im Tage circa 10*km* gebaut werden, und dass nach der Bauvollendung täglich die viertägige Nachschub-Verpflegung für ein Corps von drei Divisionen, an den Endpunkt der Feldbahn vorgebracht werden kann. Während des Baues einer 90*km* langen Feldbahn können in zwei Zwischenstationen nach beiläufig 30 und 60*km* Verpflegsvorräthe in gleicher Menge einmal abgeschoben werden.

Der Zustand der Truppen, in welchem sie sich befinden, und zwar, ob sie im Stillstande oder aber in andauernder Bewegung begriffen sind, ist für die Verpflegung von großer Wichtigkeit.

Befindet sich die Armee im Zustande der Ruhe, so ist in allen Verhältnissen der Zuschub ein leichterer, als bei der Bewegung, weil die Verpflegsleitung alle jene Maßnahmen in Anwendung bringen kann, um nicht allein die Hilfsquellen der occupierten Gegend, sondern bei günstigen Verkehrs-Bedingungen jene des ganzen Landes zur unmittelbaren Betheilung der Truppe vortheilhaft heranzuziehen.

Inwieferne in diesem Falle die Mittel jenes Rayons, in welchem sich die Armee aufhält, ausreichen, hängt, wie oben erwähnt, von der Stärke der Armee, der räumlichen Ausdehnung derselben und dem Reichthume des Landes ab.

Befindet sich die Truppe hingegen im Marsche, so kann in reichen Ländern die Verpflegung durch Ausnützung der im Marsch-Rayon liegenden Vorräthe erleichtert werden, wenn die Verhältnisse erlauben, dass die Armee nicht sehr gedrängt, sondern in breiter Front marschiert, wie z. B. 1870—71, wo die deutsche Armee nach dem entscheidenden Schlage bei Metz den nächsten namhaften Widerstand der Franzosen erst bei Châlons sur Marne und nach Sedan erst bei Paris erwarten durfte.

In armen Ländern hingegen, wo wenig Ressourcen an Ort und Stelle gefunden werden, wo daher die Verpflegung fast ausschließlich auf den Nachschub angewiesen ist, wird dieser durch die Bewegung der Armee natürlicherweise erschwert.

Muss die Armee aber rasch und sehr gedrängt in schmalen Fronten vorwärts marschieren, so wird sie auch in reichen Gegenden in der Regel großentheils vom Nachschube der mitgeführten Verpflegsartikel leben müssen, da die Vorräthe in dem schmalen Streifen des Armee-Bewegungsraumes nur den Spitzen der langen Marschcolonnen zugute kommen können. Es ist in solchen Fällen meist keine Zeit vorhanden, die außerhalb der Marschzone befindlichen Verpflegsmittel rechtzeitig auf die Marschlinien zu den Truppen zu bringen.

Da aber auch der Nachschub, wie später gezeigt werden soll, sich nicht immer so schnell bewegen kann, als die Truppe, namentlich bei forcierten Bewegungen, so werden Stillstände zur Ergänzung der Vorräthe eintreten müssen.

Auch die Richtung des Marsches beeinflusst die Verpflegung.

Im Vormarsche entfernt sich die Armee von ihren stabilen Magazinen, macht daher die Schaffung neuer nothwendig, im Rückmarsch nähert sie sich denselben; Flankenmärsche führen von den rückwärts angeführten Verpflegsmitteln seitwärts ab und können deren Verlegung auf andere Punkte bedingen.

Schließlich übt die Nähe des Feindes einen Einfluss auf die Verpflegung der Armee insoferne aus, als durch dieselbe ein engeres Zusammenziehen der Streitkräfte bedingt ist, gleichviel ob die Armee in der Bewegung oder in der Ruhe sich befindet. Je concentrierter aber die Armee steht oder sich bewegt, desto kleiner ist, wie eben vorhin geschildert, die Zone, aus der sie Nahrungsmittel beziehen kann, desto umfassender muss dann die Verpflegung durch Zufuhr werden, und desto schwieriger ist diese selbst.

Zu diesen Schwierigkeiten gesellen sich noch die mannigfaltigsten Störungen, die durch die unvorherzusehende Einwirkung des Feindes herbeigeführt werden und die Verpflegung sehr beeinträchtigen, ja oft ganz unmöglich machen können, wenn beispielsweise eigene Verpflegsvorräthe genommen oder zerstört werden.

Die Verpflegung gehört sonach zu den schwierigsten Partien der Kriegskunst.

Vor Beginn der Operationen, wo die Armee auf einem verhältnismäßig großen Raum cantonniert, unterliegt die klaglose Verpflegung bei richtigen Vorkehrungen keinen Schwierigkeiten. Man hat Zeit, die erforderlichen Mittel zur Besorgung der Verpflegsvorräthe anzuwenden, man kennt die Mengen des Bedarfes und die Punkte, wo die Vorräthe niedergelegt werden sollen.

Sobald aber die Operationen beginnen, die Armee in Marsch sich setzt, fangen die Schwierigkeiten der Verpflegung an, die mit der Größe der Armee, der Schnelligkeit und Dauer der Bewegung, der geringeren Fruchtbarkeit des Kriegsschauplatzes, dem Mangel an guten Communicationen und der durch die Verhältnisse bedingten, minder oder mehr compacteren Marschform wachsen.

Je breiter die Marschzone der Armee, desto mehr können die Hilfsquellen dieses Raumes ausgebeutet werden; je gedrängter die Armee marschiert, desto mehr ist sie gezwungen, von mitgeführten Vorräthen zu leben; je größer die Armee und je länger ihre Bewegung, desto mehr Vorräthe müssen mitgeführt werden: je mehr Vorräthe aber mitgeführt werden, desto größer der Train; je größer der Train, desto unbeweglicher die Armee.

Durch das Vorangegangene ist die Wechselbeziehung zwischen Operationen und Verpflegung, und mit ihr die Schwierigkeit derselben gekennzeichnet. Soll die Schwierigkeit bekämpft werden, muss das ganze Verpflegswesen im Kriege eine dementsprechend energische Organisation erfahren.

III. Organisation der Verpflegung im großen.

Die ganze Entwicklung der Organisation einer Armee beruht heute auf dem Principe, sich von seinem eventuellen Gegner nicht überholen zu lassen, es ihm womöglich zuvorzuthun.

Nach dem Muster der Deutschen, deren intensive Kriegsvorbereitungen es ermöglichten, die Armee im Jahre 1870 gewissermaßen über Nacht — (buchstäblich binnen wenigen Tagen) — auf den Kriegsfuß zu versetzen und ebenso binnen wenigen Tagen an der Grenze zu versammeln, sind heutzutage wohl die Armeen aller Großmächte eben so sehr auf eine rasche und plötzliche Mobilisierung als auf eine rasche Zusammenziehung an der Grenze (auf einen plötzlichen Aufmarsch) vorbereitet.

Allen diesen Kriegsvorbereitungen, wie sie sich in der Organisation der Armeen der Großmächte, in der Ausbildung derselben, im Ausbau der Straßen und Eisenbahnen, in der Befestigung des Reiches und besonders der für den Aufmarsch in Aussicht genommenen Grenzprovinzen, in den verschiedenen Mobilisierungs-Vorschriften etc. darstellen, liegt natürlich auch schon ein vom allgemeinen politischen und militärischen Standpunkte verfasstes militärisches Calcül zugrunde, welches insoweit als möglich, die Chancen des Erfolges zum mindesten durch ein Schritthalten mit den organisatorischen Maßnahmen des Gegners sicherstellt.

Dieses allgemeine Calcül wird dann eintretendenfalls entsprechend modificiert zur Basis der ersten strategischen Maßnahmen: der Concentrierungsmärsche an die Grenze, der Befehle zur Sicherung derselben.

Die Staaten verfügen jetzt im Kriegsfalle über ganz andere Streitkräfte, als wir sie in den Kriegen der letzten Jahrhunderte bereit gestellt sahen. Dabei ist deutlich zu erkennen, dass Hand in Hand mit diesen Vergrößerungen der mobilen Streitkräfte alle Anstrengungen darauf gerichtet sind, durch Verkürzung der Mobilisierungsdauer und Entwicklung des Eisenbahnnetzes gleich die erste Kraftäußerung so überwältigend und so vehement als möglich zu gestalten.

Das strategische Calcül hat sich dadurch ebenfalls sehr erweitert. Der Überblick über die eigenen, wie über die gegnerischen Verhältnisse, die Bewertung der einzelnen Kraft- und Geschwindigkeitsfactoren wird immer schwieriger; die Verpflegung solcher Massen erscheint als ein immer schwerer lösbares Problem, denn nebst den Hunderttausenden, die Waffen tragen, ziehen fast ebenso viele Hunderttausende ins Feld, die nur essen.

Auf Grund des ersten strategischen Calcüls werden die zunächst zu erreichenden Operations-Aufgaben festgesetzt und im K r i e g s p l a n e niedergelegt. Vom Feinde wird es dann abhängig sein, ob eine Armee ihren ersten Plan consequent weiter entwickeln und ohne große Änderungen durchführen wird können.

Das Streben, mit möglichster Überlegenheit auf dem Kriegsschauplatze aufzutreten, führt zunächst zu einer engeren Vereinigung der in den Friedens-Dislocationen zerstreuten Truppen in einem, an der Grenze oder doch meistens nahe derselben gewählten strategischen Aufmarschraume.

Der strategische Aufmarsch ist daher nichts als eine Art Alarmierung der ganzen Armee, d. i. die Mobilisierung derselben in den Ausrüstungs-Stationen, durch Annahme der Kriegs-Formation und die Vereinigung derselben auf einem Alarmplatze, d. i. concentrisches Zusammenschieben der mobilisierten Truppen und Anstalten im Eisenbahntransport und Fußmärschen in die, zur ersten Concentrierung gewählten Räume.

Die Mobilisierung wie der Massentransport sind strategische Momente ersten Ranges, da ein Vorsprung von wenigen Tagen, ja selbst Stunden für die Art der Durchführung der geplanten Operationen von wesentlicher Bedeutung sein kann. Das Ansichreißen oder das Verlieren der Initiative wird in Zukunft davon abhängen, wer von beiden Gegnern früher versammelt und operationsbereit ist.

Die Feststellung des Raumes, wo die Armee aufmarschieren soll, der Bahnen und Wege, auf welchen sie in den Aufmarschraum gelangt, dann der Sicherung derselben durch die dort garnisonierenden, wie durch die zuerst dort eingelangten Truppen, endlich der Art, wie diese Truppen die Beendigung des gesammten Aufmarsches abwarten, eventuell feindliche Störungsversuche abwehren sollen, ist eine höchst wichtige Vorbereitung des Krieges.

Alle diese Maßnahmen werden durch das Aufmarsch-Elaborat festgestellt.

Es ist klar, dass bei einer solchen Vorbereitung des Krieges auch der Verpflegung in hervorragender Weise gedacht werden muss; sie findet im Aufmarsch-Elaborate durch die Ausarbeitung des Verpflegsplanes ihre Berücksichtigung.

Die Straßen und Bahnen, auf welchen der Aufmarsch der Armee erfolgt, und welche dann die Verbindung der Armee mit dem Herzen des Landes herstellen, d. s. die Aufmarsch-Linien und Straßen, die, wenn sie entsprechend eingerichtet werden, zu Etapenlinien werden, spielen die allerwichtigste Rolle bei der Versammlung der Armee.

Augenscheinlich ist es von Vortheil, möglichst viele Aufmarsch-Eisenbahnen und Straßen zu besitzen. Ist der Aufmarsch aber einmal vollendet, so erscheint es behufs Vereinfachung des Nachschubsgeschäftes und der Aufrechthaltung der Ordnung günstiger, verhältnismäßig weniger Etapenlinien zu benützen. Wenn die Armee zurückgeht, spielen die von der Armee benützten Bewegungs- (Etapen-) Linien als Rückzugsstraßen, Rückzugslinien eine analoge Rolle.

Der Verpflegsplan muss in erster Linie alle auf diesen Aufmarschlinien erforderlichen Verpflegsvorkehrungen feststellen. Dieselben beziehen sich auf die Einrichtung von Verköstigungs- und Tränkstationen und dann von Fassungsstationen für die durchmarschierenden Transporte. Bei uns sind die hierauf Bezug habenden Bestimmungen in den speciellen Vorschriften (Vorschrift für den Militärtransport auf Eisenbahnen etc.) enthalten.

Es werden darnach die Verköstigungs- und Tränkstationen an Eisenbahnen unter Berücksichtigung der Fahrzeiten der Militärzüge derart bestimmt, dass von jedem Zuge innerhalb 24 Stunden, womöglich drei, mindestens aber zwei derlei Stationen berührt werden.

Die Militär-Territorial-Commanden treffen schon im Frieden nach den Weisungen des Reichs-Kriegs-Ministeriums im Wege der Eisenbahnlinien-Commandanten und der Territorial-Intendanzen einvernehmlich mit den Bahnverwaltungen alle zur rechtzeitigen Einrichtung der Verköstigungs- und Tränkstationen nothwendigen Vorsorgen.

Weiters werden in jenen Stationen, wo dies nothwendig erscheint, Marketendereien zugelassen, wozu seitens der Bahnhof-Commanden mit geeigneten Unternehmern Accorde abgeschlossen werden.

Die Abgabe der Mittagskost wird vertragmäßig durch die Bahnrestaurateure oder sonstige verlässliche Unternehmer und nur ausnahmsweise von der Militärverwaltung in eigener Regie bewirkt.

Die Einrichtung von Fassungs-Stationen fällt nach Weisungen des Reichs-Kriegs-Ministeriums über die zu benützenden Aufmarschlinien ebenfalls den Militär-Territorial-Commanden zu; die Fassungen erfolgen in der Regel aus den stabilen Verpflegs-Anstalten, oder wo solche nicht bestehen, aus Verpflegs-Filialmagazinen oder es wird in minder belasteten Stationen der Bedarf im Arrendierungswege sichergestellt.

Kann das erforderliche Brot durch Civilbäckereien nicht erzeugt werden, so findet die Zuweisung eiserner Feldbacköfen aus den Reservevorräthen, sowie des erforderlichen Bäckerpersonals statt.

Die weiteren Vorbereitungen der Verpflegung durch den Verpflegsplan bestehen in der Versorgung der Basis und in der Aufstellung der beweglichen Heeresvorräthe, sowie der dazu nöthigen Transportmittel. Die Versorgung der Basis umfasst: 1. die Aufhäufung des ersten Bedarfsvorrathes für die Truppen an der Grenze, 2. die Aufstellung von Reservevorräthen, 3. die Verproviantierung der Festungen.

Die Ansammlungen von Lebensmitteln, welche auf den Grenzen für den ersten Bedarf gebildet werden, haben zunächst den Zweck, die Armee während ihrer Versammlung zu nähren, in zweiter Linie sollen sie dazu dienen, die beweglichen Vorräthe für die erste Zeit des Krieges zu liefern, ferner den Unterhalt des Heeres zu sichern, wenn dieses schon in seinem ersten Vorschreiten aufgehalten oder genöthigt wird, sich in Stellungen nahe der Grenze zu etablieren oder wenn es auf diese zurückgeworfen wird, endlich den besonderen Bedarf vorzusehen, welchen die fortwährende Bewegung von Transporten verursacht, die zu der Armee gehen.

Diese Vorräthe sind schon, ehe die Truppen sich gegen die Grenze in Bewegung setzen, zu sammeln und werden theils in Cantonierungs-, theils in Feld- und Reserve-Verpflegs-, theils in Militär-Verpflegs-Magazinen an der Grenze, oder in den stabilen Verpflegs-Depots niedergelegt.

Die Zusammensetzung, die Stärke, die Placierung dieser Vorräthe, die Mittel und die Zeit für ihre Bildung müssen sich nach dem voraussichtlichen Charakter des zu unternehmenden Krieges, den Verhältnissen des Nachschubes, der erforderlichen Zeit für denselben, endlich nach den statistischen, politischen und finanziellen Verhältnissen des eigenen Landes richten.

Die Benützung der Eisenbahnen ist heute geeignet, diesen Theil der Operations-Vorbereitungen durch die Erweiterung des Bezugs-Rayons und die Schnelligkeit der Transporte wesentlich zu erleichtern; indessen darf dieselbe nicht zu der Versuchung eines Hinausschiebens der hierauf bezüglichen Maßregeln führen, da man die Bahnen in der Zeit des Aufmarsches vorzüglich für die Truppentransporte benöthigt.

Ein eclatantes Beispiel hiefür liefert der Feldzug 1870. Gleich der Beginn desselben brachte schwierige Verhältnisse wegen des Mangels an Vorbereitungen bei dem plötzlichen Ausbruche des Krieges und wegen der dringenden Nothwendigkeit, die Bahnen zunächst zum Truppentransport zu benützen. Es musste deshalb auf die Einschaltung von Verpflegszügen, deren Zahl mit beiläufig vier per Corps angenommen war, womit ein achttägiger Bedarf in den Aufmarsch-Rayon geschafft werden sollte, verzichtet werden.

Die Sicherstellung der Verpflegung für die bedeutenden Truppenmassen, welche sich Ende Juli an der französischen Grenze zusammendrängten, war sehr schwierig. Die Vorräthe in den Rheinprovinzen wurden für die Verproviantierung der Festungen in Anspruch genommen. Für den Nachschub aus Osten standen die Bahnen nicht zur Verfügung. Es zeigte sich hiebei, dass für die Disponierung des ersten Verpflegsbedarfes in dem Aufmarsch-Rayon, wenn dieser rechtzeitig erfolgen soll, die ersten Mobilmachungstage — also vor Beginn des Truppentransportes — benützt werden müssen, was nur möglich ist, wenn transportbereite Mobilisierungs-Vorräthe zur Verfügung stehen. Solche Vorräthe, namentlich an Brotmaterial, Zwieback und Hafer müssen demnach heutzutage in Militär-Verpflegs-Etablissements ständig vorräthig gehalten werden.

Ein zweites Mittel, welches unter Umständen die rechtzeitige Verschiebung von Verpflegsvorräthen an die Operations-Basis ermöglicht, ist die ausgiebige Benützung der vorhandenen Wasserstraßen für den Transport von Verpflegsmaterial, während die Bahnen vorwiegend für den Truppentransport benützt werden.

Auch die deutsche Heeresverwaltung griff zu dieser Aushilfe. Es wurden 6 Dampfer und viele Schleppschiffe gemiethet, welche bewegliche Magazine auf der Rheinstrecke Worms—Mainz—Bingen bilden und durch Ankäufe in Holland (welches aber bald ein Ausfuhrverbot erließ), am Niederrhein und im Concentrations-Rayon selbst und aus disponibeln Beständen der zunächst nicht bedrohten Festungen Coblenz, Cöln und Wesel gefüllt werden sollten. Als die Armee rasch vorrückte, wurden die Schiffsladungen an die Centralmagazine der II. Armee in Bingen und Worms abgeliefert.

Die ferneren Vorbereitungen, welche getroffen wurden, die aber zum Theil erst später wirksam werden konnten, zum Theil von den Ereignissen überholt wurden, waren die Errichtung großer Magazine in Mainz und Bingen, und die Aufstellung von je 20 Feldbacköfen in Cöln, Coblenz, Bingen, Mainz und Saarlouis, wohin Mehl aus den nächsten Friedens-Magazinen disponiert wurde; in Hausen bei Frankfurt a. M. und in Mannheim wurden große

Bäckereien errichtet, in den an der Bahn gelegenen Proviant-Magazinen der Betrieb erweitert.

Die Corps-Intendanten stellten in ihren Bezirken durch Lieferanten einen sechswöchentlichen Vorrath an Victualien, Hafer und Heu sicher, welcher in die Concentrierungs-Rayons nachzuführen war; in den größeren Magazinen an den Bahnlinien wurde eine vierzehntägige Reserve an Mehl und Hafer angesammelt und stets complet erhalten. Eine sechswöchentliche Reserve an Victualien, Hafer und Heu für 7 Corps wurde an der Rhein-Linie aufgehäuft. Ähnliche Vorkehrungen trafen Baden, Bayern und Württemberg.

Am schwierigsten war es, den ersten Verpflegsbedarf der Armee so weit zu decken, um sie zur Noth operationsfähig zu machen.

Um die Truppen möglichst bald an die Grenze zu werfen, war disponiert, dass zuerst die Combattanten-Abtheilungen transportiert werden, dann die Trains folgen. Die Truppen sollten deshalb aus den Garnisonen einen mehrtägigen (bis fünftägigen) Vorrath an Victualien und Hafer auf den Wagen mitnehmen und nach der Ausschiffung so lange als möglich gegen Bezahlung vom Quartierträger leben.

Dabei sollten sie in den Dislocations-Rayons zu jedem Preise Lebensmittel ankaufen, um sich für die ersten Operationen womöglich auf 6 Tage zu versorgen und diese Vorräthe durch aufgenommene Vorspanns-Wagen nachzuführen.

Den Corps wurde befohlen, sich durch Miethe oder Requisition einen provisorischen Fuhrenpark von je 400 Fahrzeugen zu sichern. Diese Nothparks mussten, da die regulären Fuhrenparks die Corps sehr spät erreichten, zum Theil monatelang beibehalten werden.

Die vorausgesendeten Feldbäckerei-Colonnen verstärkt durch Bäcker aus dem Truppenstande im Vereine mit Privat-Etablissements, sollten an der Herstellung eines viertägigen Brotvorrathes arbeiten und wo Fleisch zu bekommen war, wurde die Portion auf 500 *g* erhöht und dafür die Brot-Gebühr auf 500 *g* ermäßigt.

Auf diese Weise hoffte man den Abgang der organisationsmäßig hierzu bestimmten Mittel zu ersetzen und die Armee trotz aller Hindernisse ausreichend zu verpflegen.

Dass solche Nothhilfe nur für einen ressourcenreichen Kriegsschauplatz genügen konnte, braucht man wohl nicht besonders zu erwähnen; auf solche Improvisationen sich zu verlassen, würde unter weniger guten Verhältnissen leicht schlecht ausfallen; im gegebenen

3*

Falle beweisen sie, dass man die Sachlage sowohl militärisch, als vom Standpunkte der Verpflegung ganz richtig auffasste, auf die militärische Situation das Hauptgewicht legte und die Verpflegung damit, so gut es eben gieng, in Einklang zu bringen wusste.

Ende Juli konnten die Corps, da die Bahnen zum Theil verfügbar wurden, mit dem Heranziehen ihrer Verpflegsbestände beginnen, und wurden in den letzten Tagen des Juli und am 1. August ca. 50 geschlossene Verpflegszüge nach dem Rhein instradiert.

Nebst den organisierten Fuhrpark-Colonnen, welche nach und nach zu ihren Corps abrückten, wurden den Etapen-Inspectionen der 1., 2. und 3. Armee zusammen 3000 zweispännige Fuhren zur Verfügung zugewiesen. Aber sowohl der nachgeschobene Proviant, als auch diese Traintheile konnten die rasch vorrückenden Truppen nicht mehr zur rechten Zeit erreichen.

Aus diesem Beispiel ist beiläufig zu ersehen, wofür im Verpflegsplan vorgesorgt werden soll, demnach wird ein solcher im allgemeinen weiter enthalten müssen:

Die Verpflegsvorkehrungen im Aufmarschraume der Armee, welche die Einrichtung von Cantonierungs-Magazinen, die erste Etablierung der Feld- und Reserve-Verpflegsmagazine, Feld- und Reserve-Bäckereien, Schlachtvieh- und Reserve-Schlachtviehdepots, Broterzeugung in den Cantonierungs-Bezirken, Aufbringung des Schlachtviehes umfassen.

Das Erfordernis an stabilen Verpflegsvorräthen und die Orte für die Aufstapelung derselben im Etapenbereiche der Armee in stabilen Verpflegsdepots, dann im Inneren des Staates an wichtigen Knotenpunkten; Etablierung von Privat-Schlachtviehdepots.

Die Beschaffung von Verpflegsartikeln durch Ausnützung der Hilfsquellen des Aufmarschraumes.

Die Aufbringung der für den Transportdienst bei der Armee im Felde und in festen Plätzen erforderlichen Landesfuhren, Bespannungen und Tragthiere.

Den Bedarf an Transportmitteln für den Zuschub von Verpflegsgütern mittels Eisenbahnen (Schiffen) und Fuhrwerken aus dem Hinterlande in den Aufmarschraum; und schließlich

die Approvisionierung der auszurüstenden festen Plätze.

Im Mobilisierungsfalle müssen dann von den Corps quartierregulierende Intendanten in den Aufmarschraum vorausgeschickt werden, deren Aufgabe es sein wird, für ihre Corps die erforderlichen Verpflegsvorbereitungen zu treffen.

Der Umfang derselben erstreckt sich im allgemeinen auf Ausmittlung geeigneter Etablierungsplätze für die Feld-Verpflegsanstalten und Aufnahme der nöthigen Magazinsräume, auf Vorsorgen, die in den eigenen Bereich mittels Verpflegszügen einlangenden Verpflegsgüter rasch zu übernehmen und unterzubringen, sowie jene, welche seitens der mit der Eisenbahn in den Aufmarschraum eintreffenden Truppen mitgebracht werden, in die Cantonierungsorte derselben oder in die Cantonierungs-Magazine fortzuschaffen. Diese Beamten werden demnach die hiezu erforderlichen Landesfuhren. sowie auch die für das Schlachtviehdepot nöthigen Treiber aufzubringen, schließlich auch das für die Bäckereien erforderliche Brennmaterial zu beschaffen haben. Zur Broterzeugung müssen sofort auch alle Civilbacköfen herangezogen werden.

Allen Verpflegsvorkehrungen im Aufmarschraume muss als Ziel zugrunde liegen, dass sämmtliche mobile Commanden, Truppen und Anstalten die Operationen mit der festgesetzten Gesammtdotierung jederzeit beginnen können.

Um dies zu ermöglichen, nehmen bei uns die Truppen aus den Mobilisierungsstationen nebst der normalen Dotierung noch sechs volle Verpflegsportionen (ohne Fleisch) auf den Proviantwagen und in den Waggons in den Aufmarschraum mit. Unter Zuhilfenahme dieser Mehrvorräthe haben die Truppen grundsätzlich von den Mitteln des Cantonierungsbereiches zu leben, daher die Verpflegsartikel durch Handeinkauf zu beschaffen.

Die Fassung aus den Verpflegsanstalten darf erst dann beginnen, wenn aus Mangel an Markt- und sonstigen Privatvorräthen der Einkauf nicht mehr durchführbar ist.

Heu und Getränke können aber auch in diesem Falle nicht gefasst werden, weil die Verpflegsanstalten mit diesen Artikeln nicht dotiert sind. Heu muss daher durch Grünfutter oder halbreifes Getreide surrogiert und das Getränke im Relutum ausgefolgt werden.

Die im Aufmarschraume aufgestapelten Vorräthe der Militär-Verpflegsmagazine sollen jedoch nur insoweit in Anspruch genommen werden, als deren Leistungsfähigkeit und Vorräthe nicht durch die Augmentationsmannschaften der sich dort mobilisierenden Körper schon voll in Anspruch genommen wird oder deren Vorräthe nicht eine besondere Widmung haben.

Reichen alle diese Mittel nicht aus, so müssen auch die gefüllt eintreffenden Feld-Verpflegsanstalten temporär zu Abgaben herangezogen werden. Zwieback und Fleischconserven sollen jedoch im Aufmarschraume nur bei zwingendster Nothwendigkeit verwendet werden.

Es soll in solchen Fällen dafür gesorgt werden, dass durch entsprechend eingeleitete Verpflegszüge die Dotierung stets auf der für den Beginn der Operationen festgesetzten Höhe erhalten bleibt.

Bei der Etablierung der Feld-Verpflegsanstalten muss darauf Bedacht genommen werden, dass einerseits die Einlieferung oder der Zuschub zu denselben ohne Schwierigkeit durchführbar ist, anderseits die Fassungen der Truppen mittels ihren Proviantwagen, eventuell unter Beiziehung von Landesfuhren, direct bei diesen Anstalten bewirkt und möglichst erleichtert werden können; zu diesem Zwecke können einzelne Theile der letzteren nach Bedarf örtlich getrennt zur Aufstellung gelangen.

Um die vorhandenen Landesmittel möglichst ausnützen zu können, wird wie bereits erwähnt, den Truppen und Anstalten der Kauf der Lebensmittel überlassen. Da jedoch im Aufmarschraume durch das Ineinandergreifen der verschiedenen Behörden, Commanden, Truppen und Anstalten leicht gegenseitige Beirrungen eintreten würden, so müssen die zu bewirkenden Käufe geregelt werden.

Dies wird nicht schwer fallen, wenn den Truppen und Anstalten die Ausnützung der eigenen Cantonierungsbereiche sowohl für den laufenden Verpflegsbedarf als auch zur Ergänzung der für den Beginn der Operationen festgesetzten Gesammtdotierung überlassen wird. Der Überschuss an Verpflegsvorräthen im Cantonierungsbereiche kann von den höheren Commanden zur Deckung des Bedarfes oder Bildung von erforderlichen Vorräthen herangezogen werden. Die hinter den Cantonierungsbereichen der Corps liegenden Zonen des Aufmarschraumes fallen in den Etapenbereich und werden dessen Verpflegserträge von den Etapen-Commanden — bei uns von den Armee-General-Commanden — an sich zu bringen sein.

Diejenigen Vorräthe, welche über die normale Dotierung bei den Feld-Verpflegsanstalten angesammelt werden sollten, sind vor Beginn des Vormarsches an die zur Aufstellung gelangenden Reserve-Verpflegsmagazine, oder an das nächste Militär-Verpflegsmagazin zu übergeben.

Das Armee-General-Commando erhält sich über die Verpflegslage im Aufmarschraume durch an dasselbe während der Mobilisierungstage einlangenden Verpflegsrapporte in Kenntnis.

Dieselben enthalten:

a) Die Angaben, ob die Truppen und Anstalten mit den normierten, mobilen Vorräthen versehen sind, oder wann die Ergänzung derselben vollends bewirkt sein wird;

b) an welchen Artikeln ein Nachschub unbedingt, in welcher Menge, wohin und innerhalb welcher Zeit nothwendig ist.

Jede Armee muss schlagfertig erhalten, d. h. ernährt und in ihren Abgängen jeder Art ergänzt werden. Hieraus geht auch die Nothwendigkeit hervor, dass die Armeen mit den Hilfsquellen des eigenen Landes in ununterbrochener Verbindung bleiben oder was dasselbe ist, dass sie basiert sein müssen.

Das Vaterland, die Heimat der Armeen, ist auch die Basis derselben, wenn auch nur im weitesten Sinne. Im engeren Sinne besteht die Basis aus einer Reihe von Orten oder Städten, in welchen die aus den verschiedenen Depots des Heimatlandes zur Armee abgesendeten Ergänzungen angesammelt, die Vorräthe an Verpflegung, Sanitäts-Materiale, Munition deponiert und der gesammte Verkehrsdienst concentriert werden.

Je größer die Armeen, je ärmer der Kriegsschauplatz an Ressourcen, umso weniger können sie ohne Nachschub, ohne ausreichende Basierung auf die Dauer existieren.

Die im Heimatslande vertheilten Hilfsquellen müssen somit gesammelt werden, um sie der Armee zugänglich zu machen, und da der Krieg, ob offensiv oder defensiv geführt, meist an der Grenze des Landes beginnt, so wird diese Ansammlung auch für die ersten Perioden des Feldzuges an oder hinter jenem Theile der Grenze stattfinden, welcher von der Hauptschwerpunktslinie durchschnitten wird und bei den bevorstehenden Operationen überhaupt in Betracht gezogen werden kann.

Was die Wahl der Punkte selbst betrifft, an welchen größere Vorräthe aufgespeichert werden, so müssen sie geographisch-strategische Punkte sein, welche sowohl mit dem Hinterlande, als auch untereinander und mit der Armee durch gute Communicationen verbunden sind.

Solche Punkte sind die Operations-Subjecte (auf denen die Ergänzungs-, Ausrüstungs- und Erhaltungsmittel für die Armeen zum Zwecke des Nachschubes angehäuft werden). Alle diese Subjecte zusammengenommen mit den sie verbindenden Linien und mit dem in ihrem Bereiche liegenden Landstriche bilden die Operationsbasis der Armeen.

Zur Sicherung dieser Vorräthe vor Handstreichen oder anderen überraschenden Angriffen werden in der Regel befestigte Plätze zu Subjecten gewählt, die an größeren Vertheidigungslinien liegen.

Die Approvisionierung solcher festen Plätze wird theilweise schon im Frieden bezüglich aller derjenigen Lebensmittel bereit gehalten, welche im Kriegsfalle nach der Lage und den örtlichen Hilfsmitteln der Festung nicht mehr zeitlich genug beizuschaffen sein würden.

Für die Organisation der Verpflegung während der Operationen muss in allgemeiner Hinsicht bemerkt werden: In der Offensive:

1. Es lassen sich nur die eigenen künstlichen Hilfsmittel annähernd zum voraus combinieren, da sie mehr in der eigenen Hand sind, es muss dies aber stets den besonderen Verhältnissen des Krieges gemäß geschehen, und es ist sich hiebei zu hüten, nach einzelnen Erfahrungsschemas verfahren zu wollen;

2. die natürlichen Hilfsmittel des Landes hängen größtentheils unvorherbestimmbar von den Umständen ab.

Sie können im offensiven Laufe des Krieges nur nach dem Gesetz der Begebenheiten herbeigezogen werden. Es kommt also bezüglich derselben weniger auf einen vorher ausgesonnenen detaillierten Verpflegsplan, als auf die Natur des Landes, die Länge der Operationslinie und eines richtig aufgefassten und durchgeführten Verpflegssystems an.

Im besonderen ist für den Zweck einer geregelten Verpflegung etwa auf Folgendes Rücksicht zu nehmen.

Die Maßregeln der Verpflegung haben sich den natürlichen größeren oder kleineren Abschnitten der Operationen, die sich theils aus dem Terrain, theils durch die muthmaßlichen Zeiten und Orte der größeren Schläge, ergeben, anzupassen.

Hiebei ist dafür zu sorgen, dass man stets an eigenen Vorräthen so viel bei sich hat, beziehungsweise rechtzeitig nachbringen kann, als mit Rücksicht auf die vom Lande zu erwartenden Hilfsmittel nöthig ist, um wieder einen Abschnitt zu erreichen.

Außerdem ist noch ein mehrtägiger Vorrath in Rechnung zu nehmen, um beim Übergang von der Bewegung zum Stillstande für den Augenblick gedeckt zu sein.

Im Stillstande sind nach Bedarf wieder Marschvorräthe zu sammeln und heranzuziehen.

Für rückbleibende Corps sind stets unabhängige Verpflegsmittel aufzusuchen, damit sie die Nachschübe nicht verzehren.

Im Vorrücken sind die Quellen des Landes bestens auszunützen und die eigenen Vorräthe möglichst intact zu erhalten.

Für die an der Spitze operierenden Truppen werden nach den Umständen die schnell wirkenden Mittel der Verpflegung vom Lande durch enge Einquartierung, Requisitionen, Fouragierungen, ferner aufgeladene Vorräthe mit Vermeidung jeden Zeitverlustes zur Anwendung gebracht.

Nach Maßgabe des Abrückens ist die Organisation des Kriegsschauplatzes und der Operationslinien für die Verpflegung zu betreiben.

Hiezu gehört das Ingangsetzen von Landeslieferungen im großen und die Benützung des Ergebnisses derselben zur Errichtung der Etapen eines oder zweier Militärwege, zur Anlage von Nachschubsmagazinen und Reservevorräthen auf den Operationslinien oder in deren Nähe, zur Vorbereitung der Rückzugstraßen, welche eventuell in Betracht kommen können.

Für die Anlage dieser verschiedenen Vorrathsansammlungen ist nachstehendes ins Auge zu fassen. Die Etapenmagazine auf den Militärwegen sind von Marsch zu Marsch aufzustellen. Für die Errichtung der Nachschubmagazine lässt sich keine feste Regel geben. Erstens hängt deren Bedürfnis von der Natur des Landes ab, zweitens wird ihre Entfernung von der Armee und unter sich durch die Art der zu Gebot stehenden Transportmittel bedingt.

Wo Eisenbahnen und Flussschiffahrt wirken können, sind gänzlich andere Anordnungen nöthig, als da, wo man sich nur des Transportes auf Landstraßen bedienen kann. Während in dem einen Falle selbst eine sehr lange Strecke von der Basis aus in einem Zuge oder vielleicht mit Hilfe einer Zwischenstation bewältigt werden kann, wird in dem letzteren möglicherweise eine Reihe von Stationen erforderlich, welche sich die Vorräthe zuschieben. Reservevorräthe wird der Angreifer an solchen Punkten aufhäufen, nach denen er im Falle unglücklicher Operationen seinen Rückzug zu nehmen gedenkt, also an Hauptabschnitten des rückwärtigen Kriegsschauplatzes.

Die Bedeutung der Länge der Operationslinien für die Verpflegung ist schon weiter oben berührt worden. Die wachsende Ausdehnung derselben erhöht nach Maßgabe der unzulänglichen Landeshilfsmittel die Wichtigkeit der Verpflegsorganisation des rückwärtigen Kriegsschauplatzes und die Anordnung der Nachschübe.

Es ist deshalb bei langen Operationslinien mehr als in jedem anderen Falle erforderlich, sich einen ungefähren Typus des Feldzuges vorzubilden und demselben entsprechend die Mitwirkung der künstlichen Verpflegsmittel, also die Anlage der Magazine, die Regelung des Nachschubes, eventuell die Schaffung einer neuen Basis voraus zu combinieren und alles dies nicht dem Zufall der augenblicklichen Anordnungen anheim zu geben.

Als ein auf die Verpflegseinrichtungen besonders Einfluss übender Fall beim Angriff ist ferner in Betracht zu ziehen, der Zustand des Stockens der Vorwärtsbewegung und das Hin- und Herziehen der Armeen auf engem Raume.

Bei einfachem Stillstande und noch nicht zerrüttetem Lande ist zunächst auf die unmittelbaren Landeshilfsmittel zu greifen, und zu diesem Ende ein energisches Requisitionssystem in Betrieb zu setzen. Es müssen Magazine hinter dem Heere bestimmt, die kräftigsten Mittel zur Heranziehung der Requisitionen ergriffen, und die letzteren weit rückwärts ausgedehnt werden. Zugleich ist dafür zu sorgen, dass das beabsichtigte stufenweise Ankommen der Naturalien mit Rücksicht auf die fortlaufende Deckung des Bedarfes und nach Terminen berechnet sei, die den Entfernungen entsprechen.

Nimmt dagegen der Krieg einen zerrenden Charakter an, wobei die kämpfenden Theile auf engem Raume sich hin- und herbewegen, so werden die Mittel auch des reichsten Landes nicht lange herhalten, und es wird sich derjenige im Vortheil befinden, welcher die nächste eigene Verpflegungsorganisation im Bereiche hat, oder dem die besten Transportmittel zur Verfügung stehen. Die Vorsorge für die Verstärkung und Heranziehung der eigenen Mittel muss deshalb so zeitig als möglich eintreten, wenn eine derartige Wendung des Krieges vorauszusehen ist.

Der Angreifer hat bei seinen Verpflegseinrichtungen stets auch auf den Fall des Misslingens der Operationen und auf den Rückzug Bedacht zu nehmen. Hiezu dient bei allen größeren Unternehmungen die Erwägung, ob man mit der im Rücken der Armee eingerichteten Verpflegsorganisation, den beim Heere befindlichen Vorräthen, und den laufenden Hilfsquellen des Landes denselben Weg zurückgehen könne, oder einen anderen wählen müsse; wie es zu verhindern sei, dass im Falle einer rückgängigen

Bewegung der vorangehende Tross die Verpflegseinrichtungen zerrütte.

Eine Verlegung des Rückzuges auf eine andere Linie, ist immer eine Maßregel, welche bezüglich der Verpflegsorganisation Zeit erfordert, es ist deshalb nach Umständen zweckmäßig, schon beim Vorrücken eventuell auf die Einrichtung eines zweiten Weges Bedacht zu nehmen.

Die Gefahr der Zerrüttung der Verpflegseinrichtungen durch die im Rückzug vorangehenden nicht combattanten Theile der Armee ist darin gelegen, dass infolge der bei einem geschlagenen Heere leicht einreißenden Unordnung, die Vorräthe nicht mehr geregelt zur Vertheilung kommen, wohl auch geplündert, auseinandergerissen und zerstreut werden. Hingegen kann nur die strengste Handhabung der Disciplin helfen, in manchen Fällen wird es auch angehen, diesem Übelstande durch die Verweisung der Impedimente des Heeres auf eine besondere Rückzugslinie zu begegnen.

Einen besondern Charakter muss die Einrichtung der Verpflegung bei eigentlichen Invasionszügen, wo man in kurzer Zeit große Räume vorwärts zu gehen beabsichtigt, in dem Falle annehmen, wenn keine Eisenbahnen, die Feldbahnen nur schwer für den Nachschub zu benützen sind. Da unter dieser Voraussetzung auf die Wirkung der Zufuhren nicht sicher zu rechnen ist, so können Verpflegsorganisationen auf der Grenze hier nur in untergeordneter Weise, für nachkommende Truppen, oder für den Fall des Rückzuges dienen. Für das vorrückende Heer selbst dagegen sind vorzugsweise die Landeshilfsmittel und mobile Reserven bei demselben in Betracht zu ziehen.

Das angriffsweise Vorgehen durch uncultivierte Länder erfordert zunächst die Anhäufung einer beträchtlichen Masse von Vorräthen an den Punkten, von welchen man ausgeht, anknüpfend hieran aber die systematische Combinierung und Durchführung der Verpflegung aus eigenen Mitteln, vor allem aber eine durchgreifende Requisition.

Hierin kann, wie immer, Napoleon als bestes Muster dienen. Er führte alle seine Operationen der Hauptsache nach mit der Requisitions-Verpflegung durch; er führte bei der Armee stets nur für eine verhältnismäßig geringe Anzahl Tage — im russischen Kriege vom Niemen an für 20, von Witebsk an für 10 Tage — Vorräthe bei den einzelnen Corps mit; die Ergänzung hiezu mussten sich die Corps während des Vormarsches an Ort und Stelle verschaffen.

Für den Fall des Rückzuges und um alle Etapenstationen im Rücken der Armee reich dotiert zu haben, legte er stets große Magazine an, die auch die Bestimmung hatten, im Nothfalle Vorräthe an die Armee vorzuschieben.

Er ließ z. B. im Jahre 1812 in Wilna und später in Smolensk für ca. 100.000 Mann und 100.000 Pferde für 30 Tage, in den Hauptorten an der Weichsel Vorräthe an Mehl und Hafer für 500.000 Mann auf ein ganzes Jahr ansammeln. Die Verpflegsmaßnahmen Napoleons im Jahre 1812 bilden überhaupt ein besonders lehrreiches Beispiel für die Verpflegung einer großen Armee auf einem östlichen Kriegsschauplatze.

Die Armee trat den Marsch von der Weichsel an den Niemen Anfang Juni an, um die Pferde mittels Grasfütterung verpflegen und damit die Nachfuhr von Heu ganz und des Hafers zum Theil ersparen zu können. Anfänglich bis zum Niemen im befreundeten Lande und ohne Contact mit dem Gegner, machten sich trotz Combination von Magazins- und Requisitionsverpflegung (Vorschieben von Feldbäckereien, Anlage von Marsch-Magazinen an den Marschlinien durch die politischen Behörden etc.) große Frictionen geltend. Es wurde mehr geplündert als requiriert, so namentlich beim Corps Ney, das fort in die Requisitions-Rayons der anderen Corps übergriff und beim Mangel entsprechend detaillierter Verpflegs-Einrichtungen den durchzogenen Raum förmlich verwüstete.

Diese Übelstände vergrößerten sich nach dem Überschreiten des Niemen, indem sie immer mehr die Disciplin lockerten und das Marodieren erzeugten. Trotzdem ist zu constatieren, dass die Armee vom 24. Juni bis 30. Juli, das ist durch 36 Tage, mit den keineswegs vollzähligen, auf 20 Tage berechneten Vorräthen ohne jeden Nachschub an Verpflegung bis nach Witebsk vordrang. Dort verschaffte sie sich fast nur aus dem Lande und aus den dem Feinde abgenommenen Magazinen, für 10 Tage Vorräthe und vollführte mit diesen den Vorstoß auf Smolensk (10.—19. August). Von da rückte die Armee ohne Aufenthalt fast einen Monat lang, bis zum 14. September bis Moskau vor, wo sie mit ca. 100.000 Mann Infanterie und 10.000 Reitern ankam; sie hatte sich wieder, wenn auch mit großer Mühe, in derselben Gegend ihre Lebensmittel verschafft, durch welche gerade zuvor die russische Armee zurückgegangen war; sie hatte im ganzen und großen nur von der Requisition gelebt.

Bei solch' rascher Offensiv-Bewegung ist an einen Nachschub der Verpflegung aus Magazinen überhaupt nicht zu denken.

Für den Fall einer Vertheidigung muss der Verpflegsplan ebenfalls in oberwähntem Umfange für die Verpflegsvorbereitungen vorsorgen. Die hiefür zu treffenden Anstalten theilen sich in solche an den Grenzen und in solche im Innern des Landes. An der Grenze sind erforderlich die Errichtung von Magazinen für die Vereinigung der Armeen und von gesicherten Vorrathsanlagen für die erste Zeit der Operationen, die Aprovisionierung der Festungen, auf welche man sich stützt und unter Umständen auch die Sammlung von besonderen Vorräthen für ein offensives Vorgehen, welches voraussichtlich von jedem Staate in Aussicht genommen wird.

Im rückwärtigen Lande, mag die Vertheidigung sich erst in dasselbe zurückziehen oder von Anfang an dahin verlegt werden, bestehen die Vorkehrungen für die Verpflegung in Anlage von Magazinen auf den verschiedenen Vertheidigungslinien, in den Stützpunkten und auf den Rückzugswegen.

Bei der Anlage der Vorrathsanstalten für die Vertheidigung gilt als allgemeine Regel, im offenen Lande deren nur für den vorübergehenden Bedarf zu machen, da sie hier leicht dem Feinde in die Hände fallen, die Hauptvorräthe aber stets in befestigten Plätzen, oder in solchen, welche durch starke Terrainhindernisse geschützt sind, unterzubringen.

Bei Vertheidigung vorspringender Länder, deren Angriff umfassend geschehen kann, müssen die großen Vorrathsanstalten, soweit sie nicht in festen Plätzen Schutz finden können, in das rückwärtige Land verlegt werden.

Wenn der Vertheidiger genöthigt wird, in das Innere des Landes zurückzuweichen, muss zur Sicherung vor Verlusten an die zeitige Evacuierung der nicht geschützten Vorräthe gedacht werden.

Vorbedachte größere Rückzüge, welche bei einem tiefen Kriegsschauplatz ausgeführt werden können, um den Feind durch die Entfernung von seinen Hilfsquellen allmählich zu verderben — Taktik der Russen 1812 — machen eigene umfassendere Verpflegsvorkehrungen nöthig.

Es gehören hiezu außer den an den Grenzen zur Concentrierung und für Beginn des Krieges anzulegenden Vorräthen, die vollständige staffelweise Einrichtung der muthmaßlichen Rückzugslinien mit Marschmagazinen, an gewöhnlichen Orten nur auf so viel Tage, als man marschierend und zur Aushilfe braucht, bedeutendere, wo man länger halten will, ferner die Anlage von größeren Vorräthen an den letzten Vertheidigungslinien oder Stützpunkten, bei verschanzten Lagern, oder vorbedachten Flankenstellungen und besonders in der Gegend, wo der Rückzug beendigt und in die Offensive übergegangen werden soll.

II. Theil.

Von der Einrichtung der Kriegsverpflegung und von den Hilfsmitteln derselben.

IV. Über Verpflegssysteme im allgemeinen.

Wenn Jemand aus dem Orte A nach dem Orte B sich begibt, wo er kürzer oder länger zu verbleiben gedenkt, so wird er daselbst während der Zeit seines Aufenthaltes essen müssen. Ist er nun dessen sicher, dass er seine Bedürfnisse in dem Orte B findet, so wird er kaum eine Vorkehrung treffen und sich durch Mitnahme von Proviant einen auf der Reise lästigen Ballast schaffen. Wäre er jedoch über den Ort B im Zweifel oder gar dessen gewiss, dass er daselbst nichts zu essen findet, so müsste er seine Bedürfnisse aus dem Orte A oder unterwegs aus einem anderen Orte C mitnehmen, um im Orte B, unabhängig von der Armuth desselben an Verpflegung, mit Rücksicht auf seine Absicht leben zu können.

Auf dieser natürlichen und einfachen Annahme beruhen sämmtliche Einrichtungen der Kriegsverpflegung.

Die Art der Beschaffung seiner Lebensmittel ändert in beiden Fällen an der Sache nichts.

Gleichgiltig ist es demnach, ob sich jemand im Orte B seine Bedürfnisse kauft, oder ob er sie von einem Gasthofe verabreicht bekommt, oder ob er selbe auf eine gewaltmäßige Art an sich bringt, die Hauptsache bleibt immer die, dass er im Orte B zu essen bekommt, vom Orte B lebt.

Im zweiten Falle ist es ebenfalls gleichgiltig, ob jemand seine Bedürfnisse selbst mit sich führt, oder ob er sie sich nachbringen lässt, sowie auch, ob er selbe schon vom Orte A oder aber unterwegs aus einem anderen Orte beschafft, wenn er nur selbe rechtzeitig im Orte B bei der Hand hat.

Es besteht demnach in erster Linie der Grundsatz, wo nur immer möglich, die Truppen von den an Ort und Stelle vorhandenen Nahrungsmitteln leben zu lassen. Damit überall dort, wo diesem Grundsatz verschiedener Hindernisse halber nicht entsprochen werden kann, die Truppen dennoch bezüglich der Verpflegung nicht Mangel leiden, müssen entsprechende Vorkehrungen getroffen werden. Diese Vorkehrungen bestehen theils in Schaffung mobiler Verpflegs-Reserven, die den Truppen nachgeführt werden oder aber in der Errichtung von stabilen Verpflegs-Reserven — Aufstapelung von Vorräthen — aus denen die Truppen die Verpflegung erhalten.

Alle Einrichtungen der ersten Art, ohne Rücksicht auf die Beschaffungsart der Verpflegung umfasst im großen das sogenannte Requisitions-System, alle Vorkehrungen der zweiten Art das sogenannte Magazins-System. Dies sind die zwei Grundtypen der gesammten Kriegsverpflegung und alle Verpflegsarten, sie können welch' immer Namen haben, lassen sich auf eine dieser beiden oder auf beide zusammen zurückführen.

In allen Fällen, wo die Truppen entweder durch eigene Vorsorge oder aber durch Vermittlung der Verwaltung vom Lande leben, kommt das Requisitions-System zur Geltung, wie anderseits stets die Magazins-Verpflegung platzgreift, sobald die Truppe aus den mitgeführten Vorräthen oder aber aus aufgestellten Magazinen die Verpflegung erhält.

Die Art der Beschaffung der Verpflegsvorräthe spielt bei Unterscheidung dieser beiden Grundsysteme keine Rolle, immer bleibt die Art des Ansichziehens der Vorräthe seitens der Truppe dafür maßgebend.

Es ist klar, dass im Wechselspiel der Kriegszustände die Einwirkung beider Verpflegssysteme unablässig ist, denn beide haben ihre Vor- und Nachtheile und nur in der zweckmäßigen und rechtzeitigen Anwendung beider liegt die Garantie einer gesicherten Verpflegung im Kriege.

Das Requisitions-System besteht auf dem römischen Grundsatze, dass der Krieg den Krieg ernähre. Das von der Armee durchzogene Land hat für die Ernährung derselben zu sorgen. Wird dabei auf die Bevölkerung des Landes keine Rücksicht genommen, so folgt natürlicherweise die größere oder geringere Verarmung und theilweise auch gänzliche Verwüstung des Landes. Das kann aber nicht die Absicht moderner Kriegsanschauung sein, welche schon aus Humanitätsgründen einem solchen Vorgange entgegen treten würde.

Die moderne Kriegführung bedient sich des Requisitions-Systems als eines von ihr unzertrennlichen Hilfsmittels. Das betroffene Land soll, soweit die Kriegszeit es überhaupt nur möglich macht, geschont werden; es muss aber auch im eigenen Interesse bei der Durchführung eines geordneten Requisitions-Systems nothgedrungen behilflich sein.

Die Verhinderung von Ausschreitungen und Plünderungen seitens der Truppe liegt im Interesse der eigenen Armee, es ist dies ganz einfach für deren Disciplin unbedingt nöthig; das feindliche Verhalten der Bevölkerung eines Landes ist jedoch in Anbetracht der Macht der Armee und des unvermeidlichen Kriegsrechtes immer ein großer Fehler.

Die Beschaffung der Kriegsverpflegung durch die Requisition macht die Armee unabhängig von der Verpflegung und deshalb in ihren Operationen selbstständig. Darin liegt eben die ungeheure Bedeutung dieses Systems für die moderne Kriegführung, deren Hauptzug die große Beweglichkeit ist.

Eine Armee, die rascher, leichter marschiert, ist zweifellos im großen Vortheil gegenüber dem schwerfälligen Gegner, welcher in seinen Operationen durch Abhängigkeit von der Verpflegung gebunden ist. Dieser kann aus diesem Grunde unmöglich große Ziele erreichen, taktische Siege rasch ausnützen, die feindliche Armee vernichten, denn unabschüttelbar können für ihn unter Umständen die Fesseln der Verpflegung werden.

Wenn jedoch die Endzwecke dieser Beweglichkeit der Armee erwogen werden: die rasche Beendigung der Feldzüge im Gegentheil zu dem wochen- oft monatelangen unthätigen Lungern der Heere in früheren Zeiten, was immer seinen Grund in Verpflegsrücksichten, und zur Folge die Verarmung des betroffenen Landes hatte, so kann man sich nicht erwehren, das Requisitions-System, trotz des augenscheinlichen Unglückes des betroffenen Landes, dennoch zu den Wohlthaten der Menschheit zu rechnen.

Das Requisitions-System muss bei der modernen Kriegführung in erster Linie die Grundlage der Kriegsverpflegung sein, welche naturgemäß auf der consequenten und systematischen Ausbeutung der feindlichen Landesmittel beruht.

Jeder Schritt im feindlichen Lande führt zu neuen Ressourcen, und zwar je rascher die Offensiv-Bewegung fortschreitet, desto reichere Mittel findet der Angreifer, da er einerseits stets frische Gebiete durchzieht, anderseits den Gegner daran hindert, seine eigenen Gebiete auszubeuten.

Das Requisitions-System zur Nachfüllung der mobilen Vorräthe im Rücken der Armee, wie der Magazine im Etapenbereiche, kommt beim operativen Standpunkte naturgemäß in untergeordnetem Maße in Betracht, in erster Linie muss dasselbe im Operations-Bereiche, das ist am Consumtions-Orte selbst zur vollsten Anwendung gelangen. Nur die Verlegung der regsten Thätigkeit zur Ausbeutung des feindlichen Landes im Operationsbereiche der Armee kann für die Offensivkraft von Nutzen sein.

Der Operationsbereich einer Armee ist eine sehr veränderliche Größe und innerhalb desselben die Dichtigkeit der Truppenmassen verschieden, je nach der momentanen Lage zum Gegner.

Sucht man denselben erst auf oder folgt man ihm nach einem gelungenen oder von ihm vermiedenen Schlage, so ist die aufklärende Cavallerie weit voraus, indessen die großen Marschcolonnen auf ein bis zwei Tagemärsche rückwärts folgen. Die Tiefe des Operationsraumes überschreitet dann drei Tagemärsche.

Bei einem solchen operativen Zustande der Armee ergeben sich zwei zur Armee-Front parallele Consumtions-Zonen: jene der aufklärenden Cavallerie oder der Sicherungstruppen überhaupt, in vorderster Linie; in zweiter Linie jene der Gros. Es muss deshalb die aufklärende Cavallerie für sich requirieren, und ebenso die Requisitions-Thätigkeit bei den Gros der Marschcolonnen eintreten.

In solchem Verhältnisse, namentlich so lange die eigene Aufklärungs-Cavallerie nicht mit der feindlichen in scharfer Fühlung ist, kann es nun keinem Anstande unterliegen, wenn diese am weitesten vorgeschobenen Armeespitzen nicht allein für sich, sondern soweit dies eben angehen mag, auch für die Gros requirieren, d. h. alle für die Armee brauchbaren Vorräthe saisieren und an den eigenen Marschlinien, auf denen Marschcolonnen des Gros folgen, vorläufig sammeln.

Die Vortheile dieses Verfahrens liegen darin, dass den Bewohnern des feindlichen Landes die relativ geringste Zeit zum Verschleppen oder Verbergen der Vorräthe bleibt; dass die beweglichere, marschfähigere Reiterei ganz leicht breitere Streifen beiderseits der Marschlinie auszubeuten vermag, als die vorwiegend aus

Fußtruppen bestehenden Marschcolonnen des Gros, welche sich während der Märsche nicht leicht und nicht gern auf mehr als 4—5 *km* von der Marschlinie entfernen, sonach mit der Requisition voraussichtlich auf den jeweiligen Nächtigungs-Rayon beschränkt bleiben.

Es bietet dieses Vorgehen weiter den Vortheil, dass die gesammelten Vorräthe gewissermaßen von Tagemarsch zu Tagemarsch ein Marsch-Magazin bilden, in welchem die später durchmarschierende Tête-Division ihren Bedarf an den aufgebrachten Artikeln ohneweiters zu entnehmen vermag, indes jeder allenfalls bleibende Überschuss ohne weitere Umstände und Mühewaltung den der Reihe nach noch folgenden Divisionen der Marschcolonne zugewiesen werden kann; dass bei entsprechenden Voreinleitungen, wie Voraussenden von Feldbäckereien und Heranziehung von Civil-Bäckern, auf den landesüblichen Backöfen das etwa aufgetriebene (oder mitgebrachte) Mehl schon zu Brot verbacken ist, wenn die Tête-Division des Gros herankommt.

Außer diesen augenfälligen Vortheilen gewährt dies möglichst zeitige Requirieren durch die Armeespitzen auch die Sicherheit, für den Fall eines unerwarteten Zusammenstoßes mit dem Gegner Vorräthe bereits consumiert oder doch schon in der Gewalt zu haben, welche unter anderen Umständen ihm allein zugute gekommen wären.

Es ist hiebei selbstverständlich, dass zwischen der Wahl der Orte für die Sammlung der Vorräthe und dem täglichen Nächtigungs-Rayon der Tête-Division eine gewisse Wechselbeziehung besteht. Jedenfalls soll das Marsch-Magazin in den Nächtigungs-Rayon dieser Division fallen, damit die von den eigenen Magazinen entferntesten Truppen aus den Landesmitteln auch am schnellsten den größten Nutzen ziehen können.

In dem Maße, als der Feind das bisherige Vorrücken hindert, drängen sich nun die Gros an die Linie der Sicherungs-Truppen heran; indem sich der Abstand zwischen beiden mindert, verkürzt sich auch die Armee-Front durch das Convergieren der Armeecolonnen gegen den entscheidenden Punkt und steigert sich die Dichtigkeit der Massen im Operationsbereiche gegen den Feind zu.

In diesem Stadium ist die aufklärende Cavallerie nicht mehr in der Lage, für die Gros zu requirieren, da sie enge beisammen bleiben und alle Augen auf den Gegner richten muss; Umstände, unter denen sie sich glücklich schätzen wird, wenn sie ihren eigenen Bedarf aus dem Lande zu decken vermag, und es geht die Verpflichtung zur Ausbeutung des Landes auf die Gros selbst über.

Da jedoch in dieser Entfernung vom Feinde die Armee eng concentriert werden muss, so ist es selbstverständlich, dass die enge zusammengedrängten Divisionen rücksichtlich der Requisition nur auf die eigenen Nächtigungs-Rayons angewiesen sind.

Bei großen Armeen ist es jedoch fraglich, in welchem Maße die Ressourcen eines Landes unter dem Einflusse des Kriegszustandes für den Bedarf ausgenützt werden können; anderseits ist eine angesichts des Gegners eng concentrierte Armee selten in der Lage, diese Ressourcen rechtzeitig an sich zu ziehen, oder was gleichwichtig ist, gleichmäßig zu vertheilen. In solchen Verhältnissen und bei Operations-Stillständen wird selbst das reichste Land für die Dauer die Bedürfnisse des Heeres nicht zu decken vermögen.

In diesen Fällen oder überhaupt in armen und schwach bevölkerten Ländern, namentlich wenn die Operationslinien sehr lange sind, bleibt selbstverständlich kein anderes Mittel übrig, als die Magazinsverpflegung, d. h. die Mitnahme des erforderlichen Verpflegsquantums auf mobilen Magazinen, was aber, wie schon früher erwähnt wurde, in Gegenden, welche nur von sehr mangelhaften Communicationen durchzogen sind, natürlich lähmend auf die Operationen wirken, d. h. die Kriegführung verlangsamen muss.

Kein Heer kann mit Bestimmtheit im vorhinein weder das Ergebnis der Requisition eines Landes noch die Lagen, in welche es durch den Kriegszustand gerathen kann, wissen; daraus folgt, dass jede Armeegruppe unter allen Verhältnissen mit einer mobilen Reserve an Verpflegsvorräthen versehen sein müsse, aus welcher Aushilfe geleistet wird, sobald die Truppen an Ort und Stelle genügende Lebensmittel nicht finden.

Um für jeden Fall, wo die Requisition nichts ergibt oder wo die Trains aus irgendwelcher Ursache zurückbleiben müssen, immer eine Verpflegung bei der Hand zu haben, ist es nothwendig, dass jeder Mann einen Theil der mobilen Vorräthe, u. zw. einen mehrtägigen Vorrath stets bei sich trage. Unsere Verpflegsvorschrift trägt diesem Umstande dadurch Rechnung, dass sie den Mann einen viertägigen Verpflegsvorrath tragen lässt. Der dreitägige Reservevorrath an Conserven, welche der Mann nur über Befehl im äußersten Nothfalle angreifen darf, schützt ihn in allen Nothlagen vor dem äußersten Mangel.

Werden die Vorräthe der mobilen Reserve einmal angegriffen, so müssen sie sofort wieder ergänzt werden, und zwar wieder in erster Linie durch die an Ort und Stelle aufbringbaren Vorräthe.

Mangel an Zeit und Unerlässlichkeit der Zustände nöthigen jedoch dazu, überdies noch weitere mobile und stabile Magazine bereit zu halten, um die verbrauchten Vorräthe oder doch den im Operationsraume nicht aufbringbaren Theil derselben sofort ersetzen zu können.

Überall da, wo Zeit vorhanden ist, die nöthigen Anordnungen geben und dieselben durchführen zu können, und wo keine Störungen zu befürchten sind, wie dies z. B. im Frieden der Fall ist, ist das Magazins-System der sicherste Verpflegsmodus. Im entgegengesetzten Falle, wie im Kriege, bildet es unter dem Einflusse des Feindes den schwierigsten Theil der Kriegführung, und doch ist es unerlässlich, da mit dem Requisitions-System allein kein Auskommen zu finden ist.

Ist eine Truppe einmal genöthigt, sich auf ihre Magazine umzuschauen, können dieselben ihr nicht folgen, dann bleibt die Truppe stecken, die Operationen gerathen nothgedrungen zum Stillstand.

Dieser Verpflegsmodus ist also dann sicher, wenn den Operationen dadurch kein Hemmnis bereitet wird, wozu vor allem ein außerordentlich gut gegliederter Verpflegsapparat und eine gut geschulte und gut geübte Verpflegsleitung unbedingt erforderlich sind.

Am schwierigsten ist die Zufuhr aus den im Rücken der Armee etablierten Magazinen. Deshalb muss jede Gelegenheit, auch wenn die Truppen durch Requisition ihren Bedarf gedeckt haben, benützt werden, um überall, wo nur immer möglich, Magazine, wenn auch nur auf die Dauer des momentanen Bedarfes zu errichten; so an den Aufmarschstraßen in größeren Fassungsstationen, und an Aufmarsch-Eisenbahnlinien in größeren Verköstigungsstationen (Verpflegs-Filialmagazine), behufs Ansammlung und Unterhaltung von Verpflegsvorräthen für durchmarschierende Truppen und Transporte; bei Cantonierungen von längerer Dauer Cantonierungs-Magazine); rückwärts des Aufmarschraumes (stabile Verpflegs-Depots); an den Etapenstraßen (Etapen-Magazine) zu dem Zwecke, damit die durchziehenden Truppen daselbst ihre

Fassungen bewirken können; an den Marschlinien während der Operationen (Marsch-Magazine), um die gesammelten Vorräthe an die successive durchmarschierenden Truppen abzugeben.

Bei Rückmärschen dienen sodann Marschmagazine zur Aufnahme der von den vorausgesendeten mobilen Feld-Verpflegsanstalten für die nachmarschierenden Truppen niedergelegten Vorräthe. Überdies werden an Eisenbahn- und Flusslinien Eisenbahn- und Schiffszüge als bewegliche Magazine echelloniert.

Zum Nachschube für die Armee im Felde werden auch im Innern des eigenen Landes stabile Verpflegsvorräthe angesammelt, unterhalten und theilweise auch erzeugt.

Der Zweck dieser Ansammlung ist Gewinnung eines Vorsprunges bei Ausführung des Nachschubes und der Nachschaffungen.

Die Orte, in welchen stabile Verpflegsvorräthe im Innern des Landes aufzustappeln sind und das Ausmaß dieser Vorräthe, dann den Zeitpunkt, von welchem an dieselben für den Nachschub zur Armee im Felde bereit zu halten sind, bestimmt in Österreich-Ungarn das Reichs-Kriegs-Ministerium.

Wie die Erfahrungen der Kriegsgeschichte darlegen, genügt ein einzelnes System, allein angewendet, nicht. War dies bei dem Einflusse der verschiedenen Factoren, mit welchen die Kriege in früherer Zeit zu kämpfen hatten, unmöglich, so wird es heute umso weniger der Fall sein, wo die Kriegführung Massenheere, rasche Operationen und blitzschnelle Entscheidungen verlangt. Diesen Anforderungen kann nur entsprochen werden, wenn je nach der Kriegslage und Beschaffenheit des Kriegsschauplatzes von einem System zum andern übergegangen, somit alle erdenklichen Verpflegsarten zweckmäßig in Verbindung gebracht werden. Die Verpflegseinrichtungen einer modernen Armee müssen sonach auch heute auf beiden Systemen aufgebaut sein; sie müssen aber, entsprechend dem gewaltigen Drang nach vorwärts der neueren Kriegführung, **heute mehr als je das Requisitionssystem im großen und kleinen in den Vordergrund treten lassen.**

In der kriegsgeschichtlichen Erfahrung findet man zahlreiche Bestätigung, dass allen hervorragenden Feldherren — selbst der älteren Zeiten — beide Verpflegssysteme wohlbekannt waren und dass sie immer in ihrem Streben nach großen Zielen nicht nur die Verpflegung ihren Operationen zu unterordnen, aber auch ihre

Heere so zu verpflegen wussten, dass die Sorge um diese die Operationen nicht beeinflusst hat. Die größten Führer waren aber auch gerade diejenigen, die das Requisitionssystem stets in erster Linie angewendet und zu Magazinen nur nothgedrungen ihre Zuflucht nahmen.

So z. B. wusste Prinz Eugen stets die Hilfsmittel seines Operations-Schauplatzes aufzufinden und in wahrhaft genialer Weise für seine Armee derart zu verwerten, dass er niemals gezwungen war, entscheidende Operationen aus Verpflegsrücksichten unterlassen zu müssen.

Bewunderungswürdig bleibt sein Zug 1701 gegen die Franzosen unter Catinat über die Alpen durch Tirol nach Italien, wo er, ohne alle Basierung auf feste Plätze oder Magazine, in das von einem doppelt so starken Gegner besetzte Land zog, diesen nach einigen siegreichen Schlachten von der unteren Etsch anfänglich bis zum Oglio, dann bis hinter die Adda zurückdrängte und dadurch die Verbindung mit dem Heimatlande über den Gardasee und Tirol herstellte.

Gleich bewunderungswürdig ist sein Feldzug 1706 auch gegen die Franzosen unter Herzog von Vendome (später Orleans), in welchem er, gänzlich unbesorgt um Verpflegung und Verbindung, vom Anfang bis zum Ende seine Armee mit wahrer Genialität führte. Auch in allen übrigen Feldzügen, sowohl gegen die Türken als in den Niederlanden, hat sich Eugens Genie in einer Weise Bahn zu brechen und alle Schwierigkeiten der Truppenverpflegung zu überwinden gewusst, dass mit Recht das Studium seiner Kriegführung jedermann mit hohem Interesse und Bewunderung erfüllen muss.

Gleich Eugen ist Karl XII. ein Feldherr, welcher mit klarem Blicke die Verhältnisse zu durchschauen wusste und seine Verpflegs-Maßnahmen dem jeweiligen Kriegsschauplatze anpasste.

In Ländern, welche hinreichende Hilfsmittel zum Unterhalte seines Heeres boten, stützte er seine Verpflegung ausschließlich auf diese, indem er große Contributionen an Geld und Lebensmitteln ausschrieb und Requisitionen vornahm.

So ernährte er beispielsweise seine Armee, solange Polen und Sachsen den Kriegsschauplatz bildeten, ausschließlich von den Hilfsquellen dieser Länder, wogegen er im Feldzuge gegen Russland 1708 die Ansammlung und Nachfuhr eines dreimonatlichen Verpflegsvorrathes anordnete, weil er die Kriegsweise der Russen, die Gegenden, welche sie dem Feinde überlassen mussten, zu verwüsten, bereits kennen gelernt hatte; endlich sehen wir ihn die reine Magazinsverpflegung anwenden, als die südwest-russische Steppe zum Kriegsschauplatze wurde.

Wenn schließlich seine Armee dennoch aus Mangel an Verpflegung unterlag, so ist der Grund hauptsächlich darin zu suchen, dass er die Russen unterschätzte und, statt die Vereinigung mit den Verstärkungen unter General Löwenhaupt, welcher für die Armee auch Proviant auf 2 Monate mitführte, in Smolensk abzuwarten, dieselbe durch die Fortsetzung seiner Operationen nicht nur unmöglich machte, sondern dem Gegner die Gelegenheit gab, dieses Verstärkungscorps zu schlagen und den mitgeführten bedeutenden Verpflegstransport aufzuheben. Er selbst verließ bekanntlich in der Nähe von Smolensk zu seinem Unglücke, auf das Andringen des Kosakenhetmans Mazeppa, seine gegen Moskau gerichtete Operationslinie und wandte sich nach Süden in die ressourcenlose Ukraine, wo sein durch Entbehrungen und Kälte decimiertes Heer von den Russen bei Pultawa (1709) so entscheidend geschlagen wurde, dass er selbst nur mit Mühe in die Türkei entkam.

Von der Kriegskunst Napoleons in Bezug auf die Verpflegung wurde bereits Erwähnung gemacht. Jedenfalls brachte er einen ganz neuen, überraschenden Zug in die Verpflegung hinein, und zwar erhob er das Requisitions-System zu einer Bedeutung, die vor ihm keinem seiner Gegner bekannt war.

Sein Requisitions-System bildete sich im Laufe der Kriege immer mehr und mehr aus, so dass Napoleon, ausschließlich auf dieses System basiert, in seiner Glanzperiode mit ungeheuren Armeen in unglaublicher Schnelligkeit fast ganz Europa durchzog. Die Hauptgrundsätze der Napoleonischen Requisition sind mehr weniger folgende:

a) Vor Ausbruch des Krieges Errichtung von Vorrathsmagazinen an der Landesgrenze — Verpflegsbasis — zur Ernährung der Armee während der Concentrierung und zur Dotierung derselben mit Verpflegsartikeln für den Beginn der Operationen.

b) Errichtung von Etapenmagazinen in den Stationen der Colonnentêten behufs Verpflegung der nachrückenden Truppen, oder eventuell für den Rückzug.

c) Füllung der Etapenmagazine im regelmäßigen Requisitionswege durch die betreffenden Amts- und Landesbehörden. Die unmittelbare Requisition durch die Truppen fand indes nur als Ausnahmsmittel Geltung.

d) In Cantonierungen, außerhalb der feindlichen Einwirkung Quartierverpflegung; in der Nähe des Feindes bei enger Cantonierung Magazinsverpflegung.

e) Mitnahme eines eisernen Vorrathes an Verpflegung für mehrere Tage auf Truppenfuhrwerken, wozu jedem Bataillon zwei Fuhrwerke bestimmt waren.

f) Eintheilung des Feindeslandes in Intendanturen, Unterstellung derselben unter den General-Intendanten als Verpflegsleiter der Armee.

Ein interessantes Beispiel, wo eine große Armee ganz ohne Magazine einen Feldzug führt, ist das Jahr 1805.

Vor Beginn des Feldzuges 1805 in Süddeutschland verzichtete Napoleon, um seine Absichten nicht zu verrathen, auf die entsprechende Einrichtung der Rhein-Basis. Er begann die Operationen, um keinen Tag zu verlieren, unmittelbar nach dem Eintreffen der Corps am Rhein und Main.

Die Corps erhielten vor dem Aufbruche den Befehl, sich mit einem viertägigen Brot- und achttägigen Zwieback-Vorrathe zu versehen, den ersteren so oft als thunlich aus Landesmitteln zu ersetzen, den letzteren soweit angängig für die Zeit der Concentrierung zu sparen. Im übrigen wurden die Corps auf die Requisition verwiesen.

War auch der allgemeinen Anordnung nach Napoleon sich vollständig des Grundsatzes bewusst, dass es eine unerlässliche Pflicht des Feldherrn sei, für reichliche Verpflegung zu sorgen, so darf es doch nicht unerwähnt bleiben, wie Berthier dessen ungeachtet auf kaiserlichen Befehl die Commandanten des 1. und 2. Armeecorps, Bernadotte und Marmont, entschieden zurückweist, als sie Subsidien verlangen.

Bei der Vorrückung der 190.000 Mann starken Armee in sieben Hauptcolonnen von dem circa 300 *km* (15 Tagmärsche) langen Bogen Straßburg—Speier—Würzburg und Bamberg gegen die 15 Meilen lange Front Ulm—Weißenburg litten namentlich die oben erwähnten Corps der östlichen Colonnen bei der Durchschreitung des neutralen Anspach einigen Mangel.

Kurz schreibt Berthier an Marschall Bernadotte, es sei unmöglich, sich durch Magazine zu ernähren, auch sei es nie gewesen, vielmehr habe die französische Armee ihre Erfolge zum großen Theile nur deshalb errungen, weil sie sich ihrer nicht bedient habe. Er müsse sich durch Requisitionen ernähren, welche die Behörden des Landes aufbringen müssten. Alle Corps-Commandanten sollten ausführliche Bons als Vergütung für das Entnommene, welche für Rückzahlung bürgten, in allen Frankreich befreundeten Ländern ausstellen, dagegen in allen den Österreichern verbündeten oder selbst angehörigen Staaten zur Ernährung ihrer Truppen Contributionen ausschreiben. Die Magazine für Zwieback, welche der Kaiser in Würzburg anlegte, wären nur für den Fall eines unerwarteten Ereignisses berechnet. Die ganze französische, selbst die österreichische Armee lebe nur von der Requisition.

Ähnlich lakonisch wie dem Marschall, zeigt Berthier auch dem General Marmont betreffs der in allen seinen Briefen besprochenen Subsidien, dass es in den Expeditions- und Invasionskriegen des Kaisers keine Magazine gäbe. Der General, welcher für vier Tage Brot und Zwieback vorräthig habe, könne deshalb auf keine andern Hilfsmitteln zählen, als auf die, welche er mit sich führe. So machten es alle andern Corps der großen Armee, und General Marmont kannte besser als irgend jemand die Art der Kriegführung, wie sie der Kaiser verwirklichte.

Das 6., 4. und 3. Corps erhielten für ihre Ernährung sachgemäß das Gebiet links ihrer Marschstraße im allgemeinen zugewiesen, und wiederum jedes einzelne dieser Corps speciell das von dieser Straße ab bis zur nächsten linker Hand gelegene, auf welcher ein anderes vorgieng; nur das 5. Corps, welches mit dem 6. ziemlich auf einer Straße marschierte, sollte rechts derselben seine Lebensbedürfnisse beitreiben. Gewiss wurden, analog dieser Anordnung, bei den Corps auch die einzelnen Divisionen, welche sich auf einer Straße folgten, als Folge einer gesunden Kriegspraxis nicht zunahe aneinander gezogen, um das Herbeischaffen von Lebensmitteln, Brennmaterial und Lagerstroh zu erleichtern.

Den Corps war auch aufgetragen, alles auf requirierten Fuhrwerken mitzunehmen, was sie über den täglichen Bedarf aufzutreiben vermochten, um eine Reserve für die Zeit der Stillstände und engen Concentrierung zu bilden.

Die Einrichtung einer Etapenlinie von Speyer über Heilbronn, Ellwangen auf Nördlingen parallel mit den Vorrückungslinien der Armee hatte hauptsächlich nur zur Verpflegung und Ausrüstung der zur Armee bestimmten Nachschübe zu dienen.

Thatsächlich ernährten sich die Corps bei raschem Vormarsch und ungeachtet der großen Tiefe einzelner Colonnen leidlich gut.

Bei diesem Vormarsch, welcher 14 Tage (vom 24. September bis 8. October) dauerte, verengerte sich zusehends das Marsch-

Echiquier in dem Maße, als sich Napoleon dem Gegner näherte, den er bei Donauwörth vermuthete.

Schon am 2. October betrug die Frontbreite nur mehr 150 *km*, und am 6. October, wo Napoleon, bei Nördlingen debouchierend, vermuthet, auf stärkere Kräfte Macks zu treffen, nur mehr drei Märsche oder 70 *km*, so dass der Kaiser sich überall innerhalb 1—2 Tagen concentrieren und zum Angriffe übergehen konnte.

Als Mack am 6. October noch immer bei Ulm stehen blieb, wendet sich die französische Operationsfront nach Süden und Napoleon entschließt sich, die österreichische Armee nach Umständen entweder an der Iller zur Schlacht mit verkehrter Front zu zwingen, oder sie in Ulm einzuschließen, jedenfalls aber sie von den durch Oberösterreich im Anmarsche befindlichen Russen zu trennen.

Demzufolge musste der linke Flügel in Eilmärschen schwenken. Bernadotte und Marmont gehen bei Ingolstadt und Neuburg, die Mittelcorps bei Münster und Donauwörth über die Donau, während Ney die Richtung auf Günzburg einschlägt, um die rechte Flanke der Armee und ihre Verbindungen gegen jede etwaige Offensive von Ulm her zu schützen.

Nach bewirktem Donau-Übergange muss das Corps Bernadotte in Gewaltmärschen nach München rücken, um den Rücken der französischen Armee gegen die an den Inn marschierenden Russen zu decken. Die französischen Corps des Centrums nehmen nach Passierung der Donau zuerst die Marschrichtung nach Süden, in der Absicht, wenn Mack nach Osten durchbrechen wollte, ihn sofort anzufallen.

Entsprechend den vier Übergangspunkten rückt die Armee nur 50 *km* breit auf vier Marschlinien vor. Während früher auf sechs von den sieben Marschlinien nur ein Corps marschierte, waren jetzt auf den drei westlichen Marschlinien sechs Corps, also je zwei Corps instradiert. Entsprechend der Verengerung der Front und der Verminderung der Zahl der Marschlinien vergrößerte sich die Tiefe des Echiquiers; wo früher nur ein Corps mit zwei Divisionen marschierte, rückten jetzt vier Divisionen vor.

Daher treten auch die Verdichtungen in den Truppencolonnen ein. Früher konnten die Bagagetrains und die Proviantcolonnen hinter jeder Division und die Verpflegstrains hinter ihrem Corps marschieren. Sobald zwei Corps dieselbe Marschlinie benützten, mussten die Bagagetrains auch des 1. Corps an die Queue des 2., von den Proviant- und Verpflegscolonnen durften nur die unumgänglichsten, für die nächsten Tage nothwendigen Theile innerhalb der Truppencolonne bleiben; alles andere musste hinter die Truppen des 2. Corps abbleiben, damit dieses bald das erste unterstützen konnte.

Ganz ungünstig gestaltete sich die Verpflegung der aus dem Lager von Wels in das Schwabenland vorgerückten österreichischen Truppenmassen.

Waren auch für die Verpflegung innerhalb der Grenzen des eigenen Staates Anstalten getroffen worden, so gewährten sie doch der Armee bei ihrem schnellen Marsche an die Iller und Donau keinen Nutzen; vielmehr trat für diese, da das zweifelhafte Verhältnis mit Bayern in diesem Lande keine vorbereitenden Maßregeln erlaubt hatte, schon dort oft wirklicher Mangel ein, sobald das Concentrieren größerer Massen das Ernähren durch die Einwohner unmöglich macht. Obgleich das Aufbringen einer hinreichenden Verpflegung schon an sich infolge einer Missernte Schwierigkeiten fand, so steigerten die Officiere diesen Mangel noch dadurch, dass sie die Einwohner zwangen, die stark gefallenen Bankbillets al pari anzunehmen. Sollten auch später mit Unternehmern vollzogene Verträge zur Abhilfe des erkannten Übelstandes durch Aufhäufen von Getreidevorräthen zu Ingolstadt, Augsburg, Memmingen, Ulm, Günzburg, Lauingen und Donauwörth die Verpflegung für das Heer ferner sichern, so kamen doch diese Magazine meist nur den Franzosen zugute, da die Ausführung langsam geschah und die Generale dieselbe verzögerten, während der Krieg desto schneller gieng.

Als General Mack den Donau-Übergang der Franzosen erfuhr, entschloss er sich auch, über Günzburg—Burgau gegen München zu marschieren; er schob zu diesem Zwecke den General Auffenburg gegen Wertingen an die Lechmündung vor. Als jedoch dieser am 8. October, von Murat mit Übermacht angefallen, auf das Gros der Armee zurückweicht, gab Mack seinen Entschluss auf und gieng nach Ulm zurück.

Während dieses Gefechtes marschierten die französischen Corps unaufgehalten fort, um sich an der Hauptverbindung der österreichischen Armee, an der Straße Ulm—Augsburg—München, festzusetzen.

Napoleon erlässt an diesem Tage 8 Uhr früh aus Donauwörth an General Marmont folgende Disposition: „Die Augenblicke sind kostbar. Jede Stunde, die wir verlieren, schmälert die Erfolge, die wir durch Raschheit unserer Bewegungen bereits errungen haben. Concentrieren Sie bis zum Abend Ihr Corps in der Umgebung von Gundelsdorf. Treiben Sie unterwegs Verpflegung für mehrere Tage auf, nachdem es schwierig werden dürfte, große Massen in der Umgebung von Augsburg zu ernähren."

In Augsburg stand an diesem Tage schon das Corps Soult mit drei Divisionen

Nachdem Mack nach Ulm zurückgeht, beschließt Napoleon, der österreichischen Armee auch die Verbindungen mit Tirol zu verlegen und dirigiert Soult auf Memmingen. Nach der Einnahme von Memmingen am 14. October blieb für Mack nur noch der Rückzug über die französischen Verbindungen nördlich der Donau hinüber nach Böhmen möglich.

An Marschall Bernadotte ließ Napoleon am 11. October schreiben: „Lassen Sie in München große Quantitäten Brot backen, da wir solches sehr benöthigen." Diese Maßregel war schon für jene zunächst in Aussicht stehende Phase der Operationen berechnet, da in einer oder der anderen Form die von ihren Verbindungen bereits abgeschnittene Armee Macks unschädlich gemacht und die Fortsetzung der Offensive nach Osten erforderlich sein würde. Dann mussten die in der neuen Operationsrichtung an der Tête der Armee schon vorbereiteten Vorräthe zur Beschleunigung der neuerlichen Offensive wesentlich beitragen.

Napoleons Einrichtungen waren auf einen längeren Operationsstillstand nicht berechnet, und ein längerer Aufenthalt vor Ulm hätte seine Armee vernichten können. Nur aus Verpflegsrücksichten bewegt er Mack zur Räumung von Ulm anstatt erst den 25. schon den 20. October, und er wandte dadurch eine wirklich in Aussicht stehende Hungersnoth von der Armee ab, als er noch im letzten Stadium die Concentrierung derselben aufhob und die ausgemergelte Gegend bis auf das 6. Corps verließ. Man sieht demnach, dass bei Operationsstillständen in einem ausgesogenen Lande, bei der engen Concentrierung der Armee, das Requisitionssystem nicht mehr ausreichend ist. In solchen Momenten muss die Magazinsverpflegung platzgreifen.

Als nach der Capitulation von Ulm die Operationen gegen den Inn aufgenommen wurden, die Operationslinie sonach sich bedeutend verlängerte, gleichzeitig das Ergebnis der Requisition wegen der Anwesenheit der russischen Truppen in Ober- und Nieder-Österreich empfindlich vermindern musste, säumte Napoleon nicht mehr, die Herrichtung einer Zwischenbasis am Lech und die Anlage eines großen Magazines in Augsburg anzuordnen.

Augsburg wurde als Ausgangspunkt für die weiteren Operationen dementsprechend eingerichtet und Napoleon verlegte am 22. October dahin sein Hauptquartier, um alles in eigener Person anzuordnen. In der in jeder Beziehung gesicherten Stadt erhielt der Haupt- und Generalintendant Petiet den Auftrag, die oben erwähnten Vorräthe aufzustapeln. „Zwar war der Kaiser“ — sagt ein von Napoleon erlassener Befehl — „durch die Umstände gezwungen gewesen, bisher ohne Magazine zu marschieren, der Marsch der Armee war aber durch eine außerordentlich günstige Jahreszeit unterstützt, sowie dadurch erleichtert worden, dass man beständig siegreich war und immerfort Gemüse auf den Feldern fand. Dennoch hatte die Armee viel gelitten und daher könnte schon eine Jahreszeit, wie die jetzige, wo es keine Kartoffeln in den Feldern gibt und, wenn an Stelle der Siege Unfälle treten könnten, dazu genügen, derselben bei fernerem Mangel an Magazinen das größte Unglück zu bringen. Der Kaiser hoffe daher, dass nach Verlauf von 14 Tagen der Generalintendant durch seine Thätigkeit 1 Million Portionen Zwieback beschafft und Backöfen aufgestellt habe, welche von einem vorhandenen Mehlquantum von 2 Millionen Portionen täglich 80.000 Portionen verbacken würden. Hiezu wurde vom Kaiser noch daselbst der weitere Vorrath von 300.000 Scheffel Hafer und 100.000 Maß Branntwein gerechnet.

Am 25. October (am Abend) stand die französische Armee, wie einen Monat früher am Rhein, zum zweiten Feldzug auf deutschem Boden bereit. Da einerseits das Hochgebirge der Kalkalpen, anderseits die Berge des Böhmerwaldes den Weg längs der Donau zu nehmen zwangen, so sollte diesmal das, was die früher so kunstvoll angelegten Operationen dem Entwurfe noch zu gewähren hatten, durch Schnelligkeit und Kraft der Bewegung beim parallelen Nachdringen im Thale des rechten Flussufers ersetzt werden.

In dieser schmalen Zone marschierte die französische Armee, die Russen zurückdrängend, in zwei tiefen Colonnen.

Über Linz und Melk, die Cavallerie Murats an der Tête marschierte das Corps Lannes und später auch Soult, welcher sich zwei Tage vergebens bemühte, bei Krondorf einen Übergang über die Enns zu bewerkstelligen, deshalb in die nördliche Colonne über Enns herangezogen wurde, am linken Donau-Ufer gegen Krems das Corps Mortier. Der zweiten Parallelstraße am Fuße des Gebirges über Kremsmünster, Steyer, Waidhofen folgten die Corps Davoust und Marmont, später auch Bernadotte.

Die nördliche Colonne marschierte meist dicht angeschlossen, weil mit dem Gegner wiederholt im Gefechte, indessen die südliche Colonne sich mit Corps-Echelons in Tagmarsch-Abständen bewegte.

Jede Colonne war circa 60.000 Mann stark. Nur die nördliche und jene Mortiers, weil knapp an der Donau marschierend, konnten von Nachschüben profitieren, welche mittels einer improvisierten Flotille auf der Donau von Passau und Linz aus bewerkstelligt wurden. Vorzüglich war der Nachschub bedeutender Lebensmittel und bei der Nothwendigkeit, die Truppen zum großen Theil in einer dicht gedrängten Colonne und noch dazu auf einer Straße, auf welcher die Russen vorher zurückgiengen, marschieren zu lassen, fast ein unabweisbares Bedürfnis. Linz hatte hiezu täglich 20.000 Portionen Brot und 20.000 Rationen Branntwein zu liefern. Von Augsburg über Passau kam meist nur Zwieback.

Die südliche Colonne musste beinahe völlig jedes Zuschubes entbehren und lebte, wie die nördliche Colonne zum großen Theile, beinahe ausschließlich von der Requisition.

Die Bewegungen der französischen Armee geschahen hiebei mit außerordentlicher Raschheit.

Auch bei diesem Vormarsche wurde den verschiedenen Corps um keinen unvorhergesehenen Aufenthalt durch Mangel an Verpflegung zu erfahren, genau anbefohlen, auf welcher Seite der Marschrichtung sie die Verpflegung für ihre Truppen zu entnehmen haben und in welchem Umfange sie sich mit Vorräthen versehen sollen.

In der Festung Braunau fand Lannes am 29. October bedeutende Verpflegsvorräthe, Napoleon basiert sich daher nunmehr (2. November) auf Braunau, wohin ein großer Theil von Vorräthen von Augsburg geschafft wurde.

So basiert, rückt die Armee weiter gegen Wien vor.

Im Stifte Melk wurde am 7. November gleich nach der Ankunft Murats und aus den umliegenden Ortschaften eine Lieferung von 30.000 Portionen Brot, 1250 Metzen Hafer, 1000 Centner Heu und 600 Ochsen ausgeschrieben.

Auch Soult, welcher mit seinem Corps Murat schon am Nachmittage des 8. November folgte, verlangte 60.000 Portionen Brot, ebensoviel Fleisch und 30.000 Flaschen Wein. Im Monate November wurden hier allein an die Mannschaft der Corps Murat, Lannes, Soult und Bernadotte 95.000 Flaschen Wein verabreicht.

Es mussten sich daher die Franzosen schon am 9. November überzeugen, dass nach solchen umfänglich geleisteten Lieferungen, zumal der Markt und alle Ortschaften der Umgebung, auch noch bei Ankunft der Truppen am ersten Tage geplündert und die meisten seiner Einwohner infolge davon entflohen waren, derselbe nicht ferner mehr die Requisition der Lebensmittel für die täglich noch nachfolgenden beträchtlichen Heerhaufen beschaffen konnte.

Um den damit ersichtlichen unentbehrlichen Nachschub an Verpflegung auf dem Flusse zu decken, wurde es daher jetzt nöthig, nicht bloß am rechten Ufer, sondern auch am linken Streitkräfte zur Beobachtung von Böhmen zu haben, welche gleichzeitig zur Verhinderung der nachrückenden russischen Verstärkungen an der Verbindung mit Kutusow dienen sollten.

Ein besonders hiefür zusammengesetztes Corps aus 3 Divisionen unter Mortier wurde in die linke Flanke gestellt und demselben aufgetragen, die Ausnützung des ganzen Landgebietes am linken Donau-Ufer nicht nur für das eigene Corps, sondern behufs Abgabe des voraussichtlichen Überflusses an die Corps am rechten Ufer möglichst reichhaltig zu betreiben.

Ähnlich wie bei der nördlichen fanden auch bei der südlichen Colonne umfangreiche Requisitionen statt. So verlangte z. B. Davoust auf seinem Durchmarsche von der Stadt Steyer 10.000 Stück Louisdor, 10.000 Paar Schuhe, 100 Ochsen und 300 Eimer Wein.

In der Zeit von 16 Tagen steht die große Armee mit 6 Corps vor Wien, dank der Kunst vom Lande zu leben, und dictiert die Lieferung von 75.000 Pfund Brot, 25.000 Pfund Fleisch 100.000 Pfund Hafer, 180.000 Pfund Heu, 375 Eimer Wein für die successive nachfolgenden Corps. Überdies zahlte die Stadt Wien eine Contribution von 14 Millionen Francs und kostete ihr der Durchzug der französischen Truppen im ersten Monate (bis elften December) 2 Millionen Gulden.

So sehr aber auch das Requisitions-System in fruchtbaren und gut bevölkerten Ländern mit großen Vortheilen angewendet werden konnte, so ungenügend erwies es sich in Russland, wo nicht viel zu requirieren und deshalb die Magazinsverpflegung mit dem zweckmäßigen Nachschube nothwendig war.

Napoleon, verwöhnt durch seine bisherigen Erfolge, versuchte diesem natürlichen Gesetze Hohn zu sprechen; er erkannte zwar auch die Unzulänglichkeit seines Requisitions-Systems in Russland und die Nothwendigkeit der Magazinsverpflegung durch Nachschub, allein er änderte seine Kriegsweise nicht. Die Nachschübe vermochten seinen Bewegungen nicht zu folgen, und so musste seine Armee, die durch den Drang des Feldherrn im Rücken zurückgebliebenen immensen Vorräthe verlassen und im Vorgehen auf die Requisition greifen, die aber in dem ausgesaugten Kriegsschauplatze nicht ausreichte, weshalb auch die Armee schließlich ihrer Auflösung entgegengehen musste.

Die rasche und thatkräftige Führung Napoleons zwang auch die übrigen Staaten Mittel-Europas mit dem bis dahin vorherrschenden System der reinen Magazinsverpflegung, welches sich bleiern an die Operationen anhing, zu brechen und durch Anwendung der Requisition und Mitnahme größerer Vorräthe in mobilen Magazinen der Armee mehr Freiheit in ihren Bewegungen zu geben.

Der Feldzug 1870|71 zeigt zur Genüge, dass Napoleons Erfahrungen nicht unberücksichtigt geblieben waren, wie überhaupt der Einfluss dieses Genies auf die moderne Kriegswissenschaft von Tag zu Tag ein größerer wird.

Die Deutschen verdanken ihre Siege 1870|71 ausschließlich dem Studium und der richtigen Anwendung der Napoleonischen Kriegführung und ihre Verpflegsmaßnahmen sind im vollen Sinne des Wortes jene Napoleons, nur mit dem Unterschiede, dass der Kriegsschauplatz ein anderer war, was wahrhaftig zum großen Glück der Deutschen ausschlug, denn sie haben Napoleon sogar in seinen Fehlern nachzuahmen verstanden. Würden sie in Russland sich so verpflegt als sie es in Frankreich gethan haben, die Katastrophe von Beresina müsste auch sie ereilen. — Aber die Deutschen haben unstreitig für sich das richtige Anpassen ihrer Verpflegsanordnungen zu den Verhältnissen des Landes.

Der Feldzug 1870 wurde durch die deutschen Armeen ohne mobile Magazine begonnen. Um die geplante Invasion des feindlichen Landes ehestens beginnen zu können, wurde aus den Versammlungs-Cantonierungen aufgebrochen, ohne das vorherige Eintreffen auch nur der zweiten Train-Staffel (Proviant-Colonnen und

Fuhr-Park-Colonnen) abzuwarten. Es wurde den Divisionen befohlen, diese Fuhrwerks-Abtheilungen provisorisch aus requirierten oder gemietheten Landwagen zu bilden.

Das Obercommando der II. Armee hatte bereits am 22. Juli die Truppenkörper ermächtigt, einen selbständig zu beschaffenden Proviantvorrath für fünf Tage mitzuführen. Am 29. befahl dasselbe, die im Aufmarschgebiete verfügbaren Lebensmittel in den Grenzen eines sechstägigen Bedarfs zu jedem Preise anzukaufen, und gestattete, soweit dies die Beschaffung erleichterte, eine veränderte Zusammensetzung der Portionen sowie der Hartfutter-Rationen. Von besonderer Bedeutung wurde die bei dieser Armee zuerst im größeren Umfange angeordnete Verwendung von Verpflegungsconserven.

Durch Ankäufe von Proviant in den Hansestädten und in Holland, zu dessen Transport gemietete Rhein-Dampfschiffe Verwendung fanden, durch Belebung des Bäckereibetriebes bei den Colonnen und den Truppen selbst, endlich durch Heranziehung zahlreicher Vorräthe der Festungen Cöln und Wesel nach Bingen, wurde nicht nur eine ausreichende Verpflegung während des Aufmarsches der II. Armee, sondern auch noch die Bildung eines Reservevorrathes an Lebensmitteln für dieselbe ermöglicht.

Die I. Armee verpflegte sich ähnlich aus Trier und Fraulautern. Die III. Armee hatte einige Schwierigkeiten, wusste sich jedoch durch Quartier-Verpflegung Rath zu schaffen.

Während des ersten Vormarsches hatten die Armeen den Corps die Marsch- und Requisitions-Zonen zugewiesen. Die Front des Echiquiers wechselte bei der I. und II. Armee zwischen 30 bis 45 *km*, bei der III. Armee, die ein besonderes Echiquier bildete, zwischen 22 und 40 *km*. Oft marschierten zwei Corps und eine Cavallerie-Division (70—75.000 Mann) auf einer Marschlinie. Am 7. August marschierte sogar das Garde-Corps, eine Division des IX. Corps und das ganze XII. Corps unmittelbar hintereinander auf der Straße von Kaiserslautern über Landstuhl, Homburg gegen Blieskastel, d. i. circa 80.000 Mann in einer Colonne.

Die vorrückenden Armeen mussten selbstverständlich nur einen geringen Theil ihrer Lebensbedürfnisse aus eigenen Beständen nehmen; die Vorräthe des feindlichen Gebietes mussten das Fehlende ersetzen.

Während des Vormarsches der I. und II. Armee nach der Mosel boten die in Forbach und anderen Orten erbeuteten großen französischen Vorräthe, die Requisitionen und das von den Truppen selbst eifrig betriebene Brotbacken.

Die III. Armee litt bei der Überschreitung der Vogesen einigen Mangel. Da erwiesen sich aber die den Truppen zugestandenen eigenen Lebensmittelwagen und weit ausgreifende Requisitionen als sehr nützlich, so dass bei den meisten Armee-Corps kein großer Mangel eintrat. Günstiger gestalteten sich die Verhältnisse während der weiteren Bewegungen gegen die Marne, da die Quartierverpflegung in den reicheren Gegenden ausgenutzt werden konnte, auch das seitens der II. Armee in Saar-Union errichtete Magazin zur Verfügung stand und an verschiedenen Punkten den Truppen französische Vorräthe in die Hände fielen.

Für die Maas-Armee war der Nachschub sehr schwer, weil die II. Armee wegen Überfüllung mit Verwundeten-Transporten die ihr aufgetragene Abgabe von Fuhrparkwagen nicht auszuführen vermochte. Auch hier haben sich die Truppen bis Ende August durch Quartierverpflegung sowie auf dem Wege der Requisition und des Ankaufs im allgemeinen ausreichend ernährt.

Von der Verpflegung beim Rechtsabmarsche durch die Argonnen wurde bereits gesprochen. Wir wissen, dass für den 27. August ein Rasttag der III. Armee zum Zwecke der Ordnung der Verpflegung etc. gegeben wurde.

Als jedoch die Meldungen der Aufklärungs-Cavallerie vom 25. und 26. August ganz unzweifelhaft erkennen ließen, dass die Armee Mac Mahons zwischen Rheims und der Maas ganz in der rechten Flanke und nördlich der Deutschen stand, war man vor das Dilemma gestellt: entweder ohne Ordnung der Verpflegung und Rasttag einen Rechts-Abmarsch durch die ressourcen- und wegarmen Argonnen einzuleiten — oder aber thatsächlich am 27. stehen zu bleiben, sich der Mitwirkung der eigenen mobilen Vorräthe bei der Verpflegung zu versichern — dabei aber vielleicht den Gegner über die Maas entwischen zu lassen.

Das III. Armee-Commando entschied sich ohne Weiteres für das erstere, fest entschlossen, den Gegner um jeden Preis noch diesseits der Maas zu schlagen.

Ohne einen Rasttag zu bewilligen, steigerte es die Marschleistungen nach Thunlichkeit (das 6. Corps machte 20, das 11. 19·5, das I. bayerische 16, das II. bayerische 17, die 2. Cavallerie-Division 24 Meilen in 6 Tagen) und wies die Corps zum Leben vom Lande und Angreifen des eisernen Vorrathes an. Wenn auch die Verpflegung in den Argonnen viel zu wünschen übrig ließ — und die Truppen viele Entbehrungen erdulden mussten (so blieb das Garde-Corps drei Tage hindurch ohne Brot) — so war der Erfolg zweifelsohne großartig. Nur durch diese Entsagung des Nachschubes von den mobilen Verpflegscolonnen haben die Deutschen Sedan erlebt.

Auch für den Vormarsch der III. und Maas-Armee von Sedan auf Paris genügte bei der weitläufigen Unterbringung im allgemeinen Verpflegung durch die Wirte, Requisition und nur nöthigenfalls griff man zu den Verpflegs-Colonnen. Selbst der tägliche Brotbedarf wurde durch Eintreibung und durch Backen seitens der Truppen so ausreichend gedeckt, dass die bezüglichen Lieferungsverträge gekündigt werden konnten.

Sämmtliche Truppen befanden sich im Besitz ihrer eisernen Portionen und führten außerdem noch einen mehrtägigen Bestand an Lebensmitteln auf Wagen mit sich. Um diese günstigen Verhältnisse nach Möglichkeit zu erhalten, ließ die III. Armee in Rheims und Châlons sur Marne Magazine errichten und die in Mourmelon vorgefundenen großartigen Bäckereianlagen durch die Colonnen des V. und VI. Corps in Betrieb setzen.

Ein gutes Bild der Verpflegung bei den Deutschen zeigt auch der Loire-Feldzug der II. Armee (3., 9., 10. Corps- und 1 Cavallerie-Division).

Die Verpflegs-Maßnahmen, welche das Armee-Commando für den Vormarsch an die Loire traf, zeugen von besonderer Vorsorge und trugen wesentlich bei, über die unerwarteten Schwierigkeiten, auf welche die Armee treffen sollte, hinweg zu helfen. Man rechnete darauf, das die Truppen im Vormarsche zum größten Theile vom Lande leben konnten, sah aber große Schwierigkeiten voraus, sobald ein Stillstand in den Bewegungen eintrat, da die Verbindungen mit der Heimat jedenfalls vorerst ganz abreißen mussten und der Nachschub, selbst wenn die Herstellung der zerstörten Bahnverbindungen gelingen sollte, bei der Länge und der Exponierung der Linie schwierig und unsicher bleiben musste.

Es wurde daher vor allem getrachtet, große Reserve-Vorräthe mitzunehmen und hiezu den Fuhrenpark zu ergänzen und in guten Stand zu setzen. Die General-Gouvernements Elsass und Lothringen stellten je 200 Wagen, die an die Corps vertheilt wurden. Die weniger brauchbaren Bespannungen wurden durch geeignete

Pferde, welche die Corps durch freihändigen Ankauf in der Heimat beschafften, ersetzt. Die Armee-Etapen-Inspection wurde angewiesen, alle Miethfuhrwerke — 2700 an der Zahl — per Bahn schleunigst heranzuziehen, jedem Corps 200 Haferwagen zuzuführen und da die breite Marschfront einen regelmäßigen, von der Etapenbehörde geleiteten Nachschub nicht thunlich erscheinen ließ, noch weitere 1200 Wägen an die Corps abzugeben. An die Marschlinie wurden Magazins-Vorräthe vorgeschoben, aus welchen die Corps das in den ersten Marschtagen Verzehrte ersetzten, so dass alle Corps die Linie Troyes—Chaumont mit vollbeladenem Fuhrenpark passierten.

Die der II. Armee zugewiesene Etapen-Bahnlinie war bezüglich der Strecke Saarbrücken—Metz mit der I. Armee, bezüglich der Strecke Frouard—Blesme mit der III. und IV. Armee (Pariser-Belagerungs-Armee) gemeinschaftlich.

Der Bahnverkehr wurde durch die Linien-Commission in Nancy einheitlich geleitet. Die weitere Verbindung (über Blesme—Bavières—Montargis—Juvissy—Orleans wegen Zerstörung der Seine-Brücke bei Montereau) konnte — 600 *km* lang — kaum durch die verfügbaren Etapentruppen gesichert werden und sollte zum Theil erst wieder hergestellt und durch aus der Heimat herangezogene Betriebsmittel in Gang gesetzt werden; sie kam überhaupt nicht rechtzeitig zu Stande.

Mit Rücksicht auf diese Verhältnisse wollte das Armee-Commando sofort den freien Bareinkauf für alles, was nicht nachzuschaffen war, einleiten, diese Absicht in den Durchmarsch-Districten durch Maueranschlag unter Festsetzung der Taxen für die einzelnen Artikel und der Entschädigung für nicht verabfolgte Portionen und Rationen bekannt machen und die Requisition androhen, falls die Bewohner nicht zu jenem Tarif lieferten. Die General-Intendanz billigte vorerst diese Maßnahmen nicht. Man musste aber bald dazu greifen und erzielte damit die besten Resultate.

Die Armee ergänzte ihre Bestände in jeder sich irgend darbietenden Weise durch Requisition, Ankäufe, Lieferungs-Abschlüsse. Die Corps sollten mit vollen Wägen am Loing ankommen. Wenn man bedenkt, dass die II. Armee damals nicht viel mehr als die Hälfte des normalen Standes (51.000 Mann und 7056 Pferde) zählte, dass der Proviant-Train für den vollen Stand bemessen war und dabei so namhaft vergrößert wurde, obgleich die Armee in breiter Front ein reiches, vom Kriege nicht berührtes, vom Feinde freies Gebiet betrat, so zeigt sich die besondere Fürsorge, welche der Verpflegung gewidmet wurde, ganz augenfällig. Der Verlauf des Feldzuges bewies, wie wohlthätig die getroffenen Maßregeln wirkten.

Die Verpflegung während des Vormarsches bot anfangs keine Schwierigkeiten. Die Cavallerie war weit vorgeschoben, die Truppen lebten größtentheils vom Lande, die Gemeinden zeigten sich entgegenkommend; nur in den Städten zeigte sich Renitenz und fügten sich die Behörden bei allen Forderungen erst dem Drucke der Gewalt. Die Quartierverpflegung wurde durch vorausgesandte Fourier-Detachements unter Androhung strenger Kriegsmaßregeln sichergestellt.

Bei der Annäherung an die Loire trat die feindselige Gesinnung belebt durch das Treffen bei Coulmiers und die Wiederbesetzung von Orleans durch die Franzosen mehr und mehr zu Tage und nahm der Widerstand allmählich den Charakter des Volkskrieges an. Dörfer und Pachthöfe waren verlassen; wo die Quartiere nicht verlassen waren, mussten sich die Truppen den Eintritt erkämpfen, unter Axthieben fielen die fest verrammelten Thore, eine Gewaltthat folgte nothwendig der andern.

In dem Berichte der II. Armee an FM. Moltke betreffend die weiteren Operationen gegen Orleans—Bourges, heißt es: Der schlimmste Umstand wird die Beschaffung der Verpflegung werden, die Armee kann nicht stehen bleiben und muss stetig fortschreitend aus dem Lande leben. Die Verbindungen über Chaumont—Troyes werden völlig abreißen u. s. w.

Der Krieg kam thatsächlich zum Stehen, die leicht zugänglichen Hilfsmittel des wohl sehr fruchtbaren Landstriches, in welchem längere Zeit bedeutende Truppenmassen mit Cavallerie gelebt hatten, nahten ihrem Ende.

Zum systematischen Ausnützen der noch immer vorhandenen Ressourcen, z. B. zum Ausdreschen und Mahlen des in den Scheuern noch aufgespeicherten Getreides mangelte es den durch den Vorpostendienst, Märsche und Gefechtsbereitschaft in Anspruch genommenen Truppen an Zeit.

Zum Glücke war die Noth eine augenblickliche; die Corps-Fuhrenparks waren noch voll, 1200 gemiethete Wagen und 400 requirierte Fuhren, zu denen bis zum 10. December weitere 1200 Miethwagen stoßen sollten, folgten der Armee.

Dennoch wurde es bald nothwendig, von der III. Armee Aushilfe an Brot und Hafer zu erbitten und die Vorführung von Verpflegszügen für die II. Armee auf der Pariser Etapenlinie bis Lagny, welches durch Landtransporte mit der nothdürftig in Stand gesetzten Bahn Orleans—Juvissy in Verbindung gebracht wurde, einzuleiten.

Nach der Wiedereinnahme von Orleans am 5. December war der Nachschub von Lagny aus mittels Landesfuhren der großen Entfernung wegen auch nicht mehr durchführbar, daher das Armee-Commando insbesondere mit Rücksicht auf die Fortsetzung der Operationen gegen Süden trachtete die letztbezeichnete Bahnlinie als Nachschublinie zu benützen.

Übrigens brauchte die Armee aus dem eigenen Lande nur einen geringen Nachschub, weil die in Etampes, Toury, Arthenay und Orleans errichteten offenen Märkte so ergiebig waren, dass der größte Theil des Armee-Bedarfes durch dieselben gedeckt werden konnte.

Als die Armee gegen die zwischen Vendome und Le Mans stehende Armee des Generalen Chanzy — unter Zurücklassung einer Division bei Orleans — vorrückte, wurden die Verpflegsverhältnisse wieder sehr schwierig, weil die mit Schnee bedeckte Gegend, schon vom Gegner ganz ausgesogen, keinerlei Hilfsmittel besaß, die Operationslinie hingegen sehr lang war.

Die Divisionen hatten sich mit dem normalen siebentägigen Vorrathe versehen; beladene Colonnen sollten von Orleans aus nachgeschickt werden. Im Übrigen verließ man sich auf die Leistungsfähigkeit des Landes.

Da dieser Zug nur eine geringere Dauer hatte, so entstand auch keine große Verlegenheit.

Bei den Operationen gegen Le Mans erschwerte namentlich der Schneefall, welcher die beiderseits stark benützten Communicationen spiegelglatt machte, die Verpflegung. Die Colonnen der Corps schleppten sich nur langsam dahin und dehnten sich zu unabsehbarer Länge aus. Die Märsche zogen sich tief in die Nacht hinein. Die Trains blieben zurück und während sich die Strapazen der Truppen vergrößerten, verschlechterte sich die Verpflegung. Welcher Art diese war, ist leicht zu ermessen, wenn man bedenkt, dass meist im Freien auf harter Schneedecke mit nassem Holz gekocht werden musste. Unter solchen Verhältnissen leisteten die Erbswurst und Fleisch-Conserven gute Dienste.

In Le Mans und Coulie wurden wieder größere Verpflegsvorräthe erbeutet, die zur Ernährung der Armee auf einige Tage hinreichten. Aber besonders wertvoll war für die Verpflegung das in Le Mans erbeutete Eisenbahn-Materiale, welches den Betrieb einer Bahnlinie von der Armee bis Versailles ermöglichte.

Von da an wurde die Verbindung mit dem Heimatlande durch die Bahn hergestellt.

Nach dem Falle von Paris wurde die Verpflegung der Armee wesentlich erleichtert, theils der günstigen Eisenbahnzuschubs-Verhältnisse wegen, anderentheils aber auch deshalb, weil bei einem großen Theile der Armee die Quartier-Verpflegung platzgreifen konnte.

V. Von den Verpflegsarten.

Die Grundzüge der neuen Vorschrift für die Verpflegung des k. und k. Heeres sind folgende:

Die eigentliche Kriegsverpflegung für Mann und Pferd ist die Etapenverpflegung. Sie besteht darin, dass die Truppe Naturalien und Schlachtthiere (oder statt derselben Conserven) aus ärarischen oder vom Ärar in Anspruch genommenen (requirierten, dann bei Gemeinden und Privaten sichergestellten) Vorräthen erhält, die Schlächterei in der Regel in eigener Regie bewirkt und die Kost selbst bereitet.

Das Ausmaß der Etapenverpflegung ist für Mann und Pferd verschieden nach den einzelnen Stadien des Krieges bemessen, stets jedoch ist durch den Nährwert die Erhaltung der Kräfte und damit die Leistungsfähigkeit der Truppe gewährleistet.

a) Während der Aufmarschbewegung, in Cantonierungen während des Aufmarsches, überhaupt in allen Fällen, wenn die Verpflegung der Truppen durch den Nachschub auf Eisenbahnen oder durch Beschaffung im Operationsbereiche ausgiebig gefördert werden kann, somit nicht mit großen Schwierigkeiten verbunden ist, gebürt die volle Kriegsverpflegs- und die volle Kriegs-Futterportion.*)

b) Anders stellen sich die Verhältnisse, wenn eine große Armee zu weitausgreifenden Operationen schreitet, wenn man auf die Requisition durch die Armee-Colonnen nur in unzureichendem Maße rechnen kann, und die Verpflegung der Hauptsache nach

*) Über das Ausmaß gibt die Verpflegsvorschrift Aufschluss.

auf Fuhrwerken mitgeführt werden muss. Mit Rücksicht auf die im Interesse der Operationen nothwendige, möglichste Reduction der Trains muss die Verpflegsportion zwar ausreichen, um die Erhaltung der Kräfte des Mannes zu verbürgen, jedoch an Volumen und Gewicht möglichst klein sein. Diesem Zwecke entspricht bei uns die Nachschub-Verpflegs- und die Nachschub-Futterportion.

In allen Nothfällen, wenn während der Operationen durch die Vereinigung der Armee auf einem engen Raume die Requisition durch die Truppen nichts oder nur sehr wenig bietet und selbst die Aufbringung des Fleisches in keiner oder ungenügender Weise möglich ist, wenn wegen des Zusammenschließens der Truppen auch die Trains abbleiben müssen, so dass auch der Nachschub stockt, dann muss die Truppe sich vom Nachschube unabhängig machen und von dem leben, was sie bei sich hat, nämlich von der Reserve-Verpflegsportion, welche aus Conserven besteht. Auch das Pferd muss sich in diesem Falle mit der Reserve-Futterportion (2·5 *kg* statt 5·5, bzw. 5 *kg* Hafer und 3 *kg* Heu) begnügen.*)

Heu wird im allgemeinen nicht nachgeführt, sondern muss jederzeit an Ort und Stelle im eigenen Lande durch Handkauf von je 3 *kg*, im Feindeslande aber durch Requisition nach Bedarf aufgebracht werden.

Die Nachschub- und Reserve-Verpflegsportion muss, so oft es thunlich ist, durch die an Ort und Stelle aufzubringenden Nahrungsmittel auf das Ausmaß der vollen Kriegs-Verpflegsportion durch Kauf oder Requisition ergänzt und verbessert werden. Dasselbe gilt auch hinsichtlich der Futterportion. Für die Durchführung dieser Maßnahmen sind die Truppen-Commandanten, ohne erst höhere Weisungen abzuwarten, verpflichtet.

Werden von den Truppen größere Leistungen gefordert, so können die Commandanten selbständiger Armeekörper das Ausmaß an einzelnen Artikeln der Verpflegs- und Futterportionen fallweise erhöhen. Überdies wird bei dem Umstande, als während der Operationen die Abgabe der Verpflegs- und Futterartikel nach ganzen Wagenpartien stattfindet, die thatsächlichen Stände an Mann und Pferd aber nahezu immer unter jenem Stande sein

---

*) Die Pferde kleinen Schlages erhalten als volle und Nachschub-Haferportionen 3 *kg*, als Reserve-Haferportionen wie die ärarischen 2·5 *kg* Hafer.

werden, für welchen die Verpflegsartikel dotiert sind, eine namhafte Zubuße für Mann und Pferd ausfallen.

Mit dem Tage des Abrückens in den Aufmarschraum treten Officiere, Mannschaften und Thiere in die Kriegsverpflegs- (Futter-) Portion. Die Etapenverpflegung nach dem vollen Ausmaße findet aber nur während der Fußmärsche Anwendung. Bei der Fahrt mittels Eisenbahn (Schiff) gebürt die Eisenbahn- (Schiffs-) Verpflegung und für die Thiere die volle Kriegs-Futterportion. Die Truppen erhalten, insoweit sie nicht an die mitgenommenen kalten Esswaren angewiesen sind, Frühstück, Mittagskost und Abendkost in den hiezu bestimmten Beköstigungs-Stationen durch Unternehmer oder durch die Bahnhof-Commanden beigestellt.

Die mittels Eisenbahn in den Aufmarschraum abrückenden Truppen (Transporte) nehmen aus ihren Friedensgarnisonen an Verpflegs- und Futtervorräthen für die ganze Fahrtdauer Brot, Futter und Tabak mit, dann soweit nothwendig, kalte Esswaaren und Getränke, welche aus dem Relutum anzuschaffen sind.

Bei Truppentransporten mittels Schiff erfolgt die Verköstigung in gleicher Weise und es wird die Mittagskost als Schiffskost am Bord bereitet und erfolgt, oder aber durch Unternehmer in einer Zwischenstation beigestellt.

Während des Aufmarsches zu Fuß, im Aufmarschraume und im feindlichen Lande tritt, so oft es die Verhältnisse gestatten, die Quartierverpflegung ein.

Bei der Quartierverpflegung obliegt dem Quartiergeber oder der Gemeinde die Beistellung und Zubereitung der vollen Kriegs-Verpflegsportion, im Inlande gegen Bezahlung und auf feindlichem Gebiete gegen Bescheinigung. Auch das Futter für die Thiere kann verlangt werden.

Ist eine Gemeinde augenscheinlich nicht imstande, die Quartierverpflegung ganz beizustellen, so muss bezüglich anderweitiger Beschaffung oder Fassung des nicht Erlangbaren aus den Verpflegsanstalten jeweilig verfügt und im Nothfalle im eigenen Lande auf die Durchzugsverpflegung (280 *g* Fleisch und eine zweite ortsübliche Speise) gegriffen werden.

Das ordnungsmäßige geregelte Verfahren bei der Einquartierung, wie dasselbe in Friedensverhältnissen stattfindet, erleidet im Felde durch den Drang der Umstände namhafte und verschiedenartige Störungen. Es entstehen hieraus Nothquartiere, Nothcantonierungen und Ortschaftslager. Bei denselben findet meist keine oder nur im letzten Momente eine Vorausbenachrichtigung der Ortsgemeinden statt, es werden den einzelnen Abtheilungen die Orte, in welchen sie sich einzuquartieren haben, im voraus bestimmt, und es erfahren diese die Einquartierung erst mit dem Eintreffen der Truppe selbst.

Lagert die Truppe, so ist die angesprochene Quartierverpflegung entweder von der Gemeinde ins Lager zu bringen, oder es wird die Mannschaft behufs Vermeidung von Ausschreitungen abtheilungsweise dahin geführt, wo die Kost bereitet wurde.

Es ist selbst in einem solchen Falle, wo es unthunlich wäre eine größere Armee-Abtheilung im zugewiesenen Raume zu verpflegen, deshalb die Quartierverpflegung nicht ganz aufzugeben, sondern auf eine kleinere Truppeneinheit zu beschränken.

Die Verpflegung durch die Einwohner ist von allen Arten, die Truppen zu ernähren, im Felde stets die natürlichste und die einfachste; die Truppe und die mobilen Vorräthe werden dabei geschont.

Die Quartierverpflegung ist auf feindlichem Boden, so oft als nur möglich, im eigenen Lande aber bloß an Marsch- und Rasttagen; dann am Tage der Einrückung in den Cantonierungsbereich, und zwar nur dann anzuwenden, wenn alle anderen Beschaffungsarten versagen, oder wegen mangels an Zeit nicht durchführbar sind.

Die Anwendung der Quartierverpflegung wird aber bedingt: durch den Zustand des Landes, die Jahreszeit, den Grad der Concentrierung der Truppen, die Nähe des Feindes.

Als mittlere Leistungsfähigkeit einer Gegend kann angenommen werden, dass ein der Zahl der Einwohner gleicher Verpflegsstand unter günstigen Verhältnissen 4 bis 6 Tage an einem Orte ernährt werden kann. Von wesentlichem Einflusse bleibt hiebei die Jahreszeit; die günstigsten Verhältnisse bestehen wie bereits oben erwähnt, im Herbste, die ungünstigsten im Frühjahre und vor der Ernte.

Auf dieses Resultat haben sich die Unternehmungen der französischen Heere im Revolutionskriege und unter Napoleon gestützt, welche ihre Züge durch Mitteleuropa ohne viel andere Verpflegsmittel als die des Wirtes ausgeführt haben.

Anders sind dagegen die Verhältnisse bei schon angegriffenem oder an sich productenarmen, bzw. dünn bevölkertem Lande. Hier kann nur eine genaue, auf zuverlässige statistische Notizen gegründete Würdigung den richtigen Maßstab für die Leistungsfähigkeit einer Gegend geben, wobei aber immerhin die in allen Kriegen gemachte Erfahrung mit in Rechnung genommen werden kann, dass die Hilfsmittel eines Landes meist noch größer sind, als sie äußerlich zu sein scheinen.

Die Verpflegung einer größeren Heeresmasse durch die Quartiergeber kommt im Felde aus dem Grunde nur selten vor, weil dieselbe eine zu große Ausbreitung der Truppen voraussetzt. Die durch den Kriegszweck bedingte Concentrierung der Armee verbietet aber meistens eine solche Ausdehnung, welche deshalb nur in friedensähnlichen Zuständen, wie vor Beginn der Feindseligkeiten, und bei größeren Stillständen der Operationen anwendbar ist.

Die von der 110.000 Mann starken preußischen Armee, vor Ausbruch des Feldzuges 1815 an der Grenze Frankreichs bezogene engere Cantonierung umfasste im stark bevölkerten Lande einen Raum von ungefähr 52 Quadratmeilen. Die Verpflegung erfolgte ausschließlich von Seiten der Quartiergeber. Trotzdem aber dieselbe von diesen nur von Ende Mai bis Mitte Juni zu tragen war, wurde doch die Last zuletzt eine sehr drückende für das Land.

Anderseits muss aber als Grundsatz gelten überall, sowohl bei der engsten Concentrierung, wie auch hart am Feinde, diejenigen Truppentheile von der Quartierverpflegung Gebrauch nehmen zu lassen, die durch ihren Aufenthalt in Ortschaften hiezu Zeit und Mittel finden. Napoleon und die Deutschen 1870 haben wie bereits erwähnt der Quartierverpflegung ein großes Feld bei den Vormärschen ihrer Truppen eingeräumt.

Wenn ohne Nachtheil für die Ernährung die Beschaffung der Verpflegung ganz oder zum Theile der Truppe überlassen werden kann ist es im Inlande zulässig, derselben die für diesen Zweck nöthigen Geldmittel zur Verfügung zu stellen, das ist, die Geldverpflegung anzuwenden.

Diese Verpflegsart wird während der Versammlungsmärsche auf die durch ressourcenreiche Orte marschierenden Truppen, im Aufmarschraume, während der Operationen auf detachierte Abtheilungen, welche in der Lage sind, sich die Verpflegung selbst zu beschaffen, überall aber rücksichtlich einzelner Artikel, die an Ort und Stelle leicht beschaffbar sind, namentlich bezüglich Fleisch und Getränke, Anwendung finden.

Die Beschaffung der Lebensmittel durch freien Kauf der Truppen hat den Vortheil der größten Einfachheit und ist für die Militärverwaltung die bequemste, indem diese den Truppen nur das Geld zu geben, sich um die Verpflegung selbst nicht zu kümmern braucht und nebstbei hiedurch eine große Anzahl von Proviantwagen erspart, was der Beweglichkeit der Armee zugute kommt. Außerdem ist diese Verpflegsart die humanste und gerechteste, weil sie die Bedrückung des Landes und Volkes gänzlich ausschließt.

Wenn auch unsere Vorschrift von der Anwendung dieser Verpflegsart im feindlichen Lande nichts sagt, weil dieser Verpflegsmodus im Kriege in den seltensten Fällen ausreichend ist, so sollen, nachdem der Kauf im Kriege dennoch vorkommt, wie z. B. seitens der deutschen Truppen in Frankreich 1870/71, hier wenigstens die Frictionen desselben angedeutet werden.

Ein jeder Ort hat in der Regel nur ein solches Quantum Verpflegsvorräthe aufgespeichert, welcher den eigenen Bedarf der Einwohner auf kurze Zeit sichert. Je größer der Ort, desto größer zwar die Vorräthe, desto größer aber auch die Einwohnerzahl, daher der eigene Bedarf.

Angenommen z. B., dass eine Stadt einen Verpflegsüberschuss von 60.000 completen Tages-Rationen hätte und dass dieselbe von einer Armee-Marschcolonne von 2 Corps circa 120.000 Mann durchzogen würde, so sieht man, dass nur die Hälfte dieser Colonne in dieser Stadt sich verpflegen könnte.

Doch selbst wenn die Vorräthe vorhanden wären, so setzt der freie Einkauf seitens der Truppe größere Vorbereitungen, also Märkte u. dgl. voraus, weil ohne diese der Einkauf nicht stattfinden könnte.

Die Möglichkeit des Handkaufes hängt übrigens von der Menge des Bedarfes, dem Reichthume des Landes, insbesondere an Getreide, von der Zahl der Mühlen, den Transports- und Communications-Verhältnissen und der Gesinnung der Bevölkerung ab.

Die Unzulänglichkeit dieser Verpflegsweise steigert sich daher in dem Maße, als der Kriegsschauplatz ärmer, die Gesinnung der Bevölkerung feindseliger wird.

Bei Vorrückungen ins feindliche Land geschieht es nicht selten, dass die Bewohner ihre Schätze und Verpflegsvorräthe verstecken oder vergraben, mitunter verlassen sie die Ortschaften und verbrennen diese, wie dies beim Vorrücken der französischen Armee in Russland 1812 häufig geschah; in solchen Fällen kann also von Kauf ohnedies keine Rede sein.

Auch darf nicht übersehen werden, dass das bedeutende Steigen der Lebensmittelpreise bei Anwendung der Geldverpflegung auch zu den Nachtheilen dieser Verpflegsart zählt. Unsere Verpflegsvorschrift trägt diesem Umstande Rechnung, indem sie die Reluten mit 60 kr. täglich für die volle Kriegsverpflegsportion und mit 20 fl. monatlich für eine volle Kriegsfutterportion feststellt.

Der Flankenmarsch der österreichischen Armee vom 18. bis 26. Juni im Feldzuge 1866 in Böhmen zeigt ein schönes Beispiel für die Verpflegung der Truppen durch Kauf. Wenn auch im eigenen Lande, so ist das Beispiel nicht weniger interessant, und nur dieser Maßregel ist es zu verdanken, dass der Marsch so beschleunigt werden konnte, dass die Truppen zum größten Theile 7—11 Märsche von 22·5 *km* täglich hintereinander ohne Rasttag ausführten und die Armee bei Josefstadt sich zwischen die feindlichen, in zwei Gruppen getrennten Massen rechtzeitig einschob. Sämmtliche streitbaren Kräfte vollzogen den Marsch auf zwei Linien; und zwar 4 Armee-Corps und 2 Cavallerie-Divisionen auf der östlichen: Olmütz—M.-Trübau—Senftenberg—Opočno—Josefstadt; 2 Armee-Corps und 1 Cavallerie-Division auf der westlichen: Zwittawka—B.-Trübau—Wildenschwert—Tyništ, Josefstadt.

Die normale Marschtiefe der ersteren hätte 143 *km* (9 Meilen) bei einer Stärke von circa 130.000 Mann, jene der letzteren 68 *km* bei einer Stärke von circa 67.000 Mann betragen, doch gelang es durch zeitweilige Mitbenützung paralleler Landwege diese Tiefe zu kürzen, und wurde durch Anwendung verkürzter Lagerabstände eine Tiefe der Nachtruhe-Stellungen von circa 2—2$^1/_2$ Meilen per Corps, und 68 *km* bei der östlichen Haupt-Colonne, von 38 *km* bei der westlichen erzielt.

Um rasch zu marschieren und Josefstadt ehebaldigst zu erreichen, dann die mitgeführten Bestände zu schonen (für 8 Tage bei den Corps, für 8 Tage in mobilen Magazinen) wurde für die Zeit des Flankenmarsches der directe Handeinkauf durch die Truppen befohlen.

Nur für Brot war durch eine Landeslieferung von 2 Millionen Portionen in Böhmen, dann durch die Zuschübe auf der Eisenbahn, welche beide Marschlinien theils begleitete, theils durchschnitt, in Zwittau, B.-Trübau, Hohenstadt, Landskron, Wildenschwert und Hohenmauth vorgesorgt, übrigens auf beiden Marschlinien durch die gewöhnlichen Subarrendatoren die Broterzeugung in thunlichst weitgehendem Maße angeordnet.

Dass die Erhaltung einer Armee-Colonne von 130.000 Mann auf einer Marschlinie, und daneben von 67.000 Mann auf einer zweiten nur 11—15 *km* davon entfernten Straße, aus Landesmitteln durch 6—10 Tage hindurch gelang, zeigt wohl, was ein Landstrich, der gerade nicht zu den reichsten gehört, auch während der Operationen zu leisten vermag.

VI. Von der Verpflegsausrüstung der Armee im Felde.

Wie bereits theilweise angedeutet, besteht die Kunst der Verpflegung der Armee im Kriege hauptsächlich in Folgendem:

a) Die Verpflegsausrüstung der Truppe richtig festzusetzen.

b) Die Verpflegsanstalten richtig zu dotieren.

c) Einen richtigen Modus für die Durchführung der mehr localen, den Bedarf der Truppe selbst an Ort und Stelle deckenden Requisition und der allgemeinen, auf die Einlieferung großer Verpflegs-Quantitäten in die rückwärtigen Magazine, berechneten Requisition zu finden.

d) Zeitgerecht den Nachschub aus den Magazinen an die Truppen einzuleiten, was meist ein Verschieben der Reserve-Magazine und Depots und die successive Etablierung einer neuen Basis erfordert, wobei von einem Turnus-Verkehre fast immer ganz abzusehen sein wird.

Man ist sich heutzutage darüber klar, dass eine Truppe in der großen Masse nur über jene Munition im Gefechte und nur über jene Verpflegung im Bivouak mit aller Sicherheit verfügt, welche sie bei sich trägt. Alles weitere ist mehr weniger Glückssache. Man kann dagegen ankämpfen wie man will, es wird jedoch jeder Truppen-Commandant die Munitionswagen vor jedem Gefechte ausleeren und die Munition der Truppe in die Taschen stecken, sowie er jederzeit die Truppe mit so viel Verpflegung belasten wird, als der Mann mit Rücksicht auf seine Schlagfertigkeit wird tragen können. Denn wie alles hat auch die Belastung des Mannes ihre Grenze.

Je mehr aber die Truppe selbst tragen kann, desto vortheilhafter ist es für die Operationen.

Trägt der Mann beispielsweise nur einen eintägigen Verpflegsvorrath bei sich, so müsste dieser selbstverständlich täglich ergänzt werden.

Angenommen eine Division, mit einer Colonnen-Ausdehnung von rund 20.000 Schritten (exclusive des Verpflegstrains), hätte die Aufgabe, mit thunlichster Beschleunigung gegen ein, auf 6 Tagmärsche (à 22·5 *km*) entferntes Marschziel auf einer Straße zu rücken, wobei die Verpflegung ausschließlich auf eigene Vorräthe basiert werden müsste.

Nach der Beendigung des ersten Tagmarsches müsste der Verpflegstrain, der mit der Division gemeinschaftlich schon seinen Marsch von 22·5 *km*, also 3 Meilen gemacht hat, noch 2 Meilen. d. i. die Colonnenlänge bis zur Tête der Division, also 5 Meilen machen. Bei sehr günstigen Communications-Verhältnissen könnten die Truppen erst in der Nacht oder zeitlich vor dem Abmarsche die Verpflegung für den nächsten Tag fassen. Wie die Erfahrung der Marschtechnik lehrt, ist aber eine solche Forderung vom Train einmal, aber nicht auf die Dauer möglich, es müsste sonst der Train, die Zeit des Fütterns und Tränkens abgerechnet, Tag und Nacht auf dem Marsche sein.

Der Divisionär wäre demnach genöthigt, um dieser Friction des Trains Rechnung zu tragen, die Tagmärsche statt auf 3, im günstigsten Falle auf 2 Meilen herabzusetzen, wodurch aber die Division ihr Marschziel statt am 6., erst am 9. Tage erreichen würde. Überdies müsste sie auch für 3 Tage mehr Verpflegsvorräthe mitnehmen.

Nachdem aber der Divisionär dies nicht thun, sondern das Marschziel am 6. Tage erreichen wird, so kann er sich nur damit helfen, dass er die Truppe einen mehrtägigen Vorrath selbst tragen lässt und dadurch sich vom Train unabhängig macht. Die Truppe kann sodann 3 Meilen täglich marschieren.

Die Kriegserfahrung zeigt, dass mit Rücksicht auf die Leistungsfähigkeit des Mannes, derselbe nicht mehr als einen viertägigen Verpflegsvorrath tragen kann.

Mithin müsste bei dem obigen Fall an einem Tage der Train vorgebracht werden und die Fassung stattfinden, welche einmalige Leistung bei guten Communicationen wohl gefordert werden kann. Sollten die Communications-Verhältnisse gar ungünstig sein, so könnte an dem Fassungstage auch ein Rasttag gehalten werden und die Division täglich entsprechend mehr marschieren, wobei jedoch zu bedenken ist, dass 4 Meilen für eine Division eine außergewöhnliche Leistung bedeuten. In beiden letzten Fällen könnte jedoch das Marschziel am 6. Tage erreicht werden.

Bei uns ist festgesetzt, dass der Mann stets eine Nachschub-Verpflegsportion für den Tagesbedarf und drei Reserve-Verpflegsportionen für Fälle der Noth bei sich hat. Auch für das Pferd ist die Truppe mit einer Nachschub- und drei Reserve-Haferportionen ausgerüstet.

Die getragenen Reserve-Verpflegsportionen sollen nur in jenen Fällen angegriffen werden, wenn die Verpflegung durch Requisition und Nachschub gar nicht mehr oder nur in ungenügender Weise möglich ist.

Auf das Vorhandensein des Reservevorrathes ist seitens der Commandanten und aller Officiere das größte Gewicht zu legen und der Mann durch tägliche Controle und durch Belehrung davon abzuhalten, denselben vorzeitig zu verzehren.

Die Art der Verpflegung und der Verpflegsergänzung muss jeweilig vom Colonnen-Commando bestimmt werden.

Die vom Manne getragene Nachschub-Verpflegsportion und die auf Proviantwagen verladene Nachschub-Haferportion sind — wenn Quartierverpflegung nicht einzutreten hat — zur Verpflegung heranzuziehen und grundsätzlich noch an demselben Tage entweder aus den im eigenen Bereiche durch Requisition aufgebrachten oder durch Fassung aus den vom Colonnen-Commando bereitgestellten Vorräthen zu ersetzen.

Der Reservevorrath darf nur über ausdrücklichen Befehl des vorgesetzten höheren Truppen-Commandos (Truppen-Division) angegriffen werden.

Wenn jedoch, beispielsweise nach dem Eintreffen im Lager keine Nachschubportion zur Hand und deren Eintreffen auch nicht gesichert ist, weiter, wenn das Requisitionsergebnis selbst zur nothdürftigen Ernährung von Mann und Pferd nicht ausreicht, kann auch jeder Truppen-Commandant, bei eigener Verantwortung und Anzeige im nächsten Frührapporte, eine der vom Mann (Pferde) getragenen Reserveportionen verwenden lassen.

Im unmittelbaren Verbande jedes Truppenkörpers befinden sich einige Proviantwagen, welche im Laufe der Zeiten verschiedenartig verwendet, im allgemeinen die Bestimmung haben, der Truppe das ausgeschrottete Fleisch und Fourage, welche der Mann (Pferd) nicht selbst zu tragen vermag sowie andere Verpflegs-Utensilien nachzuführen und zur Erleichterung des Verpflegswesens theils durch Abholen der Verpflegsvorräthe von den rückwärts befindlichen mobilen Verpflegsanstalten, theils durch Nachführen solcher zu dienen. Wie erwähnt, haben die Proviantwagen zu verschiedenen Zeiten eine mehr weniger andere Bestimmung gehabt.

So hatte vom siebenjährigen Kriege bis zum Feldzug 1805 jede Compagnie einen Proviantwagen, der die Bestimmung hatte, nicht allein der Truppe Proviant nachzuführen, sondern auch einen Vorrath an Munition und Rüstungssorten aufzuladen. Der Truppentrain hatte durch den damals mit Landesfuhren getriebenen Unfug auch eine immense Länge.

Im Jahre 1805 erfolgte bei der allgemeinen Restringierung des Trains, auch die Verminderung der Proviantwagen, indem für je 2 Compagnien nur ein solcher bewilligt wurde.

Im Jahre 1854 wurden die Proviantwagen der Truppen gänzlich abgeschafft und die Naturalien sollten durch die bei den Nachschubs-Anstalten eingetheilten Fuhrwesens-Abtheilungen direct zugeführt werden; allein diese Einrichtung zeigte sich im Kriege 1859 unpraktisch, was übrigens leicht erklärlich ist, weil die rechtzeitige Betheilung der Truppe wegen der großen Entfernung der Reserve-Anstalten unmöglich war.

Die Truppen-Proviantwagen wurden daher nach diesem Kriege wieder eingeführt. 1854 erhielten die Truppen ferner zum Transporte der Kessel zweispännige Wagen, welche 1866 anlässlich der Einführung der vom Mann tragbaren Kochgeschirre abgeschafft wurden.*)

Später wurden aus den bei den Truppenkörpern unmittelbar eingetheilten Proviant-Fuhrwerken Proviant-Colonnen gebildet, auf welchen ein zweitägiger Vorrath an Verpflegsartikeln verladen wurde. Nebstbei wurde der Bedarf an Schlachtvieh mitgeführt. Diese Proviant-Colonnen besorgten die Zufuhr der Verpflegsartikel

*) Wir können uns nicht enthalten auf die Zweckmäßigkeit der großen Kochkessel, anstatt der unverlässlichen Kochgeschirre hinzuweisen, in denen die Bereitung der Kost namentlich bei schlechtem Wetter sehr oft unmöglich wird. Für die Länge wird dem Mann die stets ekelhaft verabreichte Speise zuwider. Die Fortbringung eines oder zwei Kesseln würde auf den Munitionswagen immerhin noch möglich sein.

an die Standorte und Lagerplätze der Truppen und ergänzten sich durch Abholung der Verpflegsartikel von der Verpflegs-Colonne oder von anderen Fassungsorten.

Die Proviant-Colonnen konnten im Bedarfsfalle mit der Verpflegs-Colonne zu einem einzigen Trainkörper vereinigt und beide Colonnen gemeinschaftlich zur Abholung und Zufuhr der Verpflegsartikel verwendet werden.

Diese Bestimmung erhielt sich auch bis in die jüngste Zeit und erst durch die neue Verpflegsvorschrift sind die vereinigten Proviant-Colonnen der Truppen-Divisionen aus der Reihe der Feld-Verpflegs-Anstalten ausgeschieden worden. Bisher konnten nämlich über Befehl des Corps- (Colonnen-) Commandos die mit einem zweitägigen Naturalienvorrathe beladenen Proviantwagen der Truppen und Anstalten während des Marsches zu einem Verpflegsstaffel vereinigt und gleich den Feld-Verpflegs-Anstalten verwendet werden.

Dies geschieht nun nicht mehr, damit die Proviantwagen unter allen Umständen den Truppen zur freien Verfügung bleiben. Nur ganz ausnahmsweise, beim gänzlichen Mangel an Lebensmitteln, können sie auch noch heute für den Nachschubdienst zum Theile vereinigt verwendet werden.

Die Truppe ist für den Verpflegsdienst mit leichten zweispännigen Proviantwagen (Rüstwagen M. 1888) ausgerüstet, welche zur Fortbringung einer Nettolast von je 4 bis höchstens $4^1/_2$ *q* geeignet sind und der Truppe auch auf minderen Wegen zu folgen vermögen. Deren Zahl ist derart bemessen, um auf denselben bei eintretender Nothwendigkeit die eintägige Verpflegung für Mann und Pferd fortbringen zu können.*)

Die Proviantwagen bleiben in der Regel im Verbande der Truppe und dienen einerseits zum ständigen Transporte des für einen Tag ausgeschrotteten Fleisches, der Schlächtereigeräthe, der Officiersfeldküchen, der Requisiten zur Kaffeebereitung, des Futters für die Pferde der Officiere und der Nachschubhaferportion für alle Pferde, dann der Getränkefässchen und des Sauerteiges zur Brotbereitung, anderseits zur Heranziehung und Fortbringung der im Requisitionswege aufgebrachten Artikel, insbesondere von Hafer, Heu, Brot, Mehl, frischen Gemüsen und Getränken.

*) Durchschnittlich per Bataillon 4, per Escadron und Batterie 3, per reitende Batterie 4.

Die ständige Last wird normal unterabtheilungsweise, im Bedarfsfalle aber nur auf die erforderliche Anzahl von Wagen verladen, um die erübrigenden Fuhren für Requisitionszwecke zur Verfügung zu haben, somit wird der unter *c*) im Anfange dieses Abschnittes ausgesprochenen Forderung von Seite der Heeresverwaltung Rechnung getragen.

Trifft ein Verpflegsstaffel zu spät bei der Truppe ein, um die Artikel an die Unterabtheilungen vor dem Abmarsche vertheilen zu können, so kann ausnahmsweise die normal vom Manne zu tragende Nachschubportion, jedoch mit Ausschluss des Brotes (Zwiebacks) und der Suppenconserve, welche der Mann unter allen Umständen zu tragen hat, während des nächsten Marsches auf den Proviantwagen fortgebracht werden. Das ausgeschrottete Fleisch wird in der Regel nachgeführt.

Müsste ausnahmsweise eine Nachschubportion gefasst werden, bevor noch die vom Manne getragene derlei Portion verzehrt wurde, so wird die gefasste Nachschubportion gleichfalls auf die Proviantwagen verladen, damit der Mann nie mehr als eine Nachschubportion zu tragen habe.

Überdies haben die Proviantwagen auch die etwaigen Überschüsse eines Tages für die nächstfolgenden, vielleicht minder ergiebigen Tage, eventuell im kritischen Momente die eintägige Reserve-Verpflegung für Mann und Pferd aufzunehmen und schließlich Fassungen zu erleichtern.

Um die bei der Truppe befindlichen Nachschub- und Reserve-Verpflegs- und Futterportionen in jedem Bedarfsfalle ersetzen zu können, anderseits die zur Füllung der geleerten Verpflegsstaffel erforderlichen Verpflegsmengen anzusammeln und bereitzuhalten etc., muss die Armee im Felde mit Reserven dotiert sein. Dieselben werden im allgemeinen die Feld-Verpflegs-Anstalten genannt.

Nach der neuen Organisation gliedern sich dieselben in mobile und stabile Feld-Verpflegs-Anstalten.

Zu den mobilen Feld-Verpflegs-Anstalten zählen:

a) die Infanterie-Verpflegscolonnen;
b) die Cavallerie-Verpflegscolonnen;
c) die Corps-Verpflegscolonnen;
d) die Verpflegstrains der Armee-Commanden und des Armee-Ober-Commandos;

e) die Feld-Verpflegsmagazine;
f) die Feld-Bäckereien;
g) die Schlachtviehdepots;
h) der Etapen-Verpflegstrain.

Zu den stabilen Feld-Verpflegs-Anstalten zählen:

i) die Reserve-Verpflegsmagazine;
k) die Reserve-Bäckereien;
l) die Reserve-Schlachtviehdepots.

Mittelbar gehören hieher auch:

m) die Verpflegs-Abtheilungen für flüchtige Feldbahnen;
n) die jeder Armee beigegebene Reserve-Verpflegs-Abtheilung.

Außer den vorgenannten Feld-Verpflegs-Anstalten gelangen, wie bereits erwähnt, im Mobilisierungsfalle — nach Maßgabe des Bedarfes — noch zur Aufstellung:

an den Aufmarschstraßen in größeren Fassungsstationen, und an Aufmarsch-Eisenbahnstationen in größeren Verköstigungsstationen: Verpflegs-Filialmagazine;

im Aufmarschraume, wie überhaupt in Cantonierungen: Cantonierungs-Magazine;

an geeigneten Punkten rückwärts des Aufmarschraumes: stabile Verpflegsdepots;

während der Operationen: im Bewegungsraume der Armee vorübergehend zu errichtende Marsch-Magazine und auf den Etapenlinien eingerichtete Etapen-Magazine.

Im Gebirgskriege kommen Gebirgs-Verpflegscolonnen, eventuell Gebirgsbäckereien in Verwendung.

Überdies werden an Eisenbahn- und Flusslinien Eisenbahn- und Schiffszüge als bewegliche Magazine echelloniert.

Die Dotierung der Anstalten mit Verpflegs-Feldausrüstungsgegenständen und mit Verpflegsvorräthen obliegt den im Frieden bestehenden Militär-Verpflegsmagazinen; die Formierung der Train-Abtheilungen, die Beistellung der ärarischen Transportmittel, sowie die Übernahme der vom Lande beigestellten Transportmittel fällt dagegen der Train-Truppe zu.

Durch Änderungen in der Gliederung und Dotierung der Feld-Verpflegs-Anstalten wurde in der neuen Verpflegs-Vorschrift denselben eine größere Beweglichkeit verliehen, gleichzeitig aber auch den Truppenkörpern, sowie den Divisionen und den Corps eine größere Unabhängigkeit und Selbständigkeit bezüglich der Verpflegung gewährt.

Um die bei der Truppe befindliche Nachschub-Verpflegs- und Futterportion täglich ersetzen zu können, sind die Verpflegscolonnen, Verpflegstrains und die Feld-Verpflegsmagazine in Tagesstaffel abgetheilt, von welchen stets 4 Staffel (Nachschubstaffel) die je eintägige Nachschub-Verpflegung und 1 Reservestaffel (wieder in 3 Tagesstaffel zerlegbar) die dreitägige Reserveverpflegung an Conserven und eine eintägige Rumration für eine Truppendivision (Corps-Commando sammt direct unterstehenden Truppen und Anstalten) führen.

Die Gliederung in Tagesstaffel hat den großen Vortheil, dass sie nicht zu groß, daher leicht beweglich und gut in der Hand des Commandanten sind, weshalb sie sich den jeweiligen operativen Bedürfnissen leicht anschmiegen, da es den Colonnen-Commandanten möglich ist, je nach Bedarf 1, 2 oder auch 3 Staffel zugleich vorzuziehen.

Die Verpflegsstaffel, welche mit den Vorräthen für die Hauptquartiere — (Corps-Verpflegs-Colonnen, Verpflegstrains der Armee-Commandos und der Verpflegstrain des Armee-Ober-Commandos) — und für die nicht zum Verbande der Truppen-Divisionen gehörigen Truppen (z. B. Corps-Artillerie) beladen sind, werden den Verpflegsstaffeln derjenigen Divisionen angeschlossen, mit welchen das Hauptquartier etc. marschiert.

Sowohl die Staffel der Verpflegscolonnen (Verpflegstrains), als auch jene der Feld-Verpflegs-Magazine sind zur directen Abgabe der Verpflegsvorräthe an die Truppen bestimmt, daher auch gleichmäßig organisiert.

Damit die Abgabe der Vorräthe seitens der Staffel an die Truppen erleichtert werde, sind innerhalb jedes Tagesstaffels die beladenen Wagen truppenkörperweise (nach der Ordre de bataille) derart rangiert, dass möglichst für jeden Fassungskörper, die demselben für einen Tag gebürenden Verpflegsartikel — auf je einer Wagenpartie verladen — zur Abgabe gelangen können.

Die Beladung des Reservestaffels geschieht in drei Wagenpartien, deren jede die eintägige Reserveverpflegung für die Division (Corps-Commando sammt direct unterstehenden Truppen und Anstalten) enthält. Innerhalb einer solchen Wagenpartie erfolgt die

Verladung wieder truppenkörperweise, jedoch nur für größere Dispositionseinheiten, und zwar: per Infanterie-Regiment, ~~Batterie-Division~~, Divisions-Cavallerie etc.

Die Armee im Felde ist demnach mit mobilen Verpflegsvorräthen bei der Truppe und in den Feld-Verpflegsanstalten für 18 Tage dotiert, und zwar:

beim Mann 1 Nachschub- und 3 Reserve-Verpflegsportionen,

in den Verpflegscolonnen 4 Nachschub- und 3 Reserve-Verpflegsportionen,*)

in den Feld-Verpflegsmagazinen 4 Nachschub- und 3 Reserve-Verpflegsportionen.**)

An Hafer ist ganz dieselbe Dotierung.

Heu und Stroh müssen vom Nachschube gänzlich ausgeschlossen bleiben, da es unmöglich wäre, den immensen Bedarf an diesen Artikeln nachzuführen. Bezüglich dieser Futterartikel ist man deshalb immer auf die Ausnützung des Landes angewiesen und bilden Grünfutter, Weide und Surrogate jeder Art den erwünschten Ersatz. Muss ganz ausnahmsweise dennoch Heu nachgeschoben werden, so wird es thunlichst im gepressten Zustande in Ballen nachgeführt.

Auch bei Hafer ist die Beschränkung auf das unumgänglich nothwendige Maß unerlässlich, da der Nachschub desselben eine wahre Last für die Kriegsverpflegung ist. Bei einer Infanterie-Division sind ein Drittel aller Verpflegsfuhren, bei einer Cavallerie-Division mehr als die Hälfte damit beladen. Man wird demnach unter schwierigen Verhältnissen bald froh sein müssen, wenn man nur die Reitpferde mit ihrer Gebür von 5 *kg* per Tag versorgen kann. Für die kleinen Landespferde sind 3 *kg* Hafer als Kriegs-Futterportion ausgeworfen. Man verpflegt demnach mit dem Haferquantum von 3 Pferden größeren Schlages 5 Landespferde, was bei der Wahl der Train-Bespannungen sehr in Betracht kommt.

Das wichtigste Nahrungsmittel, das Brot, wird im Ernstfalle mit Rücksicht auf seine relativ geringe Haltbarkeit (10—12 Tage)

---

*) Infanterie-Verpflegs-Colonne für 17.700 Mann, 2200 ärarische und 1300 Landespferde. — Cavallerie-Verpflegs-Colonne für 8200 Mann, 5250 ärarische und 1300 Landespferde. — Corps-Verpflegs-Colonne für 3600 Mann, 2150 ärarische und 800 Landespferde. — Verpflegstrain der Armee-Commandos für 6000 Mann, 3000 ärarische und 1500 Landespferde und der Verpflegstrain des Armee-Ober-Commandos für 900 Mann, 550 ärarische und 100 Landespferde.

**) Für 60.000 Mann, 8700 ärarische und 6000 Landespferde.

oft durch Zwieback ersetzt werden. Zwieback allein wird aber auf die Dauer unerträglich; man muss trachten, so oft als möglich wieder Brot zu verabfolgen.

Es ist daher jedes Mittel der Brotbeschaffung willkommen und sind nicht nur die Feldbäckereien, sondern auch alle an Ort und Stelle befindlichen Civilbäckereien auszunützen und schließlich die Erzeugung des Brotes durch Landesbewohner und durch die Truppe selbst, auf den Backöfen der Bewohner oder auf Nothbacköfen, bewirken zu lassen.

Die Brotbeschaffung während der Operationen ist sehr schwierig, da sich das Brot wegen seiner geringeren Haltbarkeit, seinem Gewichte und Volumen zum Transporte auf größere Entfernungen nicht eignet, an Ort und Stelle nicht leicht beschafft werden kann, die Leistungsfähigkeit der Feldbäckereien aber während der Märsche nicht ausreicht und ganz davon abhängt, ob ein Vorrath an Mehl, Salz etc. nachgeführt wurde oder ob diese Artikel an Ort und Stelle erlangbar sind.

Für den Nachschub auf größere Entfernungen empfiehlt sich die Erzeugung von Dauerbrot.

Jede Feldbäckerei ist in drei Sectionen gegliedert. Die Sectionen der Feldbäckereien backen das Brot entweder auf den an Ort und Stelle befindlichen stabilen Backöfen oder auf den mitgeführten eisernen Feldbacköfen. Jede Section zu 16 Feldbacköfen gliedert sich in 4 Garnituren zu 4 Öfen und ist in der Regel mit einem sechstägigen Vorrath an Brotbackmehl, Salz und Kümmel für eine Infanterie-Division versehen.

Die Verpflegs-Feldausrüstung wird entweder auf den ärarischen Feldbackofenwagen und Landesfuhren oder ausschließlich auf Landesfuhren verladen.

Jedem Corps wird grundsätzlich eine Feldbäckerei zugewiesen.*)

An Fleisch ist bei der Truppe ein fünftägiger Vorrath, wovon für einen Tag im ausgeschrotteten Zustande.

Um für den Fall, als der Bedarf in vorderer Linie nicht gedeckt werden kann, über einen Reserve-Vorrath zu verfügen, dienen Schlachtviehdepots, welche mit einem entsprechenden

---

*) Eine Feldbäckerei ist für 60 000 Mann auf 6 Tage mit Backmehl, Salz und Kümmel versehen.

Vorrathe an Schlachtthieren, bei uns mit einem viertägigen, für die an dieselben gewiesenen Armeekörper*) versehen werden.

Die Truppen fassen in diesem Falle unmittelbar bei den Schlachtviehdepots.

Ein Schlachtviehdepot gliedert sich in drei Sectionen; jeder Section ist das Aufsichts- und Trieb-Personal für 3 Schlachtviehtriebe zu 50 bis 100 Thieren beigegeben.

Jedem Corps wird grundsätzlich ein Schlachtviehdepot (per Division eine Section) zugewiesen.

Um den Verbrauch an Verpflegs-Vorräthen bei den mobilen Feld-Verpflegsanstalten rechtzeitig ergänzen zu können, dienen in dritter Linie die stabilen Feld-Verpflegsanstalten, welche im Rücken der Armee an der Basis oder an sonst geeigneten Punkten im Armeebereich aufgestellt werden.

Entfernt sich die Armee von der ursprünglichen Verpflegsbasis derart, dass der Nachschub der Vorräthe auf Schwierigkeiten stößt, oder die anstandslose Verpflegung im Falle eines plötzlichen Rückzuges nicht mehr gesichert erscheint, so werden Zwischenbasen errichtet, d. h. es gelangen in entsprechenden Abständen neue Reserve-Verpflegsmagazine zur Aufstellung.

Über die verschiedenen Arten von Reserve-Verpflegsmagazinen wurde bereits oben Erwähnung gemacht, hinzugefügt muss nur werden, dass alle diese Magazine selbstverständlich so viel Vorräthe haben und selbe eventuell aus dem Inlande ergänzen müssen, dass eine Stockung im Nachschube zu den mobilen Feld-Verpflegsanstalten oder zur Truppe aus Verpflegsmangel nicht eintreten kann. Die Dotierung der Reserve-Verpflegsmagazine beim Beginne der Operationen wird im concreten Falle festgesetzt und in der Regel mit dem zehntägigen Vorrathe für die an dieselben gewiesenen Armeekörper bemessen.

Die Reserve-Bäckereien werden, je nach der verschiedenen Bestimmung und Ausrüstung, unterschieden: in Reserve-Bäckereien mit eisernen Feldbacköfen und in solche mit gemauerten Backöfen.

Jede Reserve-Bäckerei mit eisernen Feldbacköfen ist in drei Sectionen gegliedert. Eine complete Bäckerei ist mit 72

*) Die Dotierung eines Schlachtviehdepots beim Ausmarsche aus der Mobilisierungsstation ist für 60.000 Mann auf zwei Tage — beim Beginne der Operationen auf vier Tage bemessen.

eisernen Feldbacköfen ausgerüstet. Jede Section zu 24 Öfen gliedert sich in 6 Garnituren zu 4 Öfen; sie erzeugt das Brot entweder auf den an Ort und Stelle vorhandenen stabilen Backöfen oder auf den mitgeführten eisernen Feldbacköfen.

Jede Reserve-Bäckerei mit gemauerten Backöfen ist ebenfalls in drei Sectionen gegliedert. Die Sectionen sind für den Backbetrieb auf gemauerten, sogenannten Reserve-Backöfen und mit den für die Zwiebackerzeugung erforderlichen Geräthen ausgerüstet.

Eine complete derlei Reserve-Bäckerei besteht aus 36 gemauerten Reserve-Backöfen. Jede Section zu 12 Backöfen gliedert sich in 3 Garnituren zu 4 Öfen.

Die Reserve-Bäckereien haben die Bestimmung, vorerst die im Aufmarschraume vorhandenen Bäckereien der Militär-Verpflegs-Magazine und die Feldbäckereien zu dem Zwecke zu unterstützen, um die daselbst versammelte Armee täglich mit Brot versehen zu können.

In der Folge erzeugen die mit eisernen Feldbacköfen ausgerüsteten Reserve-Bäckereien nebst jenen Vorräthen an Brot, welche den Armeecolonnen nachgeschoben werden müssen, das für die Etapentruppen und für die von und zu der Armee gehenden Transporte erforderliche Brot, während die Reserve-Bäckereien mit gemauerten Backöfen zur Erzeugung von Zwieback und sonstigen Surrogaten für Brot verwendet werden.

Die Reserve-Schlachtvieh-Depots dienen zur Ansammlung- und zum Nachschube des Schlachtthieres zu den Schlachtvieh-Depots, soweit dies nach den Hilfsquellen des Kriegsschauplatzes nöthig ist.

Die Anlage derselben und deren Dotierung bestimmt der Verpflegsplan.

Als eine für die Förderung des Nachschubes höchst wertvolle Einrichtung muss der Etapen-Verpflegstrain bezeichnet werden, welcher die Bestimmung hat, größere Vorräthe von den Eisenbahnen- (Feldbahn-, Schiffahrt-) Endpunkten in die zunächst der Operationsarmee etablierten stabilen oder mobilen Feld-Verpflegsanstalten, oder wenn Verhältnisse es erfordern, auch direct an die Truppe vorzuschieben. Er kann also beispielsweise die Lücke ausfüllen, welche bei ausgreifender Offensive zwischen Feldbahn-Endpunkt und Armeebereich entsteht.

Jeder Etapen-Trainzug schafft die zweitägige Nachschub-Verpflegung für die Division.*)

VII. Von der Train-Ausrüstung für Verpflegszwecke.

Mit Ausnahme der Verpflegs-Portionen, welche der Mann bei sich trägt und des Schlachtviehes, das nachgetrieben wird, müssen alle Verpflegsvorräthe, welche der Truppe zugeführt werden sollen, auf Fuhrwerken verladen werden.

Diese Fuhrwerke bilden einen Theil des Armeetrains und werden als solcher mit der Benennung Verpflegstrain bezeichnet.

Die dem Truppentrain zugehörigen Proviantwagen werden, damit sie thunlichst täglich zur Verfügung ihrer Truppenkörper gelangen können, in den Gefechtstrain eingetheilt.

Die Haupt- und Stabsquartiere, dann die Truppen und Anstalten werden mit Proviantwagen, wie folgt, dotiert:

Das Corps-Hauptquartier mit 5
das Stabsquartier einer Infanterie-Truppen-Division mit 3
das Stabsquartier einer Cavallerie-Truppen-Division mit 4
ein Infanterie-Regiment zu 4 Bataillonen mit . . . 17
ein Infanterie-Regiment zu 3 Bataillonen mit . . . 13
ein Jäger- oder selbständiges Infanterie-Bataillon mit 4
ein Cavallerie-Regiment mit 20
(davon 9 für eine Divisions-Cavallerie),
eine Batterie-Division mit 19
eine reitende Batterie-Division mit 8
ein Corps-Munitionspark mit 13
ein Divisions-Munitionspark mit 6
eine Pionnier-Compagnie mit 1
eine Eisenbahn-Compagnie mit 1
eine Corps-Telegraphen-Abtheilung mit 1
ein Corps-Trainpark mit 8
eine Infanterie-Divisions-Sanitätsanstalt mit 3
eine Cavallerie-Divisions-Sanitätsanstalt mit 1

---

*) Für 17.700 Mann, 2200 ärarische und 1300 Landespferde.

Da bei Verladung der Wagen die vier Wagen des Bataillons (analog bei den Cavallerie-Regimentern und Batterie-Divisionen) so betheilt werden, dass jeder den Bedarf einer Compagnie führt, so wird dadurch einem sehr wichtigen Princip, nämlich der Übereinstimmung der Verpflegs-Einheit mit der taktischen Einheit Rechnung getragen. Der eintägige Bedarf bildet nämlich eine Verpflegs-Einheit, welche auch in der Anlage der Feld-Verpflegs-Anstalten durch die truppenkörperweise rangierten Tagesstaffel beibehalten wird. Dieses Princip gibt dem ganzen Verpflegswesen eine große Elasticität und vereinfacht ungemein den operativen Generalstabs-Dienst. Durch die Erfüllung dieser zwei Grundbedingen kann nämlich die Truppe auf die tägliche Ergänzung der Verpflegsvorräthe selbst unter schwierigen Verhältnissen mit ziemlicher Gewissheit rechnen.

Hinsichtlich der Organisation des Trains werden die Verpflegstrains, mit Ausnahme der Etapen-Trainzüge ganz oder doch zum größten Theile aus L a n d e s f u h r e n gebildet.

Die Etapen-Trainzüge haben ärarische Fuhrwerke und Pferde; sie erhalten bei ihrer ersten Ausrüstung in der Regel keine Landesfuhren. Im Bedarfsfalle können aber auch Etapentrains aus Landesfuhren gebildet werden.

Die Landesfuhren müssen kriegsbrauchbar, in der Regel für den zweispännigen Pferdezug eingerichtet und geeignet sein, der Armee auch auf minder guten Wegen auf längere Zeit zu folgen.

Die Zugpferde zur Bespannung sollen annähernd von gleichem Leistungsvermögen wie die ärarischen Bespannungen sein.

Zu jedem bespannten Fuhrwerke wird ein F u h r m a n n, zu je 50 Fuhrwerken ein berittener C o n d u c t e u r beigestellt, welch letzterer hauptsächlich dazu berufen ist, bei der C o n d u c t e u r s c h a f t Zucht und Ordnung zu erhalten.

Die zur Fortbringung der Verpflegsvorräthe erforderliche Anzahl von Landesfuhren ist eine Sache der Berechnung. Als Grundlage hiefür ist der normierte Kriegs-Verpflegsstand, das durchschnittliche Gewicht der Verpflegsportion und die Ladungsfähigkeit des Fuhrwerkes bestimmend.

Wird das durchschnittliche Gewicht einer Nachschub-Verpflegsportion mit 934 *g*, einer Reserve-Verpflegsportion mit 371 *g*, einer Nachschub-Haferportion für die ärarischen (und eigenen) Reit-Pferde mit 5 *kg*, für die Pferde der Landesfuhren mit 3*kg*, schließlich das Gewicht einer Reserve-Haferportion mit 2·5 *kg*, die Beladung eines zweispännigen Fuhrwerkes aber mit 4 bis $4^1/_2$ *q* Nutzlast angenommen, so werden zur Bildung eines Verpflegs-(Reserve-)staffels an Wagen benöthigt:

A. Bei einer Infanterie-Verpflegs-Colonne:

	für den Nachschubstaffel	für den Reservestaffel
Für das Divisions-Stabsquartier	3	6
für das 1. u. 2. Infanterie-Regiment zu 4 Bataillonen (à 12 bez. 24)*)	24	48
für das 3. u. 4. Infanterie-Regiment zu 3 Bataillonen (à 9 bezw. 18)*)	18	36
für ein Jäger-Bataillon	3	6
für die Divisions-Cavallerie (mit Regimentsstab und Pionnierzug)	9	15
für die Divisions-Artillerie	7	12
für den Divisions-Munitionspark	6	9
für die Divisions-Sanitäts-Anstalt	2	3
für die Verpflegung des Nachschubstaffels**)	9	—
für die Verpflegung des Reservestaffels**)	—	15
oder zusammen	81	150

Die Infanterie-Verpflegscolonne benöthigt demnach

für 4 Nachschubstaffel à 81	324
für 1 Reservestaffel	150
also . . .	474

zweispännige Landesfuhren.

Nachdem jeder Nachschubstaffel 1134, der Reservestaffel 2100 Schritte lang ist, so beträgt die Länge einer Infanterie-Verpflegscolonne inclusive der zwischen den Staffeln einzuhaltenden Distanz von je 50 Schritten — im ganzen 6836 Schritte.

---

*) 3 per Bataillon.

**) Verpflegs-Dotierung für den eigenen Stand des Staffels: außer der schon bekannten Dotierung (1 Nachschub-, 3 Reserve-Verpflegs-Portionen) noch in einer eigenen Wagenpartie des Staffels: für jeden Mann 2 Nachschub-Verpflegsportionen (ohne Fleisch) und 4 Reserve-Verpflegsportionen; für jedes ärarische Pferd: 6 Nachschub-Haferportionen à 5*kg* und für jedes Landespferd: 6 Haferportionen à 3*kg*.

B. Bei einer Cavallerie-Verpflegscolonne.

	für den Nachschubstaffel	für den Reservestaffel
für das Divisions-Stabsquartier und Cavall.-Telegraphen-Abtheilung	3	6
für 4 Cavallerie-Regimenter à 17 bezw. 27 .	68	108
für zwei Jäger-Bataillone à 3 bezw. 6 . .	6	12
für die Divisions-Artillerie, für die Cavall.-Munitions-Colonne und für die Divisions-Sanitäts-Anstalt	8	12
für d. Verpflegung des Nachschubstaffels*)	9	—
für die Verpflegung des Reservestaffels*)	—	15
zusammen	94	153

Die Cavallerie-Verpflegscolonne benöthigt demnach

für 4 Nachschubstaffel à 94	376
für 1 Reservestaffel	153
also . . .	529

zweispännige Landesfuhren.

Nachdem jeder Nachschubstaffel 1316, der Reservestaffel 2142 Schritte lang ist, so beträgt die Länge einer Cavallerie-Verpflegscolonne inclusive der Marschdistanz zwischen den Staffeln von je 50 Schritten insgesammt 7606 Schritte.

C. Bei der Corps-Verpflegscolonne.

	für den Nachschubstaffel	für den Reservestaffel
für das Corps-Hauptquartier und die Corps-Telegraphen-Abtheilung	4	7
für die Corps-Artillerie	13	39 (für Corps-Artillerie und Corps-Munitionspark zusammen)
für den Corps-Munitionspark	11	
für die Genie-Compagnie**)	1	5 (für Genie-Compagnie bis Schanzzeug-Colonne zusammen)
für die Pionnier-Compagnie	2 (für Pionnier-Compagnie und Vorhut-Brückentrain zusammen)	
für den Vorhut-Brückentrain		
für die Schanzzeug-Colonne	1	
für den Corps-Trainpark	4	5
für die Verpflegung des Nachschubstaffels *)	5	—
für die Verpflegung des Reservestaffels *) .	—	7
Zusammen . .	41	63

*) Verpflegsverhältnisse beim Staffel wie bei der Infanterie-Verpflegscolonne.

**) Der Neuorganisation entsprechend, wird eine Änderung platzzugreifen haben.

Die Corps-Verpflegscolonne benöthigt demnach

für 4 Nachschubstaffel à 41	164
für 1 Reservestaffel	63
also . .	227

inclusive der 6 Gepäckswagen 233 zweispännige Landesfuhren.

Nachdem jeder Nachschubstaffel 588; der Reservestaffel 910 Schritte lang sind, so beträgt die Länge (incl. 50 Schritt Intervall) 3462 Schritte. Die Staffel der Corps-Verpflegscolonne werden den Staffeln jener Infanterie-Verpflegscolonne angeschlossen, mit deren Division das Corps-Commando marschiert. Selbstverständlich müssen für Truppen und Anstalten, welche von der Corps-Verpflegscolonne dependieren und mit anderen Truppen-Divisionen marschieren, die zugehörigen Wagenpartien der Verpflegscolonnen der betreffenden Truppen-Divisionen angeschlossen werden.

Zur Einfachheit und Gleichmäßigkeit und behufs Vermeidung des zeitraubenden Umladens sind die Magazins- und Colonnenstaffel gleichartig organisiert, weshalb auch im Turnus-Verkehre die Staffel der Magazine einfach an Stelle der Colonnenstaffel treten.

Ein Feld-Verpflegsmagazin hat demnach gleich den Verpflegscolonnen des Corps bei 3 Divisionen 1649 Fuhren, welche sammt den Distanzen (50 Schritte innerhalb, 250 Schritte zwischen der Partie eines Tages für die Divisionen) eine Längenausdehnung von 24.586 Schritten aufweisen.

Eine Section der Feldbäckerei verladet auf 184 zweispännigen Fuhrwerken in der Länge von 2584 Schritten die Ausrüstung und Vorräthe; die Feldbäckerei demnach auf 555 Wagen mit einer Länge von 7800 Schritten.

Die so mit Vorräthen ausgerüsteten Fuhrwerke bilden dann die mobilen Reserve-Anstalten und werden in militärischer Hinsicht unter Commando der Train-Commandanten gestellt, die sammt den Unterofficieren und Mannschaft der Train-Truppe entnommen werden.

Jeder Nachschubstaffel und jeder Reservestaffel der Verpflegscolonnen wird durch einen Trainofficier als Zugs-Commandant der bei der Division eingetheilten Train-Escadron, jeder Staffel des Feldverpflegsmagazins durch einen solchen der Trainbegleitungs-Escadron commandiert.

Je nach der Verwendung und Zusammensetzung der Verpflegsstaffel in einer Marschcolonne treten selbe unter Befehl des betreffenden Train-Commandanten im Sinne der Train-Vorschrift der Armee im Felde.

VIII. Von der Beschaffung und Aufbringung der Verpflegs- und Service-Artikel, dann der Landesfuhren und Bespannungen.

Wenn es gilt, den Kriegszweck zu erreichen, muss jedes Mittel, selbst das strengste bei Beschaffung der Verpflegsbedürfnisse zur Anwendung gelangen. Hier gilt der Grundsatz: Zeit ist Geld. Der kürzeste Weg ist der beste, und nur selten hat man in Kriegszeiten die Gelegenheit, das für den momentanen Bedarf Nothwendige auf eine den in Friedeszeiten ähnliche schonende Art und Weise aufzubringen.

In der Natur der Requisition liegt die Härte. Die Härte garantiert das Ergebnis derselben. Es hieße die Sache beschönigen, wollte man neben der Requisition der Humanität das Wort sprechen; man kann und hat sie nie im Kriege gehandhabt, sowie anderseits kein Landbewohner freiwillig seine Vorräthe hergibt. Für denselben bleibt selbst die zarteste Requisition eine harte Last.

Die Truppe muss ihren Bedarf requirieren, wollte sie dabei zarte Rücksichten üben, so hieße das, von ihr zu verlangen, dass sie Schwäche bekunde oder was auf dasselbe hinausläuft, dass sie Hunger leiden wolle; wozu sich keine Truppe der Welt freiwillig hergeben wird.

Da jedoch nicht immer die Zeit zur Anwendung gewaltsamer Maßregeln drängt, so können auch andere Beschaffungsarten eintreten, welche den jeweiligen Verhältnissen angepasst, den Zweck ebenso erfüllen können.

In diesem Sinne unterscheidet man demnach die strengere und kürzere Beschaffungsweise, welche in Requisitionen, Fouragierungen, Einhebung von Geld-Contributionen und Beute besteht, sodann eine rücksichtsvollere, aber zeitraubendere Beschaffungsweise, welche den angestrebten Zweck durch Kauf oder Consortien für Verpflegs-Lieferungen zu erreichen anstrebt.

Überdies beschaffen die Truppen im engeren Sinne ihre Bedürfnisse durch Fassungen, durch Schlächtereibetrieb in eigener Regie und durch Broterzeugung seitens der Truppenbäcker.

Jede dieser Beschaffungsweisen kann entweder im Armeebereiche selbst, oder im Rücken der Armee, d. i. im Etapenbereiche stattfinden, und es ist natürlich, dass die Beschaffungsweise in diesen zwei grundverschiedenen Zonen einen ganz anderen Charakter annimmt.

Die Stärke der Armee, der größere oder geringere Grad ihrer Concentrierung, der längere oder kürzere Aufenthalt auf einem Orte, der Reichthum desselben, die Entfernung vom Feinde sind Umstände, welche die eine oder die andere Beschaffungsweise mehr oder weniger in den Vordergrund treten lassen und der Durchführung derselben ein anderes Bild aufprägen, als im Etapenbereiche, wo die Verhältnisse immer leichter im großen zu regeln sind. Während hier ein gleichartiger Modus leichter gefunden werden kann, muss im Armeebereiche von jeder Beschaffungsweise der Gebrauch da gemacht werden, wo sie Erfolg verspricht, also selbst von einer kleinen Truppe. Nicht selten wird es z. B. geschehen, dass an einem Tage ein Bataillon in den Quartieren sich verpflegt, während ein zweites desselben Regiments seine Nachschubportion für den nächsten Tag requirieren muss und ein drittes selbe gar nicht auftreiben wird können.

Zunächst hat für uns das größte Interesse die Beschaffungsweise im Operationsbereiche der Armee, jene im Etapenbereiche wird im letzten Theile des Buches Besprechung finden.

Im Bewegungskriege bildet bei dem gegenwärtigen Umfange der Heere die Requisition die regelmäßige Beschaffungsweise der Subsistenzmittel.

Die Requisition besteht in der directen Anforderung und Aufbringung der Heeresbedürfnisse von den Bewohnern oder politischen Behörden gegen Ausstellen einer Quittung.

Die Requisition ist am ergiebigsten, wenn sie von den höheren Commanden einheitlich geleitet und auf einen größeren Raum ausgedehnt wird.

Im großen muss die Oberleitung in den Händen des Armee-Commandanten liegen. Damit jedoch das Verpflegswesen jeder Starrheit fern bleibt und sich so elastisch, als nur möglich gestalten kann, wird sich das Armee-Commando nur auf Erlassung allgemeiner Directiven beschränken.

So wird in der Zone der Aufklärungs-Cavallerie der Commandant derselben vom Armee-Commando nur die nothwendigen Directiven für die Ausnützung der Marschzonen, sowie die

Weisungen erhalten, wo Marschmagazine anzulegen und wie das Einvernehmen mit den nachrückenden Colonnen-Commandanten zu pflegen wäre, der Commandant wird aber jedenfalls die Requisition nach seinem Gutdünken selbst anordnen und diesbezügliche Directiven den Truppen und Detachement-Commandanten geben.

Indem weiters das Armee-Commando in der Zone der Armee-Colonnen die Requisitions-Rayone abgrenzen wird, so werden innerhalb dieser die Colonnen-Commandanten die Anordnungen betreffs der Requisition selbständig treffen müssen. Aber auch die Colonnen-Commandanten können nicht selbst die Requisition ersprießlich leiten. Auch sie müssen sich auf Directiven beschränken, die sie den Truppen-Commandanten und Commandanten detachierter Abtheilungen hinausgeben, welche allein das Richtige überall zu übersehen und durchführen zu lassen im Stande sein werden.

Denn nicht gleich im ersten Bedarfsmomente und nicht für alle Bedarfsorte sind die Requisitionen gleich wirksam, weshalb es unbedingt erforderlich ist, dass die Truppen über Anordnung und bei Verantwortung ihres Commandanten in ihrem Bereiche selbständig requirieren.

Aber auch unmittelbar und ohne besonderen höheren Auftrag haben die Truppen und Anstalten im Falle der Noth Requisitionen auszuführen, und zwar:

während der Operationen auf feindlichem Gebiete zur Beschaffung des Schlachtviehes, der täglichen Lagerbedürfnisse (Holz, Stroh), des Heues und Hafers,*) dann des frischen Brotes und der Erfordernisse zur Ergänzung der Nachschub- und Reserve-Verpflegs- (Futter-) Portion auf die volle Kriegs-Verpflegs- (Futter-) Portion, wie auch zur Verbesserung der Kost (Gemüse, Getränke, Essig immer, frisches Brot, Mehl, Salz und Tabak nach Bedarf), weiters, wenn höhere Anordnungen betreffs der Verpflegung ausbleiben, zur Deckung jedes momentanen Bedarfes, sofern dieser letztere aus ärarischen Verlägen nicht empfangen werden kann.

Bei Durchführung der Requisition ist sowohl im eigenen, befreundeten als auch im feindlichen Lande, soweit es mit der Erreichung des Kriegszweckes vereinbarlich ist, stets auf die schonendste und taktvollste Art zu verfahren.

---

*) Überhaupt jener Artikel, die infolge ihres Volumens oder der großen Masse des Bedarfes vom Nachschub auf größere Entfernungen ausgeschlossen sind.

Die strengste Disciplin ist nicht nur der eigenen Truppe unerlässlich, aber sie weckt auch bei feindlichen Bewohnern Vertrauen und erleichtert wesentlich die Durchführung der Requisition.

Dem Missbrauche, unausgedroschenes Getreide in den Bivouaks zu verwenden, dann allen unnöthigen Beschädigungen und Verwüstungen ist mit aller Strenge entgegenzutreten, weiter darauf zu sehen, dass alle Leistungen quittiert und die zur Einbringung requirierter Artikel beigestellten Gespanne gewissenhaft zurückgestellt werden. Überhaupt muss sich die Truppe vor Augen halten, dass ein ruiniertes Land ihr schlimmster Feind ist. Es ist deshalb allen willkürlichen Anforderungen, Ausschreitungen und Erpressungen, dann der Plünderung mit den schärfsten Mitteln zu begegnen und muss den Truppen dies wiederholt publiciert und eingeschärft werden.

Nur die strengste Mannszucht kann eine Armee, die immer gezwungen ist, ganz oder theilweise vom Lande zu leben, vor Verwilderung bewahren.

Die Requisitionen sollen thunlichst durch Militär-Intendanten und durch Vermittlung der politischen Behörden und Gemeindeämter geschehen.

Im Feindesland stoßen die Requisitionen oft wegen Mangel der Behörden auf große Schwierigkeiten. In solchem Falle muss angestrebt werden, provisorische Behörden zu bilden. Wo hiezu keine Zeit vorhanden, kann sich an Vermittlung von angesehenen Ortsbewohnern oder an Aushebung von Geiseln gewendet werden.

Bei der Requisition ist mit der gebotenen Energie einheitlich und systematisch vorzugehen, jede unnöthige, durch das Verhalten der Bevölkerung nicht aufgezwungene Härte aber unbedingt zu vermeiden.

Bei offenkundiger oder vorauszusehender Widerwilligkeit empfiehlt es sich, einflussreiche Ortsbewohner als Geiseln auszuheben und diese erst nach vollzogener Requisition zu entlassen. Bei Widersetzlichkeit ist nach fruchtloser, energischer Androhung von Gewaltmaßregeln mit militärischer Gewalt des Erfordernis aufzubringen und es hat jede Rücksicht zu weichen, wenn die Verpflegung und Schlagfertigkeit der Truppe in Frage steht.

Mit der Ansage der Requisition muss immer gleichzeitig eine die Leistung gewöhnlich doppelt bemessene Geldcontribution bekanntgegeben werden, welche die Gemeinde zahlen muss, falls die angeforderten Verpflegsbedürfnisse nicht rechtzeitig beigestellt werden.

Man unterscheidet regelmäßige und militärische Requisitionen.

Bei ersteren werden Requisitionsschreiben in der Landessprache ausgefertigt, aus denen die Gattung und Menge der Artikel, sowie der Ort und die Zeit der Einlieferung etc. zu entnehmen sind. Dieselben werden den Gemeinden durch Officiere oder Intendanten, eventuell unter angemessener Bedeckung, oder bloß durch Patrouillen übermittelt.

Für die zeitgerechte Abgabe der angeforderten Vorräthe an den festgesetzten Orten bleiben die politischen Behörden oder Gemeindevorsteher verantwortlich.

Diese Requisitionsart braucht immer längere Zeit zur Durchführung und kann daher während der Bewegung der Armee nur zur Füllung der Feld-Verpflegs-Anstalten dienen. Sonst wäre ein derartiger Vorgang nur bei voraussichtlicher Willfährigkeit der Gemeinden zulässig.

Wo diese nicht zu erwarten ist, oder wo die Zeit zur raschen Handlung drängt, müssen die Lieferungen durch Requisitions-Commanden eingetrieben werden.

Sache des Requisitions-Commandanten ist es, alle für die zweckentsprechende Durchführung der Requisition erforderlichen militärischen Maßnahmen zu treffen; er fordert die Requisition bei der Gemeindevorstehung etc. an, und lässt zur Verschärfung des Zwanges, wenn nöthig, Geiseln ausheben, welche nach Zustandebringung der Lieferung wieder frei zu geben sind.

Derselbe hat weiters darauf zu sehen, dass die Lieferung und der Transport auf den bezeichneten Punkt (Sammelstationen bei der aufklärenden Cavallerie) rechtzeitig beginnen und dass die Verpflegsartikel in der angeforderten Menge abgeliefert werden.

Den Lieferungstransporten ist von der Gemeinde, wenn möglich, ein schreibkundiger Conducteur beizugeben, welcher in der Ablieferungsstation die Quittung erhält.

Für den Lieferungstransport sind, wenn nothwendig, militärische Bedeckungs-Abtheilungen beizustellen.

Der Requisitions-Commandant meldet die getroffenen Verfügungen jenem höheren Commando, von welchem ihm die Requisition anbefohlen wurde, und welches im Bedarfsfalle die etwa noch erforderlichen Ergänzungen seiner Maßnahmen und weiter nothwendige Zwangsmittel durchführen lässt.

Den größeren Requisitions-Commanden ist als Beirath, wo nothwendig, ein Intendanturbeamter beizugeben, welcher über den Umfang der Requisition, sowie die Einlieferungsorte informiert werden muss.

Dieser Vorgang ist gleichzeitig von der Aufklärungs-Cavallerie in der Aufklärungszone im großen, dann von den vorgeschobenen Divisions-Cavallerien, den Vorhuten und von allen in der Colonne eingetheilten Truppen-Divisionen im näheren Bereiche der Colonne im Sinne der vom Colonnen-Commandanten ergangenen Anordnungen zu beobachten.

Die Requisitionen bei der Truppe sind vom Proviant-Officier des Truppenkörpers oder einem anderen Officier durchzuführen.

Die Requisition ist für jede Lagergruppe einheitlich, nach Anordnung des ranghöchsten (Lager-, Stations-) Commandanten, durchzuführen und es hat der größte Truppenkörper einer Lagergruppe auch für die mit demselben vereint lagernden kleineren Abtheilungen zu requirieren.

Vorerst ist der zu requirierende Bedarf nach Artikeln und Mengen festzustellen. Die Menge ergibt sich aus der Zeit, für welche der Bedarf gedeckt werden soll, aus dem Gebürsatze und dem Verpflegsstande des Truppenkörpers; die Gattung der Artikel richtet sich nach den jeweilig überhaupt in guter Beschaffenheit erlangbaren Verpflegsartikeln.

Surrogierungen jeder Art sind zulässig und der Abwechslung wegen zweckmäßig.

Das ermittelte Erfordernis ist von dem mit der Requisition betrauten Officier, welchem, wenn nöthig, das nach der Ausdehnung des Requisitionsraumes und nach der Gesinnung der Bevölkerung zu bemessene Detachement und leere Proviantwagen beizugeben sind, unmittelbar bei der Gemeinde-Vorstehung (Guts- oder Meierhofbesitzern) anzufordern, und zwar nach den landesüblichen Maß- und Gewichtseinheiten.

Der Requisitionsraum erstreckt sich — wenn dieser vom höheren Commando nicht ausdrücklich bezeichnet wurde — in der Regel bis zur halben Entfernung der nächsten Lagergruppen.

Wurden vom Requisitions-Detachement die zur Fortschaffung der requirierten Güter benöthigten Wagen nicht mitgebracht, so ist von der Gemeinde (Ortsvorstand) auch die Beistellung der Transportmittel zu verlangen.

Die requirierten Gegenstände sind demjenigen, welcher dieselben beigestellt hat, zu quittieren. Hiezu ist sich des Requisitionsbuches zu bedienen, welches jeder Requirierende, wenn er nicht mit einem solchen versehen sein sollte, stets vor dem Abmarsche von der Truppe zu begehren und mitzunehmen hat.

Werden bei der Requisition namhafte, von der Truppe auf den laufenden Bedarf nicht benöthigte Verpflegsvorräthe vorgefunden, so ist deren Verschleppung durch angemessene kleine Wachen zu verhindern und hievon dem vorgesetzten höheren Commando sofort die Anzeige zu erstatten.

Solcher Überfluss an requirierten Vorräthen wird zur Nachfüllung der Feldverpflegsanstalten verwendet.

Die Feldverpflegsanstalten requirieren in gleicher Weise über Anordnung des höheren Commandos. Bei solchen größeren Requisitionen werden dem Requisitions-Commandanten für den executiven Verpflegsdienst Beamte und Mannschaft der Reserve-Verpflegsabtheilung, selbst ganze Feldbäckerei-Abtheilungen zugewiesen.

Wenn requirierte Verpflegsartikel nicht unmittelbar nach der Ablieferung an die Truppenkörper vertheilt, oder zur Nachfüllung der leer gewordenen Staffel der mobilen Anstalten verwendet werden, so sind sie bis zur Fassung im Marsch-Magazine einzulagern.

Im allgemeinen wäre noch dem Gesagten beizufügen, dass jede Requisition möglichst einfach und rasch wirkend sein muss. Nur jene Vorräthe, welche in jeder Marschstrecke binnen 24 Stunden entweder in der Zone der Sicherungs-Truppen oder in jener des Gros thatsächlich eingebracht werden, können die Operationen wesentlich fördern.

Die Anspruchnahme der höheren Civilbehörden verlängert den Instanzenzug. Bevor die nöthigen Einleitungen und die Umlagen auf die Gemeinden getroffen sind, kann, bei üblem Willen des Beamten-Personals, auf den im feindlichen Lande immer zu rechnen ist, die Armee den Landstrich verlassen müssen, bevor sie das Geringste daraus genossen hat.

Ein solcher Modus kann höchstens im Stillstande, im eigenen Lande und eventuell im Etapen-Bereiche, wenn keine Gefahr im Verzuge ist, platzgreifen.

Die unmittelbare Quartier-Verpflegung dagegen ist für die Truppe das beste, gleichzeitig für diese und die Administration das bequemste, einfachste und raschest wirkende Mittel zur Verpflegung aus Landesmitteln.

Ist dieser Modus ausgeschlossen, etwa weil man die ganze Truppe nicht von der Marschlinie entfernen kann, oder dieselbe in Gefechtslagern steht, so muss zur Requisition durch Detachements als dem nächst wirksamsten Mittel geschritten werden.

Wenn trockenes Futter nicht beigestellt werden kann, so hat die Fouragierung, d. i. die Benützung von Gras oder Feldfrüchten zur Fütterung der Thiere einzutreten.

Für Fouragierungen ist — wo immer thunlich — die Vermittlung der Gemeinde in Anspruch zu nehmen, und sind ihr zu diesem Ende die nach den Gebürausmaßen der Futtersurrogate zu berechnenden Bedarfmengen bekannt zu geben.

Das Mähen und Sammeln des Futters hat durch die von der Gemeinde beizustellenden Arbeiter und nur ausnahmsweise durch die eigene Mannschaft, die Zufuhr an die Bedarfspunkte mittels ärarischer oder von der Gemeinde beizustellender Fuhrwerke zu geschehen. Wenn nöthig, wird dem requirierenden Officier eine Truppenabtheilung zur Unterstützung beigegeben.

Fouragierungen werden von den Feld-Verpflegsanstalten nur zur Fütterung der eigenen Pferde und Schlachtthiere vorgenommen.

Im feindlichen Lande wird den Orten, welche von den allgemeinen Kriegsleistungen weniger oder gar nicht betroffen wurden, eine Geldcontribution auferlegt werden. Sie besteht darin, dass mittels einer Contributionssausschreibung — zu dei nur höhere Commandanten ermächtigt sind — einem Orte von dem hiezu befohlenen Eintreibungsdetachement eine Contributionssumme und der Erlagtermin bekanntgegeben wird. Für den Fall der Weigerung muss mit Anwendung strenger Maßregeln angedroht und diese wenn nöthig entschieden durchgeführt werden.

Unter gewissen Verhältnissen können anstatt der Requisition, den Ortschaften Geldcontributionen auferlegt und für die Einlieferung der benöthigten Artikel bare und gute Bezahlung zugesichert werden.

Napoleon wandte dieses Mittel in seinen Kriegen gewöhnlich mit sehr gutem Erfolge an.

Selbst im deutsch-französischen Kriege 1870—71, in welchem auch das französiche Volk sich betheiligte, zeigte sich diese von

Seite der Deutschen im großartigsten Maßstabe angewendete Methode viel erfolgreicher als die reale Requisition, indem gegen gute Bezahlung eine Menge von Vorräthen freiwillig, trotz der feindlichen Haltung der Bevölkerung, zugeführt wurde.

Der Kauf ist im Inlande oder im befreundeten Lande die regelmäßige Beschaffungsweise und insbesondere schon vor Beginn der Operationen zur Anhäufung der Vorräthe auf der Verpflegsbasis etc.

Im Feindeslande wird diese Beschaffungsart nur ausnahmsweise stattfinden, und kann selbe nur über höhere Anordnung eintreten. Jedenfalls wird aber der Kauf überall dort platzgreifen können, wo durch ihn der Erfolg gewährleistet wird. Das bare Geld wirkt Wunder und es eröffnen sich ihm am leichtesten die größten Vorräthe der feindlichen Bevölkerung.

Um an dem Grundsatze festzuhalten, dass der Krieg den Krieg ernähren müsse, sowie um das eigene Geld zu schonen sollen im Feindeslande sämmtliche Käufe durch das feindliche Geld bezahlt werden. Es müssen deshalb Geldmittel im Contributionswege aufgebracht werden.

In Kriegszeiten vertheuern sich die Artikel zuweilen ins Unglaubliche nicht nur im Feindes-, sondern auch im Inlande. In einem solchen Falle können jedoch die Kosten und Schwierigkeiten des Nachschubes noch immer größer ausfallen, als ein selbst anscheinend hoher Einkaufspreis am Bedarforte. Dabei ist immer zu beachten, dass in Kriegszeiten in erster Linie die Verpflegung gesichert werden muss, und erst in zweiter Linie der Kostenpunkt in Betracht kommen kann.

So wäre z. B., um den dringendsten Bedarf des nächsten Tages zu decken, auch im Feindesland das Schlachtvieh ausnahmsweise von den Truppen direct zu kaufen, wenn nur mehr diese Beschaffungsart Aussicht auf Erfolg versprechen würde.

Jedenfalls empfiehlt es sich im Feindesland im Armee-Bereiche die Anordnung der Käufe von den Armee-Commandanten abhängig zu machen. Im engeren Bereiche der Armee-Colonnen sind größere Käufe meist ausgeschlossen, da selten hiezu die nöthige Zeit vorhanden sein wird.

Im Operationsraume sind Käufe auf das unumgänglichste Maß zu beschränken, hier bleibt immer die Requisition Hauptsache.

Zur Lieferung der Kriegsverpflegung über den Aufmarschraum hinaus behufs Unterstützung der eigenen Verpflegsvorkehrungen können auch Consortien herangezogen werden, insbesondere um Armeekörpern, welche auf einem secundären Kriegsschauplatze oder nächst Festungen verwendet werden, ihren Verpflegsersatz durch unmittelbare Lieferung zuzuführen.

An Consortien kann auch unter gewissen Bedingungen die Aufstellung von „Privat-Schlachtvieh-Depots" übertragen werden, um eine größere Menge von Schlachtthieren an bestimmten Orten für den Nachtrieb oder Nachschub bereitzustellen.

Alle Gebrauchs- und Verbrauchsgegenstände, welche der feindlichen Armee abgenommen oder von derselben zurückgelassen werden, sind als Beute für die Bedürfnisse der Armee zu verwenden.

Erbeutete Verpflegsvorräthe und sonstige Mittel für die Verpflegung sind commissionell zu verzeichnen. Die Naturalien und Schlachtthiere sind von den Truppen rechnungsmäßig in Empfang zu stellen, auf die Gebür zu verwenden und wenn ein namhafter Rest erübrigt, ist derselbe von der nächsten Verpflegs-Anstalt zu übernehmen.

Zur Vornahme der Schlachtung sind die größeren Truppenkörper und Anstalten, dann die Haupt- und Stabsquartiere mit Schlächtereigeräthen versehen.

Die genannten Truppen haben nicht nur für den eigenen Gebrauch, sondern auch das an Abtheilungen in ihrer Nähe ohne Schlächtereibetrieb abzugebende Fleisch auszuschroten.

Das Fleisch geschlagener Rinder größerer Gattung braucht je nach der höheren oder niederen Temperatur mindestens 6 bis 12 Stunden um auszubluten, auszukühlen und in jenen Zustand des völligen Erstarrens überzugehen, welcher es zum Sieden oder Braten genügend mürbe macht.

Die Thiere sind daher stets abends vor dem Bedarfstage und nur in Nothfällen am Morgen des Bedarfstages zu schlachten und auszuweiden.

Vor dem Aufbrechen aus dem Lager muss das Fleisch nach der Gebür der Unterabtheilungen in Stücke getheilt, mit Salz eingerieben, in heißer Jahreszeit auch angeräuchert oder halbgar gebraten, sodann auf die Proviantwagen abtheilungsweise verladen und mit Stroh zugedeckt werden.

Nach dem Eintreffen auf dem Lagerplatze, wo abgekocht werden soll, ist das ausgeschrotete Fleisch sogleich an die Unterabtheilungen auszugeben.

Um die größeren Truppenkörper, dann jene kleineren Abtheilungen, welche häufig detachiert werden, in den Stand zu setzen, im Nothfalle das Brot für den eigenen Bedarf selbst zu erzeugen, haben die Truppen Bäckerprofessionisten oder in der Broterzeugung ausgebildete Soldaten.

Diesen Truppenbäckern, welche nach Bedarf im eigenen Lande durch gegen Taglohn aufgenommene und im Feindeslande durch requirierte Civilarbeitskräfte zu unterstützen sind, obliegt es in allen jenen Fällen, in welchen Brot von den Feldbäckereien nicht geliefert werden kann, solches aus an Ort und Stelle aufgebrachtem Mehl zunächst in Civilbäckereien, dann auf Privatbacköfen und endlich, wenn diese nicht ausreichen, und wenn genügend Zeit vorhanden ist, auf von der Truppe zu erbauenden Noth-Feldbacköfen zu erzeugen.

Die Verpflegsvorschrift gibt im § 76 (Beilagen 10 und 11) Weisungen für den bei der Broterzeugung zu beobachtenden Vorgang und veranschaulicht denselben in der Beilage an einem praktischen Beispiel unter der Annahme, dass der Proviant-Officier eines Jäger-Bataillons mit dem Stande von 1000 Mann den Auftrag erhält binnen circa 24 Stunden den zweitägigen Brotbedarf des Bataillons zu erzeugen.

Truppen und Anstalten, dann Haupt- und Stabsquartiere, welche ihren Bedarf nicht requirieren, fassen ihren Bedarf:

im Zustande der Ruhe bei Verpflegs-Anstalten und Arrendatoren;

während der Operationen aus requirierten Vorräthen (Marsch-Magazinen), dann aus Verpflegsstaffeln.

Die Fassungen werden mittels der eigenen Fuhrwerke aus denjenigen Vorräthen bewirkt, welche der Truppe bezeichnet werden.

Naturalien und Tabak sind grundsätzlich jeden Tag zu fassen.

Alle Verpflegsfassungen sind durch den Proviant-Officier oder den seine Stelle vertretenden Officier (Beamten) zu bewirken, welchem von der Truppe die nöthige Mannschaft beizugeben ist.

Die Fassungen im Zustande der Ruhe (Cantonierungen) sind nach dem jeweiligen Verpflegsstande zu bewirken.

Die Tagsbefehle bestimmen Ort, Zeit und Reihenfolge der Fassungen.

Das Fleisch wird in der Regel in lebenden Schlachtthieren erfolgt. Doch sind die Fassenden auch ohne eine besondere Anordnung verpflichtet, ausgeschrotetes Fleisch zu übernehmen.

Während der Operationen kann gefasst werden:

a) aus requirierten Vorräthen (Marsch-Magazinen);

b) bei den Sectionen der Schlachtviehdepots;

c) aus Verpflegsstaffeln.

ad a) Das höhere Commando bestimmt Ort und Zeit der Fassung.

Die Divisions-Intendanz verfasst den Vertheiler und übermittelt denselben dem beim Marsch-Magazin eingetheilten Verpflegsbeamten, welcher unter Intervention des für die Aufrechthaltung der militärischen Ordnung verantwortlichen Divisions-Proviant-Officiers die weitere Vertheilung der Vorräthe an die Fassenden zu bewirken hat.

Diese Fassungen sind derart vorzubereiten, dass die requirierten Schlachtthiere und Naturalien womöglich zu gleicher Zeit und am selben Orte ausgegeben werden können.

ad b) Die Intendanz bestimmt mittels des Vertheilers Anzahl und Gattung der jedem Truppenkörper zuzuweisenden Schlachtthiere.

ad c) Bei jedem Verpflegsstaffel sind die truppenkörperweise beladenen Wagen derart rangiert, dass möglichst für jeden Fassungskörper die demselben für einen Tag gebürenden Verpflegsartikel — auf je einer Wagenpartie verladen — zur Abgabe gelangen.

Von jedem Truppenkörper ist die für denselben bestimmte Wagenpartie zu übernehmen und es kommt der durch Standesabgänge entstehende Überschuss über die Gebür der Truppe zugute.

Das höhere Commando bestimmt Zeit und Ort der Fassung.

Hat die Übernahme des Staffels am Ende des Tagmarsches zu erfolgen — was als Regel anzusehen ist — so begeben sich die Proviant-Officiere oder deren Stellvertreter, thunlichst noch während des Marsches, zum Verpflegsstaffel, oder, falls dieser mit der nächst rückwärtigen Division marschiert, an die Queue der eigenen Truppen-Division, wo sie durch den Divisions-Proviant-Officier die Weisungen für die Übernahme der Wagenpartien, die Überführung derselben auf die Lagerplätze und die Wiedersammlung der geleerten Fuhrwerke erhalten.

Jeder ins Lager eingerückte Truppenkörper sorgt dafür, dass die eigene Wagenpartie an der Marschlinie dort erwartet werde, wo der nächste oder beste Weg zum Lagerplatze der Truppe abzweigt.

Können aber die spät abends eingetroffenen Wagenpartien des Verpflegsstaffels erst am nächsten Morgen, vor Beginn des Tagmarsches, übernommen werden, so treffen die Proviant-Officiere zu der vom Truppen-Divisions-Commando bestimmten Stunde auf dem Parkplatze des Staffels ein, übernehmen daselbst ihre Wagenpartien und führen diese zur Truppe. Reicht in diesem Falle die Zeit nicht aus, um die gefassten Verpflegsartikel an die Unterabtheilungen zu vertheilen, so kann, wie oben erwähnt, ein Theil davon auf die Proviantwagen verladen werden.

War aber auch dies wegen des unmittelbar nach Übernahme der Wagenpartie erfolgten Abmarsches der Truppen-Division nicht durchführbar, so bleibt der Verpflegsstaffel vereint und marschiert an der Queue der Truppen-Division. Die Übernahme der Wagenpartien erfolgt dann am Ende des Tagmarsches in der vorgeschriebenen Weise.

Die Fuhrwerke sind nach dem Eintreffen auf den Lagerplätzen der Truppenkörper gänzlich zu entladen.

Der Proviant-Officier etc. hat dafür zu sorgen, dass die entladenen Fuhrwerke, welchen die geleerten Packfässer mitzugeben sind, den vom Divisions-Proviantofficier bekanntgegebenen Sammelplatz des Staffels rechtzeitig erreichen, wo sie der Train-Zugs-Commandant übernimmt.

Zur Unterstützung des ärarischen Train im Transportsdienste bei der Armee im Felde dienen landesübliche Transportmittel, und zwar bespannte Fuhrwerke, dann beschirrte Zug- und Tragthiere.

Train-Colonnen, welche nicht schon organisationsgemäß in Unterabtheilungen gegliedert sind, werden in Wagen- (Tragthier-) Colonnen (Züge) getheilt, deren Stärke nicht mehr als 200 Fuhrwerke (Tragthiere) betragen soll.

Jede Wagen-Colonne gliedert sich wieder in Conducteurschaften von nicht mehr als 50 Fuhrwerken.

Die landesüblichen Transportmittel werden entweder aus den Mobilisierungsstationen mitgenommen oder im Aufmarschraume aufgebracht.

Die Aufbringung kann erfolgen entweder durch Kriegsleistung wenn das Land die Transportmittel beistellt oder durch contractliche Sicherstellung wenn die Transportmittel gemiethet werden.

Die Landesfuhren werden grundsätzlich auf unbestimmte Zeit beigestellt.

Die Anforderung derselben findet seitens der höheren Commanden über Ermächtigung derselben auch seitens der Truppen bei den politischen Behörden, welche die Anzahl der Wagen in den hiezu bestimmten Sammel-Stationen stellig zu machen haben.

Die Feld-Verpflegsanstalten erhalten grundsätzlich vom Lande auf unbestimmte Zeit beigestellte Transportmittel (Landesfuhren).

Die auf unbestimmte Zeit vom Inlande beigestellten Landesfuhren, beschirrten Zugpferde etc. werden nach höheren Weisungen vergütet — die zugehörigen Fuhrleute (Conducteure) stehen überdies in dem Bezuge der Kriegsverpflegung.

Die im Feindeslande requirierten und länger als 48 Stunden benützten Landesfuhren etc. erhalten dieselbe Verpflegung, wie die vom eigenen Lande beigestellten. Eine Entlohnung für die Benützung des Wagens und für die persönliche Dienstleistung des Kutschers findet grundsätzlich nicht statt, kann jedoch nach Maßgabe höherer Anordnung auch ausnahmsweise geleistet werden. Den nicht bezahlten Fuhren wird die Leistung quittiert.

Eine zweispännige Landesfuhr in Galizien, in der Bukowina, in Oberungarn und in Dalmatien kann für gewöhnlich nebst der Zuladung (viertägige Verpflegung für den Kutscher und Bespannungen, Wagenrequisiten, das Gepäck des Kutschers und die Wagenplache) mit 4 bis 5, in den übrigen Ländern der Monarchie mit 6 bis 8*q* netto beladen werden.

III. Theil.

Von der Verpflegsleitung.

IX. Über die Aufgabe der Verpflegsleitung im allgemeinen.

In räumlicher Beziehung sind die Verpflegsvorkehrungen in drei Zonen nothwendig:

1. In der Zone hinter der Basis gegen das Innere des eigenen Landes zu. Hier werden Vorräthe aller Art und Ergänzungen an Kriegsmaterial aufgebracht und nach Angabe des Armee-Ober-Commandanten an einzelnen Basispunkten angesammelt.

2. Im Raume von den Basispunkten bis zu jenen Punkten im Rücken der Armee, wo die Vorräthe den einzelnen Armeen (Armee-Gruppen) zur Verfügung gestellt werden, also meistens bis zu den den Armeen beigegeben Trains (mobilen Reserve-Anstalten).

3. Im Raume, in welchem sich die Armeen mit ihren Trains befinden.

In jedem Raume fallen der Verpflegsleitung besondere Aufgaben zu, welche der Hauptsache nach in nichts anderem bestehen, als in einer fortwährenden Vorbereitung der materiellen Lebensbedingungen und Bereitstellung der Vorräthe für die Leitung im nächst vorderen Raume, wobei naturgemäß, in Rücksicht auf operative Absichten und Bedürfnisse, die Zeit-Intervalle, für welche die Vorbereitung getroffen werden kann, von rückwärts nach vorne abnehmen.

Es ist unbedingt Sache des Feldherrn selbst, die vorhandenen und die innerhalb einer bestimmten Zeit herbeizuschaffenden materiellen Mittel, welche für die Erhaltung der Schlagfertigkeit der Armee nothwendig sind, jeweilig mit seinen operativen Absichten in Vergleich zu bringen und danach solche Anordnungen zu treffen, dass die Bedürfnisse der Armee rechtzeitig gedeckt werden können.

Bei der Organisation der Verpflegung im grossen wurde bereits erwähnt, dass in dem Verpflegsplan für jeden Kriegsfall bereits schon im Frieden die gesammte materielle Vorbereitung getroffen wird.

Die Vorbereitung solcher Pläne für die wichtigsten und der politischen Lage nach wahrscheinlichsten Kriegsfälle ist Sache des operativen und Eisenbahn-Bureau unter der Leitung des Chef des Generalstabes nach den Weisungen des designierten Armee-Commandanten.

Das Reichs-Kriegs-Ministerium trifft nun auf Grund der Anträge des Chef des Generalstabes schon im Frieden in den einzelnen Militär-Territorialbereichen alle jene Vorbereitungen, welche es ermöglichen sollen, dass im Ernstfalle der gesammte Verpflegs- und Etapendienst sofort ohne weitläufige Verfügungen des Armee-Ober-Commandanten beginnen könne.

Es stellt sonach dem Armee-Commando Vorräthe auf Wochen, Monate oder auf die voraussichtliche Dauer des ganzen Feldzuges bereit.

Es leitet die Aufbringung von Vorräthen aller Art für die operierende Armee aus dem Inlande und den Zuschub derselben in die Etapen-Anfangsstationen, ebenso wie die ununterbrochene Erneuerung dieser Vorräthe.

Es sorgt für die Bereitstellung im Aufmarschraume: der erforderlichen Verpflegs-Personalreserven, der Reserve-Anstalten zweiter Linie, der Transportmittel, flüchtigen Feldbahnen, Eisenbahn-Verpflegszüge und Vorräthe aller Art.

Die beim Reichs-Kriegs-Ministerium eingetheilte Central-Eisenbahn-Transportleitung instradiert nach beendetem Aufmarsche sämmtliche Transporte im Hinterlande bis zu den Anschlussstationen.

Auf dem Kriegsschauplatze selbst (im Etapenbereiche und in dem Raume der operierenden Armee) übergeht nunmehr die oberste Leitung des Verpflegsdienstes auf den Feldherrn. Es tritt nun an denselben die Forderung heran, nicht nur in Beziehung auf die Vorbereitung der Operation die Vorräthe an der Basis angemessen zu vertheilen und die einzelnen Armeegruppen mit den zur Manipulation erforderlichen Mitteln zu versehen, sondern auch die Einrichtung und die Leitung des Verpflegsdienstes bei der Armee während der Operation zu besorgen.

Dazu bedarf es eines speciellen Apparates: der Theilung der Arbeit innerhalb des Armee-Commandos selbst.

Man stellt einen höheren General an die Spitze dieses Apparates und setzt diesen aus Vertretern der verschiedenen Diensteszweige zusammen, jedenfalls Generalstab, Intendantur, Sanität und Train, fallweise auch Vertreter einzelner oder aller der anderen Diensteszweige.

Dieser Apparat leitet im Sinne der Absichten des Armee-Commandanten und nach dessen Weisungen alle dem Armee-Commando in Beziehung auf das materielle Leben der Armee zukommenden Geschäfte.

Da man diese Geschäfte unter dem Begriffe des Etapenwesens zusammenfasst, so fungiert jener Apparat auch als oberste Leitung des Etapenwesens.

Der Apparat des Armee-Ober-Commandanten ist das General-Etapen-Commando, welches zur einheitlichen obersten Leitung des Etapenwesens auf dem Kriegsschauplatze berufen ist.

Die Armee-Commanden haben ihren Apparat im Armee-General-Commando, welches seinerseits als die oberste Etapenbehörde bei der Armee fungiert.

Diese Commanden übernehmen nun die große Kunst der Verpflegsleitung, indem sie nach Weisungen der Armee-Commandanten den gewaltigen und schwerfälligen Verpflegsapparat in einer die Operationen nicht hemmenden Weise an die Armee anzuschmiegen haben.

Die militärische Leitung des materiellen Theiles der Armeeleitung ist eine unabweisbare Nothwendigkeit, denn die soeben bezeichnete Aufgabe kann einzig und allein nur von solchen Organen gelöst werden, welche nicht allein den ganzen Mechanismus der Armee bis in das kleinste Detail kennen, sondern auch vom großen Kriege und allen militärischen Operationen ein richtiges Verständnis besitzen.

Der vorwiegend militärische Charakter der Verpflegsleitung liegt aus demselben Grunde, wie wir es sehen werden — auch in der Hand der Corps- und der Truppen-Divisions-Commandanten.

Die Sache der obersten Leitung auf dem Kriegsschauplatze ist nun wie gesagt, die rechtzeitige Einleitung der materiellen Vorbereitung der Operationen.

Sie umfasst demnach: die Zuweisung den einzelnen Armeen, sofern dies nicht schon durch die Ordre de bataille geschehen wäre, von aufgestellten Reserve-Anstalten, Trains, Feldbahnen, Personalreserven etc.; die Gruppierung der mobilen Feld-Verpflegs-Anstalten, die Combinierung der Bewegungen derselben, Regelung des Nachschubes und die Ausgleichung der Vorräthe nach dem jeweiligen Bedarf der Armeen; die Regelung der Beschaffungs- und Verpflegsarten, sowie die Bestimmung, wie selbe mit einander zu combinieren sind: die Anlegung von Magazinen und Etablierung der Feldbäckereien.

Die rationelle Ausnützung der Hilfsquellen des Operationsraumes — eine Hauptbedingung der heutigen Kriegsverpflegung — erfordert, dass die Requisitionsbereiche für jede Armee — Corps — Division und sonstige Gruppe im Interesse der richtigen Aufbringung und Verwertung der Vorräthe genau abgegrenzt werden.

Die Ergebnisse der Requisitionen müssen auch zweckentsprechend vertheilt und, sowohl für den directen Gebrauch als auch zur Füllung der Magazine, herangezogen werden.

Die stete Erhaltung der Verbindung der Armee mit der Operationsbasis und den Etapen-Anfangsstationen bildet die Hauptthätigkeit des Etapendienstes. Sie umfasst im engeren Sinne den ganzen Nachschub bis zum Armeebereiche, die Einrichtung von Zwischen-Basen durch Nachziehung der Reserve-Anstalten zur Armee, die Verwendung der flüchtigen Feldbahnen und der Etapentrainzüge etc.

Innerhalb der oben angeführten Räume muss — sobald die erste ursprüngliche Vorbereitung für den gegebenen Kriegsfall oder für eine Operation getroffen ist — der gegenseitige Verkehr zwischen jenen Behörden, welche die aus der Deckung der Bedürfnisse entspringenden Geschäfte besorgen, eine Wechselbeziehung eintreten, die in der Hauptsache darin besteht, dass die Leitung im vorderen Raume an jene im nächst rückwärtigen die Forderung richtet, ihr die Vorräthe an bestimmten Punkten zur Verfügung zu stellen.

Der Impuls zur Besorgung der betreffenden Geschäfte nimmt daher seinen Gang ursprünglich, d. i. bei der ersten Vorbereitung jedes Zustandes der Armee von rückwärts nach vorwärts, nachdem diese Vorbereitung getroffen ist, aber von vorwärts nach rückwärts; was auch aus dem Grunde geboten erscheint, weil die Truppen ihre Bedürfnisse in erster Linie durch dasjenige decken müssen, was in ihrem jeweiligen Aufenthaltsorte zu beschaffen ist, mithin der Impuls zum Nachschub dessen, was an Ort und Stelle nicht, oder nicht rechtzeitig aufzubringen ist, naturgemäß doch nur von vorne, d. i. von Demjenigen, der den Gegenstand braucht, ausgehen kann.

X. Über die Nothwendigkeit der Arbeitstheilung bei der Verpflegsleitung.

Zur Zeit der Lineartaktik, als Armeen von über 50.000 Mann zu den Seltenheiten gehörten, und diese geringe Stärke es zulässig machte, die Armee nicht allein auf dem Schlachtfelde, sondern auch im Zustande der Bewegung und der Ruhe auf engem Raume vereint zu halten, konnte der Feldherr seine Armee gewissermaßen stets unter den Augen behalten.

Mit dem Auftreten der großen nationalen Heere der napoleonschen Epoche hat sich aber der Charakter der Kriegführung dadurch wesentlich verändert, dass mit dem Ganzen auch dessen Theile (Corps und Divisionen) wuchsen, dass die Rücksicht auf rasche Bewegung und leichtere Erhaltung es unerlässlich machte, die größeren Heeresglieder während der Bewegung und im Ruhezustande angemessen zu trennen, die Armee, vorbehaltlich ihrer Wiedervereinigung zur Entscheidung auf dem Schlachtfelde, auf einen größeren Raum zu vertheilen. Damit erhielten auch die einzelnen Heereskörper einen bedeutenden, erweiterten Wirkungskreis, ihre Befehlshaber eine große Selbständigkeit bezüglich der Erhaltung, Führung und Verwendung der ihnen unterstellten Heerestheile.

Jedenfalls ist eine einheitliche Leitung des Verpflegsdienstes eine Grundbedingung einer rationellen und ausreichenden Verpflegung. Sie darf sich jedoch nicht viel über das Was zu geschehen hat ausdehnen, das Wie muss Anderen überlassen werden, die dasselbe innerhalb ihrer Verhältnisse genauer kennen und zuversichtlicher durchzuführen vermögen, als ein Einzelner, wäre er noch so ein Genie.

Es wurde schon im ersten Theil bemerkt, dass die erste Aufgabe der Verpflegsleitung in jenen Maßnahmen besteht, welche den ganzen Verpflegsapparat in Gang setzen, bevor noch die eigentlichen Operationen beginnen. Wir haben gesehen, dass diese Maßnahmen zum größten Theile durch den Verpflegsplan getroffen und geregelt werden.

Da jedoch in Wirklichkeit der beste Plan bei der Durchführung auf Frictionen stößt, von deren Bewältigung erst der Erfolg abhängt, so ist es klar, dass erst im Aufmarsch- und später im Operationsraume, sowie auch im Rücken der Armee die eigentliche schwierigste Aufgabe an die Verpflegsleitung herantritt.

Die Reibungen sind aber von keiner allgemeinen Natur, sie treten vielmehr in verschiedensten Gestalten auf und nehmen, je größer die Armee wird, im quadratischen Verhältnisse zu.

Ein Einzelner kann unmöglich alle Verhältnisse bei der auf großem Raume vertheilten Armee übersehen, und selbst die Vermittlung des Telegraphen würde die Verpflegsleitung von einer einzigen Stelle im Stiche lassen.

Je größer die Armee, desto wechselreicher auch die Verhältnisse und desto verschiedenartiger müssen die Verpflegsmaßnahmen sein. Während ein Theil von den Ressourcen des Landes den größten Nutzen ziehen kann, muss vielleicht ein anderer ausschließlich vom Nachschub leben.

Die zahlreichen Geschäfte, welche das materielle Leben der Armee betreffen, lassen sich nicht mittels täglicher Dispositionen treffen. Dies geht wohl für ein Regiment, eine Brigade, eine Division an. Wollte aber das Armee-Commando, oder gar das Armee-Ober-Commando die Centralisierung der Geschäfte so weit treiben, so wäre, weil alle Anordnungen zu spät kämen, die sichere Folge davon: Mangel vorne, Überfluss rückwärts, Confusion überall.

Es muss nun die große Arbeit mit der größten Einfachheit bewältigt werden, was nur durch eine zweckmäßige Theilung der Arbeit und vollkommene Selbständigkeit jeder Gruppe im überwiesenen Wirkungskreise zu erreichen ist.

Aus Rücksicht der Theilung der Arbeit müssen die Einrichtungen — gleichviel, ob auf längere oder kürzere Zeit, — derart getroffen werden, dass alle für das materielle Leben der Armeen erforderlichen Geschäfte, ohne Vermittlung des Armee-Ober-Commandanten, in directem Verkehre der dabei Betheiligten abgewickelt werden können.

Sind für die voraussichtliche Dauer einer Operation oder einer sonstigen Lage alle Vorbereitungen getroffen, welche für den concreten Fall erforderlich sind, wurde weiters jede Armee materiell selbständig gestellt, so muss auch weiters jeder Armeetheil, sei es ein Corps, eine Division, eine Armeegruppe oder Armee-Colonne wieder selbständig für die Verpflegung sorgen. Er muss demnach die Hilfsquellen des zugewiesenen Operationsraumes rationell ausnützen, die ihm zur Verfügung gestellten Vorräthe nach Bedarf vertheilen und den Ersatz rechtzeitig beanspruchen oder aus den ihm namhaft gemachten Bezugsquellen heranziehen.

Das Commando jeder einzelnen Armeegruppe endlich geht analog wie das Armee-Commando vor: es sorgt dafür, seine Divisionen oder sonstigen Gruppen in materieller Beziehung möglichst unabhängig zu machen.

Hat das Kriegs-Ministerium die Vorräthe auf Monate hinaus bereit stellen, haben die Armee-Commandanten die Verpflegsleitung für die eventuelle Dauer einer Operation wirken lassen können, so können die Commanden der Armee-Gruppen hingegen hierin (Leitung) aus operativen Rücksichten nur selten über die nächsten Tage hinausgehen.

Jedenfalls fällt aber diesen letzteren Commanden der schwierigste Theil des Verpflegsdienstes zu, was auch vollkommen gerechtfertigt ist, wenn man bedenkt, dass die Corps-Commandanten die vollständige Einsicht in die Leistungsfähigkeit ihrer Zone haben.

Zumeist sind auch die ihnen unterstehenden Truppen und Verpflegsanstalten während des Marsches sämmtlich längs einer Marschlinie echeloniert, und finden demnach in den eigenen Feld-Telegraphen-Abtheilungen, dann in Ordonnanz-Curslinien und Courier-Fahrten leicht das Mittel, einen entsprechenden Befehlsapparat, der parallel zur Operations-Richtung wirkt, auf dieser Marschlinie zu organisieren. Auch müssen alle Bewegungen der Verpflegsstaffel im Einklange mit den übrigen Bewegungen auf der Marschlinie stattfinden, könnten sonach niemals durch eine höhere Behörde als das Corps- (Colonnen-) Commando selbst disponiert werden.

Aber auch bezüglich der Aufbringung und Verwertung aller erreichbaren Landesmittel in dem zugewiesenen Requisitionsraume kann durch die Corps- (Colonnen-) Commanden das Ersprießlichste angeordnet werden, kurz sind es die Corps-Commandanten, welche in ihrem Raume sämmtliche Verpflegs-Maßnahmen inclusive der Heranziehung des Ersatzes von den ihnen namhaft gemachten Bezugsquellen zu treffen haben.

Jede in der Colonne eingetheilte Truppen-Division muss selbstverständlich aus operativen Rücksichten in der Verpflegsleitung schon deshalb beschränkt werden, weil über den ihr organisationsgemäß zukommenden Verpflegstrain das Colonnen-Commando disponiert. Die Division hat aber innerhalb des ihr vom Colonnen-Commando eingeräumten Wirkungskreises dennoch volle Selbständigkeit sowohl bezüglich der Ausnützung der Landesquellen als auch sämmtlicher Verpflegs-Maßnahmen, welche zu ergreifen wären, sobald die Anordnungen des Colonnen-Commandos nicht rechtzeitig wirken sollten. Sie sorgen auch bezüglich der rechtzeitigen Einleitung des Nachschubes seitens des Colonnen-Commandanten.

Rückt aber eine Truppen-Division auf einer eigenen Marschlinie vor, so ist es meistentheils am zweckmäßigsten, wenn sie innerhalb ihrer Zone auch materiell selbständig gestellt wird. Sie erhält sodann zumeist ihren Verpflegstrain angeschlossen — requiriert in dem zugewiesenen Raume — und zieht den Ersatz aus der namhaft gemachten Quelle herbei.

Was die vorgeschobenen Cavallerien anbelangt, so werden selbe ihre Marschzone im Sinne der erhaltenen Directiven ausbeuten — und meist von der Requisition leben. Bezüglich ihrer sonstigen Bedürfnisse müssen sie zum Einvernehmen mit den hinter ihnen marschierenden Colonnen-Commanden angewiesen werden.

XI. Über die Nothwendigkeit der Verpflegsleitung in der Hand der Commandanten.

Eine erfolgreiche operative Thätigkeit ist nur dann zu erwarten, wenn die Truppen gut ausgerüstet, bewaffnet, bekleidet, verpflegt, untergebracht, mit einem Worte versorgt sind, dann wenn alle mobilen Vorräthe je nach Zulässigkeit in der größten Nähe der voraussichtlichen Gebrauchsorte gehalten werden. Es kann sich daher kein Befehlshaber der Sorge für diese Dinge entschlagen.

Alle diese speciellen Thätigkeiten für die Erhaltung der Streitmittel, stehen in so engen Beziehungen zu den operativen Unternehmungen, dass, wenn sie auch durch eigene Fachorgane betrieben werden, die militärischen Vorgänge allein die genauere Richtung dieser Thätigkeiten bestimmen können, was zur Schlussfolgerung berechtigt, dass die oberste Leitung der Verpflegung in allen ihren Abstufungen auch eine militärische sein, d. h. in der Hand der Armee-, Corps-, Divisions-Commandanten etc. bleiben muss.

Dies ist aber nicht buchstäblich zu verstehen. Jedem höheren Commandanten stehen zur Seite Organe, welche ihn von den Details der Befehlsgebung zu dem Zwecke entlasten, dass er sich voll der Hauptsache, d. i. der operativen Thätigkeit hingeben kann.

Die Details, so kleinlich sie auch erscheinen mögen, sind in der Summe sehr wichtig, denn nur in der peinlichsten Genauigkeit der auf Befriedigung der verschiedenartigen Bedürfnisse des Heeres zielenden Befehlgebung liegt die Garantie der gesicherten Ausführung der Befehle sowie der Vermeidung von Frictionen.

Wie und von welchen Organen die speciell auf die Befriedigung der Verpflegsbedürfnisse bezughabenden Thätigkeiten ausgeführt werden, wird im nächsten Abschnitte die Rede sein.

So vielseitig und verschiedenartig die Dienstzweige dieser Hilfsorgane auch sein mögen, so wird es immerhin unerlässlich, dass im Kriege auch die sämmtlichen administrativen und zum Theile selbst die ökonomischen Agenden jedes höheren Commandos durch das oberste militärische Hilfsorgan des Befehlshabers beeinflusst werden können.

Dies geschieht bei den Commanden von der Division aufwärts, durch die Creierung des Generalstabschefs, dessen Stellung sich dahin präcisieren lässt, dass er als Organ für die rein militärischen, militärisch-administrativen und operativen Angelegenheiten, auch berechtigten Einfluss auf alle anderen Ressorts, soweit sie directe oder indirecte in die Sphäre des Operativen eingreifen, eingeräumt erhält. Durch die Hand des Generalstabschefs laufen dann alle Fäden der militärischen, technischen, administrativen und ökonomischen Leitung, — und gewinnt er damit jenen umfassenden Einblick in die momentane Lage des eigenen Heereskörpers, um seinem Befehlshaber jederzeit ein Bild desselben geben, sowie erst die Möglichkeit, im entscheidenden Augenblicke durch Anregen in jeder Richtung das harmonische Zusammenwirken aller Organe und Kräfte für den anzustrebenden militärischen Erfolg herbeiführen zu können.

Je nach der Stellung des Befehlshabers, dessen Wirkungskreis theils durch bindende Vorschriften, theils durch das Herkommen umgrenzt ist, — wechselt auch die Art und der Umfang der Thätigkeit der Organe, welche, um sie ersprießlich zu gestalten, für eine Zahl der zumeist vorkommenden Fälle geregelt sein muss.

Es ist eine längst erkannte Wahrheit, dass wenn auch der Armee-Obercommandant der oberste Befehlshaber sein und in seiner Person neben dem Feldherrn auch das Administratorgenie vereinigen muss, er dennoch eine Anzahl Mitarbeiter braucht, die ihn unterstützen und ihm die Commandoführung erleichtern sollen.

Napoleon stützte seine Kriegführung auf die Erfahrungen und Vorschläge seiner politischen Agenten und militärischen Mitarbeiter. Man muss sich neben Napoleon stets seinen Generalstabs-Chef Berthier, den General-Intendanten Daru, seine Marschälle, namentlich Lannes, Davoust, Ney und auch Marmont hinzudenken.

Ist schon die Conception und Durchführung einer operativen Idee von der Mitarbeiterschaft Gleichgesinnter abhängig, so wäre das weite Feld der Thätigkeit bei der Verpflegung einer Riesenarmee ohne eine solche ganz einfach nicht denkbar.

Erinnert man sich an die Bestimmungen des Verpflegsplanes, dessen Zweck es ist, schon im Frieden alle jene Maßnahmen und Vorkehrungen zur Sicherstellung des ganzen Verpflegsbedarfes des Heeres für die voraussichtliche Dauer jedes speciellen Kriegsfalles festzustellen, sowie auch die gesammte Thätigkeit zur Durchführung der Verpflegung zu regeln und alle Vorsorgen zur Ausrüstung und Dotation sowohl des Heeres, als auch des Kriegsschauplatzes zu treffen, so muss sich unwillkürlich einem Jeden die Überzeugung aufdrängen, dass der Verpflegsplan in der Mehrheit seiner Bestimmungen rein strategischer Natur ist und überhaupt nur im engsten Zusammenhange mit dem Operationsplane verfasst werden kann, denn dieser bestimmt die Form der Kriegführung, ob offensiv oder defensiv, — die Größe der zur Action nothwendigen Streitkraft, — den Ort und die Zeit des ersten strategischen Aufmarsches, — die Durchführungsart und die Dauer dieses Aufmarsches, — den Zeitpunkt des Beginnes der Operationen, — die Bewegungslinien der Armee, also die Operationslinie, — das Operationsobject etc.

Wenn also der Verpflegsplan in seinen Hauptmomenten nur gemeinschaftlich mit dem Operationsplan verfasst werden kann, so ist es klar, dass Niemand anderer zur Feststellung des Verpflegsplanes berufen ist, als der Feldherr selbst und dass zur Ausarbeitung des militärischen Theiles desselben absolut nur solche Organe befähigt sein werden, die militärisch durchgebildet sind und volles Verständnis, sowohl von den Bedürfnissen der Armee, als hauptsächlichst von den Principien der Kriegskunst haben, sowie gründliche Kenntnisse von der Technik der Operationen in allen Phasen des Krieges besitzen.

Der militärische Einfluss muss sich sogar auf viele Bestimmungen erstrecken, die rein ökonomischer Natur sind und für die

Operationen gleichgiltig scheinen, wie z. B. über den Zeitpunkt des Einkaufes, Gattung der Artikel, über die Orte, wo gekauft werden soll etc.

Der Zeitpunkt des Einkaufes gibt dem Feinde Anhaltspunkte zu Combinationen über den Stand der Kriegsbereitschaft, der Ort des Einkaufes, die Anlage von Magazinen etc., können den Feind aufmerksam machen über die Wahl der Aufmarschgegend oder die Richtung von Operationen, oder sie bieten ein Mittel ihn zu täuschen.

Gattung und Qualität der Artikel auf den verschiedenen Punkten müssen auf den von ihnen zu machenden Gebrauch berechnet sein, der aber ausschließlich von den Operationen beeinflusst wird.

Gleichwie also vor Beginn der Operationen der Feldherr oberster Leiter aller Verpflegsmaßnahmen bleiben muss und zur Ausarbeitung des Verpflegsplanes sowohl militärisch gebildeter Organe, als auch Administrations- und Ökonomiekundiger Individuen bedarf, so tritt diese Nothwendigkeit mit Beginn der Operationen in um so höherem Grade hervor, da von diesem Momente an, die Verpflegsmaßnahmen ausschließlich dem Gange der Operationen angepasst sein müssen und der durch denselben bedingte fortwährende Wechsel der Verhältnisse stets momentane Entscheidungen erfordert.

Wie bereits hervorgehoben, hat die Frage der Verpflegung während jeder Bewegung schon bei Anfertigung des Operations-Entwurfes in den Hauptzügen ihre Erledigung gefunden. Diese Erledigung fußt hauptsächlich auf der zweckentsprechenden Mitbewegung der mobilen Anstalten.

Entweder sind diese nun den großen, getrennt marschierenden Heeres-Colonnen angeschlossen und den Colonnen-Commandanten auch rücksichtlich ihrer einklängigen Bewegung unterstellt, oder sie unterstehen der Armee-Intendanz und müssen von dieser die Befehle erhalten. Auf den ersten Blick ist es klar, dass diese Leitung von Seite der Armee-Intendanz nur über bestimmte Weisungen des Armee-Commandos, rücksichtlich der Bewegungslinien und Aufstellungspunkte der Feld-Verpflegs-Magazine und anderer Anstalten möglich ist.

Die Wahl der Aufstellungspunkte kann der Intendanz nicht wohl überlassen bleiben, weil dieselbe nie in vollständiger Kenntnis aller nächsten Intentionen des Armee-Commandos sein kann, und weil die Bewegung der Magazine keineswegs genügend ist, sondern auch die Truppen in Kenntnis ihrer täglichen Marschziele gelangen müssen, wenn eine rechtzeitige Verpflegs-Ergänzung durch die enge Berührung beider Theile gesichert sein soll.

Das Armee-Commando kann diese Angelegenheiten vereinfachen, indem es der Intendanz die Punkte, wohin die Reserve-Anstalten täglich zu gelangen haben, vorschreibt, indessen es in den gleichlautenden Dispositionen an die Truppen, gleichfalls diese Punkte bekannt gibt.

Darin und in der Bewegung des Trains des Hauptquartiers liegt die ganze Verpflegs- und Trainleitung auf die Dauer der Operationen.

Diesem Bedürfnisse, die Verpflegs-Leitung in der Hand der Commandanten zu belassen, trägt die Organisation der Armee im Felde vollkommen Rechnung und zwar durch die Theilung der höheren Commanden in zwei Gruppen, und zwar in die Armee-Hauptquartiere — (das operierende Hauptquartier) — für die operative Leitung, und in die Armee-General-Commanden — (das General-Etapen-Commando) — für den ökonomisch-administrativen Dienst, sowie für die Leitung des Etapenwesens.

So hat denn auch z. B. das Armee-General-Commando, dessen Chef ein Feldmarschall-Lieutenant oder Generalmajor ist, einen doppelten Wirkungskreis. Es fungiert einerseits als Organ des Armee-Commandos für die Leitung der den Corps und Divisionen nicht zugetheilten Reserve-Anstalten und für die ökonomisch-administrativen Angelegenheiten, anderseits als eine dem Armee-Commando unterstehende Behörde mit selbständigem Wirkungskreis, bezüglich des Nachschubes von Vorräthen aller Art für die Armee. Sowohl die Armee-General-Commanden, wie auch das General-Etapen-Commando sind, wo nur immer thunlich, mit ihrem Hauptquartier vereint.

In allen Fällen, wo eine räumliche Vereinigung unmöglich ist, müssen sowohl der Chef des General-Etapen-Commandos als auch jene der Armee-General-Commanden über die jeweiligen operativen Absichten unterrichtet sein und daher mit dem Armee-Ober-Commandanten, beziehungsweise mit den Armee-Commanden und mit den Generalstabs-Chefs dieser Commanden, so oft als möglich in persönlichen Verkehr treten.

XII. Von den Organen für den Verpflegsdienst.

Die gesammte Thätigkeit der Verpflegsleitung trägt demnach einen dualistischen Charakter. Der eine Theil ist operativer, der andere administrativer Natur, beide sind von gleich hoher Wichtigkeit, beide müssen sich gegenseitig ergänzen.

Der erste Theil der Aufgabe wird von Organen des Generalstabes, der letztere von Organen der Militär-Intendantur besorgt.

Beide Theile sind zur Lösung ihrer Aufgabe auf das beste, innigste Einvernehmen angewiesen, nur dieses allein kann eine gute Verpflegung unter allen Fällen sichern.

Ein erfolgreiches Zusammenwirken beruht vor allem auf der genauen Kenntnis der Beziehungen untereinander, sowie auf dem richtigen Verständnis der gegenseitigen Aufgaben zur Erzielung eines gemeinsamen Zweckes.

Die operative Thätigkeit umfasst die ursprüngliche und die den wechselnden Verhältnissen jeweilig anzupassende Gruppierung und Eintheilung der Verpflegs-Anstalten, die Wahl, Aufbringung und Verwendung der Transportmittel, die Train-Disponierung und die rein militärischen Angelegenheiten in Beziehung auf die Ausnützung des Operationsraumes.

Die administrative Thätigkeit umfasst die Wahl der Subsistenzmittel, die Anwendung der jeweilig zweckmäßigsten Verpflegsart oder die Combinierung mehrerer derselben, die Aufbringung und die Verwendung der Verpflegsvorräthe, die Festsetzung aller ökonomischen Bestimmungen, die Einleitung und Regelung der von den Proviant-Officieren durchzuführenden Verpflegsfassungen, dann die Überwachung des ökonomischen Theiles des Verpflegsdienstes.

Bei den ökonomischen Maßnahmen ist stets der Gedanke festzuhalten, dass keine Verpflegung theurer ist, als eine schlechte oder ungenügende.

Da die administrativen Vorkehrungen naturgemäß aus den operativen Forderungen hervorgehen und sich letzteren anpassen müssen, ist es unerlässlich, dass sich der jeweilige Intendanzchef vor der Bearbeitung derselben die nöthigen Directiven beim Generalstabschef einholt und seine Anträge nur im Einvernehmen mit dem letzteren stellt.

Außer Generalstab und Intendanz wirken bei den Verpflegs-Maßnahmen auch die Civil-Landes- und Civilcommissäre insoferne mit, als sie ihre Kenntnis des Landes und der Bewohner, sowie deren Ressourcen im Interesse der Ausnützung letzterer möglichst nutzbar machen.

In Bezug auf die Gliederung der Organe für die Verpflegsleitung unterscheidet man nachstehende Gruppen:

1. In der Operations-Abtheilung der höheren Commanden werden nur die Verpflegs-Dispositionen im großen und die Trainleitung bei der Armee überhaupt getroffen, wohingegen die Sorge für die Sicherstellung, Herbeischaffung, Vorrathhaltung und Vertheilung sämmtlicher zur Schlagfertigkeit der Armee erforderlichen Bedürfnisse bei dem Armee-Ober-Commando dem General-Etapen-Commando, bei den Armee-Commanden den Armee-General-Commanden obliegt.

Das General-Etapen-Commando (ein höherer General) leitet einheitlich das gesammte Etapenwesen auf dem Kriegsschauplatze, ohne den selbständigen Wirkungskreis der Armee-Commanden, beziehungsweise der Armee-General-Commanden zu beeinträchtigen und veranlasst die Vertheilung der Reserve-Anstalten, flüchtiger Feldbahnen etc., sowie den Zuschub von Verpflegsvorräthen aus dem Inlande im Wege des Reichs-Kriegs-Ministeriums.

Das Armee-General-Commando hat, wie oben gesagt wurde, auch einen doppelten Wirkungskreis. Es fungiert einerseits als Organ des Armee-Commandos für die Aufstellung, Bewegung und Verwendung der den Corps nicht zugetheilten Reserve-Anstalten, sowie für die oberste Leitung der ökonomisch-administrativen Angelegenheiten der Armee überhaupt, anderseits als dem Armee-Commando untergeordnete Behörde mit selbstständigem Wirkungskreis bezüglich Beschaffung der Vorräthe, dann bezüglich des Nachschub- und Etapenwesens.

Während nun in der Operations-Abtheilung des Armee-Hauptquartiers der operative Theil der Verpflegsleitung, des Nachschub- und Etapenwesens behandelt werden, werden beim Armee-General-Commando:

In der Militär-Abtheilung nebst den geheimen und Personal-Angelegenheiten jene Dispositionen bearbeitet, welche die Aufstellung, Bewegung und Verwendung sämmtlicher dem Armee-General-Commando unterstehenden Reserve-Anstalten, das Nachschub- und Etapenwesen, sowie die Regelung der Verhältnissse im Rücken der Armee überhaupt, zum Gegenstande haben, wie unter anderem: alle den operativen Theil der Verpflegsleitung betreffenden Geschäfte, und zwar Gruppierung und Eintheilung der Reserve-Anstalten, die Durchführung des Nachschubes, Einrichtung der Etapenlinien und deren Sicherung.

Bei der Intendanz werden hingegen alle Angelegenheiten und Dispositionen bearbeitet, welche die Beschaffung der Vorräthe für Verpflegs-, Monturs- und Sanitäts-Anstalten, die Füllung der auf den Etapenlinien etablierten Reserve-Anstalten, dann die Oberleitung des Militär-Intendanzdienstes bei der ganzen Armee, sowie die Detailleitung und Controle dieses Dienstes bei den den Corps und Truppen-Divisionen nicht speciell zugewiesenen Truppen und Anstalten betreffen.

Durch den Civil-Landes-Commissär endlich werden die Verhandlungen bearbeitet, welche zwischen dem Armee-General-Commando und den politischen Landesbehörden vorkommen und die Kriegsleistungen, sowie die politische Verwaltung betreffen.

2. Bei jedem Corps die Corps-Intendanz unter der Leitung des Intendanz-Chefs.

Der Corps-Intendanz obliegt die Detail-Leitung und Controle aller den Militär-Intendanzdienst betreffenden Angelegenheiten der dem Corps-Commando unmittelbar unterstehenden, nicht im Divisions-Verbande befindlichen Truppen und Anstalten, — erforderlichenfalls auch die Oberleitung dieser Angelegenheiten bei den Truppen-Divisionen.

Die Intendanz, sowie auch die übrigen Hilfsorgane des Corps-Commandos bildet keine eigene Geschäfts-Abtheilung, wie beim Armee-Commando, sondern es werden alle Angelegenheiten insgesammt in der Generalstabs-Abtheilung behandelt. Der Generalstabschef des Corps hat demnach die mittelbare Einflussnahme auf die Bearbeitung und Ausführung aller wichtigeren Verpflegs-Dispositionen der Corps-Intendanz.

3. Bei jeder Truppen-Division ist die Divisions-Intendanz unter der Leitung des Intendanz-Chefs zur unmittelbaren Leitung und Controle der ressortierenden Dienstzweige bei allen in den Verband der Truppen-Division gehörenden Truppen und Anstalten berufen. Der Dienstbetrieb geschieht analog wie beim Corps-Commando.

4. Schließlich sind noch die Proviant-Officiere für den executiven Verpflegsdienst, d. h. für die Durchführung der Fassungen und Übergabe der Verpflegsartikel an die Stabsquartiere und Truppen zu erwähnen.

XIII. Von den Anordnungen der Commandanten hinsichtlich der Verpflegsleitung.

Alle Anordnungen hinsichtlich der Verpflegsleitung können nur in einer der üblichen Befehlsformen ertheilt werden. Sie sind entweder Directiven, Instructionen, Dispositionen oder Befehle.

Wie jeder Befehl überhaupt kurz und bündig sein muss, so sollen auch die Verpflegsanordnungen jede Weitschweifigkeit vermeiden.

Die Anordnungen für Verpflegsangelegenheiten finden ihren Platz gewöhnlich in den Dispositionen — Marsch-, Gefechts- (Angriffs-, Vertheidigungs-), Cantonierungs-Dispositionen etc.; — in den Directiven oder separaten Befehlen der Commandanten. Das Maß des Details gibt die Stellung des Disponierenden an. Je höher dieselbe, je größer der disponierte Truppenkörper, desto allgemeiner wird auch das bezüglich der Verpflegung Disponierte gehalten, denn je weiter der geistige Wirkungsbereich eines Befehlshabers, desto weniger soll er sich mit Details befassen, — und je größer die räumliche Trennung der Heerestheile, sowie deren Zahl und Umfang, um so weniger kann ihr Commandant alle maßgebenden, meist localen und zufälligen Details auch nur wissen.

Es erübrigt daher nur, dass man den Hauptzweck als letztes, unverrückbares Ziel hinstellt, die Mittel zur Erreichung desselben aber den Unter-Commandanten im selbständigen Wirkungskreise mehr oder weniger überlässt.

Die Anordnungen bezüglich der Requisition, des Nachschubes, oder der Fassung werden demnach in den Dispositionen der verschiedenen Commandostellen enthalten sein.

Das Armee-Commando setzt den Umfang und die Zone der Requisition für jede einzelne Colonne fest, ordnet die Einleitung der Requisition durch die Cavallerie-Truppen-Divisionen an und ertheilt die etwa erforderlichen Directiven bezüglich des eventuell erforderlichen Ausgleiches zwischen den einzelnen Colonnen unter Intervention des Armee-General-Commandos.

Das Colonnen-Commando regelt zuerst das Einvernehmen mit der einleitenden Cavallerie-Truppen-Division und dann die weitere Durchführung der Requisition durch Entsendung von Detachements; es verfügt über das etwaige Mehrergebnis und pflegt wegen des etwa nöthigen Ausgleiches das Einvernehmen mit den Nachbar-Colonnen und dem Armee-General-Commando.

Das Divisions-Commando stellt die Detachements bei und führt die Anordnungen des Colonnen-Commandos bezüglich Übernahme, Vertheilung des Bedarfes und Ansammlung des Überschusses durch.

In den Dispositionen für die Requisition im Etapenbereiche — zur Füllung der Feld-Verpflegs-Anstalten oder von Magazinen — bestimmt das Armee-Commando den Raum, in welchem die Requisition durchzuführen ist und stellt die erforderlichen Etapen-Truppen dem Armee-General-Commando bei. Dieses führt die Requisition selbständig durch und pflegt mit den Colonnen-Commanden das Einvernehmen wegen des Nachschubes.

Die allgemeinen Directiven über die Abgabe und Ergänzung der Vorräthe der Verpflegs-Staffel erlässt das Colonnen-Commando sowohl an alle in der Colonne eingetheilten Truppen-Divisions-Commanden, sowie an das Corps-(Colonnen-) Train-Commando, welches, wie weiter unten gezeigt werden soll, zur Vordisponierung der Verpflegsstaffel rechtzeitig die Directiven vom Corps- (Colonnen-) Commando erhalten muss.

Demnach erlassen die Divisions-Commanden die nöthigen Anordnungen an die ihrer Queue angeschlossenen Verpflegs-Staffel im Wege der betreffenden Train-Commandanten, treffen aber auch Vorsorge, dass der ihnen neu zugeschobene Staffel auf der Marschlinie vom Divisions-Proviant-Officier rechtzeitig übernommen, auf den Lagerplatz geführt und bezüglich der Fortsetzung des Marsches im Verbande der Division, sowie eventuell zum Überholen derselben bis zum Anschlusse an die vordere Division, entsprechend angewiesen werde.

Für den nächsten Tag ordnet das Divisions-Commando im Sinne der Directiven des Colonnen-Commandos an, an welchem Orte der Marschlinie jede Nächtigungsgruppe ihre geleerte Wagenpartie dem Train-Staffel-Commandanten zu übergeben hat.

Das Schwergewicht des gesammten Nachschubdienstes liegt, da das Colonnen-Commando die nothwendigen Verpflegs-Vorräthe beim Armee-General-Commando anzusprechen hat, demnach in den Händen dieser beiden Commanden, und es vollzieht sich das Geschäft auf Grund der Directiven des Armee-Commandos selbstthätig und im directen Einvernehmen zwischen jenen beiden Commanden.

. Hiedurch ist das Armee-Commando von den drückendsten Vorsorgen für die täglichen Bedürfnisse des Heeres einigermaßen entlastet und kann seine ganze Aufmerksamkeit den Operationen widmen.

Von allen diesen Anordnungen der höheren Commanden genügt es für die Truppe meist, wenn diese weiß, wo, wann und was sie zu fassen oder zu requirieren hat.

IV. Theil.

Verpflegung in den einzelnen Phasen des Krieges.

XIV. Verpflegung im Aufmarschraume.

Seit der Ausnützung der Bahnen für den Aufmarsch der Armeen trachtet jeder der beiden kriegführenden Theile sein Heer so rasch als möglich an der Grenze zu versammeln und sofort nach erreichter Operations-Bereitschaft die Operationen aufzunehmen. Die Truppen werden meist in einem Zuge aus ihren Garnisonen (Mobilisierungsstationen) an die Grenze geschoben.

Im Aufmarschraume werden die zuerst einlangenden Corps und Divisionen in Cantonierungen verlegt, bis die ganze Armee vereinigt ist und die Operationen beginnen.

Die Dauer der Cantonierung ist für einzelne Truppen verschieden. Während einzelne Corps (da der Transport eines Corps auf der Eisenbahn, je nach deren Leistungsfähigkeit 3, 4, 5 oder auch 8 Tage dauert), 14 Tage, können andere nur 3 bis 4 Tage — und innerhalb des Corps die zuerst eingelangten Truppen 3 bis 8 Tage cantonieren, während die letzten sofort von der Bahn zu den Operationen abmarschieren, dem Gros des Corps gleich nachrücken müssen.

Wenn auch der Regel nach die meisten Truppen in dem Aufmarschraum mittels Eisenbahn eintreffen, wird doch ein Theil der Armee, insbesondere die aus nächster Provenienz kommenden Truppen, mit Fußmärschen heranziehen. Auch die mit der Bahn anlangenden Theile werden selten in ihren Cantonierungsstationen auswaggoniert, sondern müssen ihre Cantonements mittels einem, vielleicht auch mehreren Märschen erreichen.

Die Truppen erhalten meist noch vor ihrem Abgehen in den Aufmarschraum M a r s c h p l ä n e, welche bis in die Cantonierungs-Station ausgefertigt sind, wodurch alle Anhäufungen der Truppen, Kreuzungen und sonstige Störungen während der Märsche beseitigt werden.

Im Grunde genommen strömt Alles in die Aufmarsch-Cantonements, und der Umstand, dass die Armeetheile nach und nach in diesen Cantonements eintreffen, verleiht ihnen einen ganz eigenen Charakter, indem manche Armeekörper länger, andere nur ganz kurz cantonieren.

Bei der sehr raschen Aufnahme der Operationen seitens der Deutschen 1870 blieben die in den ersten Tagen, 25. bis 28. Juli, eintreffenden Truppen nach bewirkter Auswaggonierung allerdings nur wenige Tage im Cantonement, während die vom 28. bis 31. Juli eintreffenden Truppen die Bewegung sofort nach ihrer Auswaggonierung aufnehmen mussten und erst nach drei Wochen, nach den Schlachten bei Metz, eine dreitägige Erholungspause in gewöhnlichen Marsch-Cantonements genossen.

Bei der Versammlungs-Cantonierung beeinflusst die Tendenz, den Gegner anzugreifen, oder dessen Angriff abzuwehren, alle Dispositionen, sowohl in strategischer, als in taktischer Beziehung, sowohl in Hinsicht auf die Etablierung der Verpflegs-, als auch der Sanitäts-Anstalten, der Herrichtung oder Unbrauchbarmachung gewisser Communicationen u. dgl. Die Armee muss eben schon im Marsch-Echiquier, gewissermaßen gefechtsbereit cantonieren.

Die Ausdehnung des Versammlungs-Cantonements kann mit Rücksicht der thunlichst rasch zu eröffnenden Operationen keine sehr bedeutende, und wird je nach den Absichten des Feldherrn so bemessen sein, dass die Corps vom Momente der anbefohlenen Concentrierung binnen 24 Stunden auf den ihnen angewiesenen Vorrückungslinien zur Offensive bereit stehen, oder, wenn ein anfänglich defensives Verhalten unvermeidlich wäre, doch binnen 48 Stunden selbst auf einem Flügel zur Schlacht vereinigt werden können. Diese letztere Forderung würde selbstverständlich keine größere Front und Tiefe als von je 2 Märschen, also circa 46 *km* bedingen.

Die Form des Cantonements wird sich einem Kreise oder Quadrat, zumeist aber einem Rechteck von geringerer Front als Tiefe und von einem Durchmesser oder einer Seite von mehreren Meilen nähern; bei mehreren Armeen liegen ihre Cantonierungen nebeneinander und hat jede solche für sich die angegebene in sich geschlossene Form; durch diese allein wird der Bedingung raschester Versammlung aller zu einem Armeeverbande gehörigen Corps am besten entsprochen.

Es ergibt sich hieraus, dass der Raum, welchen ein Versammlungs-Cantonement einnimmt, sich keineswegs proportional der Stärke der Armee, welche er aufnehmen soll, ins Ungemessene vergrößern lässt, dass vielmehr die zur Operationsbereitschaft der eigenen, sowie der gegnerischen Armee erforderliche Zeit und die eigenen Absichten für Lage und Ausdehnung der Cantonierungen in höherem Grade maßgebend sind als die Belagsfähigkeit des Aufmarschraumes.

Je nachdem dieser seiner Ausdehnung sowohl, wie seiner Lage endgiltig fixierte Raum nun in eine mehr oder weniger reiche Gegend von größerer oder geringerer relativer Bevölkerungszahl fällt, wird nur ein Theil oder die ganze Armee wirklich cantoniert werden können; bei den großen Armeen der Neuzeit muss es sich in ärmeren Gegenden sogar ereignen, dass ein sehr bedeutender Theil nicht einmal Noth-Unterkünfte, womit nur die Unterdachbringung ohne Rücksicht auf Bequemlichkeit gemeint ist, findet und deshalb lagern wird.

In Versammlungs-Cantonierungen dürfte sich die Gruppierung der Corps nebeneinander und die Gliederung jedes einzelnen nach der Tiefe am zweckmäßigsten erweisen, namentlich dann, wenn die Communications-Verhältnisse erlauben, die Corps gewissermaßen auf den von ihnen zu betretenden Marschlinien, zwar in angemessener Breite, doch in jener Tiefen-Anordnung, wie sie nebeneinander, und je mit ihren einzelnen Divisionen hintereinander in Marsch treten sollen, zu echelonieren.

Eine solche, der Marschcolonne des Corps zunächst kommende, Anordnung begünstigt ein allenfalls vor Beginn der Operationen gewünschtes Zusammenschieben der Truppen gegen die vordere Front, ohne dass die Corps durcheinander kämen.*)

Das Communicationsnetz des Rayons, insbesondere die denselben berührenden oder durchziehenden Eisenbahnlinien und jederzeit fahrbaren Straßen, werden über die Möglichkeit und Zweckmäßigkeit einer solchen Gruppierung der Corps und Divisionen entscheiden, eventuell erheischen, dass man jedes Corps für sich in einer Gruppe anordne, etwa derart, dass die drei Divisions-Rayons, jeder für sich einen geschlossenen Kreis bildend, um das Corps-Hauptquartier herum aneinanderschließen.

---

*) Vergleiche die Vertheilung der drei deutschen Armeen 1870 im Aufmarschraume: die I. Armee als rechter Flügel östlich und nordöstlich Sarlouis, die II. Armee hart links daneben, Saarbrücken und Saargemünd vor der Front, und die III. Armee südlich Landau, gegenüber der Linie Weißenburg-Lauterburg.

Jedenfalls werden die Commando-Stäbe je in der Mitte ihrer Truppen etabliert, wo thunlich an wichtigen Verkehrsknoten, Telegraphen- und Eisenbahnstationen; dieses wird ganz besonders bezüglich der Armee-Commandos zu beachten sein, um dieselben durch ihren Sitz am Central-Verkehrsknoten des Rayons, falls es einen solchen darin gibt, in die rascheste Verbindung mit den Sicherungstruppen und allen Theilen des Cantonements zu setzen.

Die Reserve-Anstalten werden je nach der Nothwendigkeit und Dringlichkeit ihrer Benützung näher oder entfernter hinter den Truppenquartieren auf die besten Communicationen echeloniert, zum Theile je nach Bedarf mitten in den Cantonierungs-Rayon gestellt, ja sogar Marsch-Magazine (Cantonierungs-Magazine) nach vorne verlegt werden müssen.

Die Vorbereitung der Versammlungs-Cantonierung geschieht schon im Frieden seitens der hiezu berufenen Organe. Damit die Truppen ihre Cantonierungen nach dem Eintreffen im Aufmarschraume ohne jede Störung beziehen können, wird es nothwendig sein, alle diese Vorbereitungen noch vor dem Anlangen der Truppen — also während der Mobilisierung — durchzuführen.

Dies geschieht durch Voraussendung von quartierregulierenden Generalstabs-Officieren, Intendantur- und Verpflegs-Beamten in den Aufmarschraum, welche nach speciellen Weisungen die zum Beziehen der Cantonements erforderlichen Vorarbeiten durchführen.

Außer den Arbeiten der Generalstabs-Officiere, welche insbesondere die Regelung der Cantonierungs-Eintheilung im großen bezwecken, erstrecken sich jene der Intendantur- und Verpflegs-Beamten auf Vorbereitung der Verpflegung im Aufmarschraume.

Es müssen demnach die Etablierungsplätze für die Feldverpflegs-Anstalten ausgemittelt, sowie die nothwendigen Depots aufgenommen, und die Vorbereitungen für die Einrichtung der Anstalten derart getroffen werden, dass letztere sofort nach dem Einlangen etabliert und in Betrieb gesetzt werden können.

Die erforderlichen Landesfuhren, auf welchen bekanntermaßen gegenwärtig die Vorräthe der Feld-Verpflegs-Anstalten fortgebracht werden, werden nach dem hiezu bestimmten Kriegsleistungsgesetz erst im Aufmarschraume, sowohl aus den im selben als auch aus den zunächst desselben liegenden Bezirken aufgebracht.

Auch müssen solche Fuhrwerke sichergestellt werden, welche zur Überführung sowohl der mit den Verpflegs-Anstalten einlangenden Verpflegsgüter in die bestimmten Aufmarschräume, sowie der von den Truppen mitgebrachten, lose in den Waggons verladenen Verpflegsmittel in die Cantonierungs-Stationen der Truppen oder in die Cantonierungs-Magazine erforderlich sind.

Weiters müssen die Vorbereitungen zur Aufstellung der Feld- und der Reservebäckereien, die Ausmittlung des hiezu erforderlichen Brennmateriales getroffen, sowie mit der Brotbackung auf allen Civilbacköfen begonnen werden.

Die Schlachtvieh- und Reserve-Schlachtviehdepots müssen, soferne sie beim Ausmarsche aus der Mobilisierungsstation Schlachtvieh nicht mitnehmen, gleich nach dem Eintreffen im Aufmarschraume je 540 Stück Schlachtochsen und den zweitägigen Heuvorrath für dieselben beschaffen. Die erforderlichen Treiber (je einer auf 20 Stück Schlachtvieh) werden bei der zuständigen politischen Behörde angefordert.

Den Verpflegsvorkehrungen im Aufmarschraume muss, wie bereits erwähnt, als Ziel zugrunde liegen, dass sämmtliche mobilen Commanden, Truppen und Anstalten die Operationen mit der festgesetzten Gesammtdotierung jederzeit beginnen können.

Die Formierung der Verpflegscolonnen, der Feld-Verpflegsmagazine und Feldbäckereien hat sofort nach dem Eintreffen der zugehörigen Trainkörper sammt Landesfuhren stattzufinden. Bis zu diesem Zeitpunkte sind für den Verpflegsdienst im Aufmarschraume Vorspannfuhren zu benützen.

Die im Aufmarschraume befindlichen stabilen Bäckereien sind, im Sinne der im Frieden ergangenen Weisungen des Territorial-Commandos, nach Möglichkeit noch vor Beginn der Massentransporte der Truppen zu erweitern, Reserve-Bäckereien mit Reserve-Backöfen zu errichten und alle diese, sowie die eintreffenden Feldbäckereien und die mit eisernen Feldbacköfen ausgerüsteten Reserve-Bäckereien derart rechtzeitig in Betrieb zu setzen, damit — eventuell im Vereine mit der Broterzeugung durch die Truppe — nicht nur die Brotverpflegung im Aufmarschraume gesichert, sondern auch ein derartiger Vorsprung gewonnen werde, um beim Beginne der Operationen den Mann und — soweit möglich — auch die Verpflegscolonnen in den Nachschub-Verpflegsportionen mit Brot anstatt mit Zwieback dotieren zu können.

So beschäftigte sich auch z. B. Napoleon 1812 unausgesetzt mit der Brotbeschaffung für die in ihren Aufmarschbewegungen im

April und Mai an die Weichsel ziehende Armee, für welche im voraus auch schon Marsch- und Cantonierungsmagazine, Bäckereien etc. angelegt wurden.

Nach der Organisation der großen Armee befanden sich bei jedem Corps Ofenbau- und Bäckerei-Abtheilungen.

Im Aufmarschraume und so lange die Armee die Grenze nicht überschritten hatte, wurden dieselben ihren Corps meist auf einige Märsche vorausgeschickt, damit die Truppen beim Eintreffen frisches Brot erhalten. Daneben wurden alle in den betreffenden Stationen befindlichen Privatbäckereien zur Broterzeugung herangezogen.

Die mittels Eisenbahn im Aufmarschraume einlangenden Verpflegsgüter werden, nach den getroffenen Weisungen seitens der Cantonierungs-Magazine oder der vorübergehend als solche fungierenden Feld-Verpflegsanstalten übernommen und — unter Freihaltung der Bahnhöfe — entsprechend deponiert.

Im Aufmarschraume geben die Verpflegscolonnen und Feld-Verpflegsmagazine nur über Auftrag der höheren Commanden Verpflegsartikel an die successive einrückenden Truppen und Anstalten.

Die in dem Aufmarschraum einlangenden Truppen etc. bringen außer der normierten Dotierung in der Regel überdies noch einen sechstägigen Verpflegsvorrath mit, welcher in erster Linie dazu bestimmt ist, die Verpflegung in den ersten Tagen zu decken.

In der letzten, im Marschplane genannten Station werden den Quartierregulierenden seitens der Truppe von dem daselbst befindlichen Etapen- (Bahnhof-, Stations-) Commando die Weisungen und Befehle übermittelt, welche die zugewiesenen Cantonierungsorte und die im Cantonierungsbereiche bewirkten Verpflegsvorkehrungen zu enthalten haben.

Die auswaggonierten Transporte müssen überdies vom Bahnhof- (Militär-Stations-) Commando die Verständigung erhalten, mittels welcher Transportmittel die in den Waggons untergebrachten Verpflegsvorräthe in die Cantonierungsstation zu schaffen sind.

Die knapp vor Operationsbeginn im Aufmarschraume eintreffenden Truppen etc. werden hingegen im Wege des Bahnhof-Commandos den Auftrag erhalten, einen Theil oder sämmtliche der in den Waggons mitgeführten Verpflegsvorräthe an die nächste Verpflegsanstalt abzugeben.

Im Aufmarschraume beziehen die eingerückten Truppen etc. vom Tage des Eintreffens an die vollen Kriegs-Verpflegsgebüren.

Es obliegt ihnen rücksichtlich der Verpflegung:

a) vorerst in jedem Augenblicke operationsbereit zu sein, und

b) überdies für die laufende Verpflegung im Sinne des Nachstehenden selbst zu sorgen.

Zu *a*). Um jederzeit operationsbereit zu sein, müssen per Mann (Officiere, Beamte) drei Reserve-Verpflegsportionen und eine Nachschub-Verpflegsportion, weiter Fleisch für einen Tag ausgeschrotet und für vier Tage in lebenden Schlachtthieren, ferner per Pferd drei Reserve-Haferportionen und eine Nachschub-Haferportion bei der Truppe selbst vorräthig sein.

Die Verpflegsstaffel haben für ihren eigenen Stand, und zwar: beim Manne (Kutscher etc.): 1 Nachschub-Verpflegsportion (mit Fleisch) und 3 Reserve-Verpflegsportionen, beim ärarischen Pferde: 1 Nachschub-Haferportion à 5 *kg* und 3 Reserve-Haferportionen à 2·5 *kg*; beim Landespferde: 1 Portion Hafer à 3 *kg* und 3 Reserve-Haferportionen à 2·5 *kg*; weiter in einer eigenen Wagenpartie des Staffels: per Mann: 2 Nachschub-Verpflegsportionen (ohne Fleisch) und 4 Reserve-Verpflegsportionen, per ärarisches Pferd: 6 Nachschub-Haferportionen à 5 *kg* und per Landespferd: 6 Haferportionen à 3 *kg*.

Dieser für den Beginn der Operationen unter allen Umständen vollzählig zu haltende Vorrath darf im Aufmarschraume nicht angegriffen, wohl aber soll die Nachschub-Verpflegsportion zeitweise nach Bedarf umgesetzt, das heißt verzehrt und gleichzeitig durch frische Artikel ersetzt werden.

Zu *b*). Im Aufmarschraume haben die Truppen und Anstalten, unter Zuhilfenahme der mitgebrachten sechstägigen Mehrvorräthe, grundsätzlich von den Mitteln des Cantonierungsbereiches zu leben, daher die Verpflegs- (Futter-) Artikel solange als möglich in nachstehender Weise selbst zu beschaffen.

1. Das mitgebrachte Brotbackmehl (500 *g* per Mann auf vier Tage) ist auf den an Ort und Stelle befindlichen Civilbacköfen oder auf den von der Truppe zu erbauenden Noth-Feldbacköfen zu Brot zu verbacken, wobei die Truppenbäcker nach Möglichkeit durch entgeltlich aufgenommene Civilpersonen zu unterstützen sind.*)

*) Siehe Beilage 10, Verpflegsvorschrift II. 2. Heft.

Der weitere Brotbedarf, wie auch das Brot für die ohne Backmehl eingerückten Truppen und Anstalten ist bei gegebener Möglichkeit durch Handeinkauf oder durch Vereinbarungen mit Bäckern, Ortsbewohnern oder Unternehmern zu beschaffen.

Jene Truppen, welche organisationsmäßig Bäcker nicht im Stande führen, aber Backmehl mitbringen, lassen dieses bei Civilbäckern oder auf Privatbacköfen gegen Entgelt zu Brot verbacken.

Erst wenn auf diesem Wege nichts mehr erlangbar, hat die Brotfassung aus der vom höheren Commando namhaft gemachten stabilen oder Feld- (Reserve-) Bäckerei zu erfolgen.

2. Gleich nach dem Eintreffen im Aufmarschraume ist seitens der die Schlachtregie führenden Truppen der fünftägige Fleischbedarf durch Ankauf lebender Schlachtthiere zu beschaffen (seitens der zu Fuß aufmarschierten, mit Schlachtvieh versehenen Körper zu ergänzen) und stets intact zu erhalten.

Den laufenden Fleischbedarf decken die Truppen und Anstalten, je nach Möglichkeit, entweder durch Kauf ausgeschroteten Fleisches oder durch Ankauf von Schlacht- und Stechvieh.

Abtheilungen und Anstalten, welche die Schlächterei nicht in eigener Regie besorgen und den Fleischbedarf durch Kauf nicht zu decken vermögen, werden über ihr Einschreiten vom vorgesetzten Commando mit dem Fleischbezuge an einen Truppenkörper mit Schlächtereibetrieb gewiesen.

3. Die übrigen Kostartikel und Getränke sind aus dem Etapenrelutum an Ort und Stelle zu beschaffen.

Sind die belegten Ortschaften in der Lage, der bequartierten Truppe die Quartierverpflegung zu bieten, so ist hievon am Tage des Eintreffens in dem Aufmarschraume (aber nur an diesem einen Tage) unbedingt Gebrauch zu machen.

Die Artikel Hafer und Heu (oder deren Surrogate), dann Brennholz, eventuell auch Lagerstroh, sind gleichfalls im Handkaufe zu beschaffen.

Für die Schlachtthiere ist mit einem Wiesenbesitzer die Weide zu accordieren.

Erst wenn aus Mangel an Markt- und sonstigen Privatvorräthen der Einkauf nicht mehr durchführbar ist, darf die Fassung aus den mittlerweile angelegten Cantonierungs-Magazinen oder bei den zuständigen Verpflegs-Anstalten beginnen.

Nach stattgefundener Abgabe der Vorräthe seitens der Feld-Verpflegsanstalten ist die Wiederfüllung der letzteren unaufgehalten nach den Dispositionen des Corps-Commandos (Corps-Intendanz) oder des Armee-General-Commandos — welche ihrerseits für entsprechend eingeleitete Verpflegstransporte (Verpflegszüge) sorgen — durchzuführen. Denn auch die Feld-Verpflegsanstalten müssen jederzeit für den Beginn der Operationen mit den festgesetzten Verpflegsvorräthen (Schlachtvieh) versehen sein.

Jedenfalls müssen die Cantonierungs-Magazine und die Feld-Verpflegsanstalten ihrerseits dafür sorgen, dass auch sie jeden Abgang in erster Linie aus den Mitteln des Landes decken und erst im Bedarfsfalle den Zuschub von rückwärts in Anspruch nehmen.

Müssen die Truppen ihre Verpflegung ganz oder theilweise aus Magazinen (Feld-Verpflegsanstalten) empfangen, so sollen diese letzteren derart etabliert werden, dass sie nicht über 30 *km* von einander entfernt sind, somit keine Truppe genöthigt wird, ihren Bedarf mit den eigenen Proviantwagen aus einer größeren Entfernung als höchstens 12 bis 15 *km* zu holen.

Bei dieser Entfernung können die Proviantwagen selbst bei schlechten Wegen an einem Tage den Hin- und Rückmarsch ausführen.

Die Beiziehung von Landesfuhren erleichtert die Fassungen und schont auch die Bespannungen wesentlich.

Je mehr Magazine im Aufmarschraume beziehungsweise im Cantonierungsbereiche der Truppen sich befinden, desto schneller und sicherer kann die Ergänzung der Vorräthe vor sich gehen, desto operationsfähiger bleibt die Truppe, denn bekanntermaßen beruht die größte Schwierigkeit der Verpflegung eben darin, die in Magazinen aufgespeicherten Vorräthe zu den Truppen zu schaffen.

Aus diesem Grunde ist es nothwendig, dass eventuell der Verpflegszuschub zu den Truppen auch durch die Feld-Verpflegsanstalten selbst bewirkt wird.

Die Feld-Verpflegsanstalten selbst können jedoch nicht willkürlich im Cantonierungsbereiche der Truppen aufgestellt, sondern müssen im Interesse der Schlagfertigkeit der Armee in der Hauptsache auf eine solche Entfernung im Rücken der Armeegruppen auf den einzelnen Aufmarschlinien gehalten werden, dass sie einerseits im Falle eines nothwendig werdenden Rückzuges einen genügenden Vorsprung vor der Armee besitzen, um weder die Wege zum Nachtheile der Operation zu verrammeln, noch die Vorräthe preisgeben zu müssen, — anderseits aber auch die Armee während des Verweilens in ihrer Stellung, wenn das wider Vermuthen länger andauern sollte, verpflegen, sowie auch in Fällen des Vorrückens derselben den nöthigen Zuschub rasch genug ausführen zu können.

Da aber die Armee eng zusammengedrängt ist und auch nicht alle Feld-Verpflegsanstalten nebeneinander aufmarschieren können, sondern oft hintereinander in 2 bis 3 Reihen echelonierend aufgestellt werden, so müssen zur Vermeidung von Unordnungen, Stockungen, Kreuzungen etc. genaue Dispositionen bezüglich der Zeit der Fassungen, der einzuschlagenden Routen etc., sowie auch bezüglich des Vorrückens der Verpflegsstaffel zum Zwecke des Zuschubes und der Rückkehr der leer gewordenen Trainstaffel gegeben werden.

Die mobilen Feld-Verpflegsanstalten, welche sich in der vordersten Linie befinden und leer geworden sind, räumen ihren Platz den nunmehr nachrückenden Anstalten der 2. Reihe und so fort, und ergänzen sich wieder an der Queue sämmtlicher Magazine durch die Landesmittel etc. oder durch Heranziehen der Vorräthe aus den rückwärtigen Magazinen.

In dem Falle aber, als die Anstalten in der vordersten Reihe sich an Ort und Stelle durch directe Einlieferung der Artikel completieren können, brauchen sie ihren Standort nicht zu wechseln.

Der Ersatz des in den mobilen Feld-Verpflegsanstalten entstehenden Abganges, wird theils durch Zuschub von der Basis mittels Eisenbahnen und Wasserstraßen, oder wenn diese mangeln sollten, durch Landesfuhrwerke aus den Reserve-Verpflegsmagazinen etc. oder durch Landeslieferungen erfolgen müssen.

Durch periodische Verpflegs-Rapporte seitens der Corps und selbständiger Truppen-Divisionen setzt sich das Armee-General-Commando über die Verpflegslage im Aufmarschraume in Kenntnis, und regelt hienach die Ergänzung oder den Nachschub der Verpflegsvorräthe.

Durch sorgfältiges Einleiten aller Verpflegsvorkehrungen wird es sich oft ereignen, dass bei einzelnen Theilen der Armee oder Anstalten sich Mehrvorräthe an Verpflegung ansammeln, welche bei der Aufnahme der Operationen nicht mitgenommen werden können. Die Alarm-Disposition verfügt sodann, was mit denselben zu geschehen hat; gewöhnlich werden selbe vor Beginn des Vormarsches an die zur Aufstellung gelangenden Reserve-Verpflegsmagazine übergeben.

XV. Von der Verpflegung im Vormarsche.

Hat sich der Feldherr für das Ergreifen der Offensive entschlossen, so muss er seine im Aufmarschraume versammelte Armee gegen das Operationsziel in Bewegung setzen.

Vom Beginne der Feindseligkeiten an bleibt die Bewegung der Truppen mit geringer Ausnahme stets auf die Land-Communicationen beschränkt, die gegenseitigen Armeen nähern sich und die Märsche müssen im strategischen Wirkungsbereiche des Feindes ausgeführt werden.

Bei diesen Märschen hat daher als Hauptgrundsatz zu gelten, die Truppen stets in jenem Zustande der Schlagfertigkeit und Bereitschaft zu erhalten, welche, mit Rücksicht auf die größere oder mindere Wahrscheinlichkeit eines feindlichen Zusammenstoßes, die günstigsten Gefechtsbedingungen enthält.

Bei Gefechtsmärschen treten somit die taktischen Rücksichten in den Vordergrund, und jene für die Schonung und Bequemlichkeit der Truppen dürfen nur insoweit zur Geltung kommen, als dies mit dem ersten Gebot der steten Schlagfertigkeit und Sicherheit vereinbar ist.

Zur Erreichung des Marschzweckes ist vor allem eine gute zweckmäßige Anordnung, dann eine genaue und richtige Durchführung derselben erforderlich.

Die Marschanordnung muss bei Bestimmung des Endzieles allen Factoren Rechnung tragen, jede mögliche Störung des Marsches, sei es durch Elementar-Ereignisse etc., oder durch feindliche Angriffe berücksichtigen, damit nicht durch unvorhergesehene Überraschungen Zustände geschaffen werden, welche schon den Keim der Niederlage in sich tragen.

Früher oder später führen die Märsche immer zum Gefecht.

In jedem Gefecht aber ist die *nummerische Überlegenheit* ein schwer wiegender, in der Regel entscheidender Factor.

Eine der Hauptaufgaben der Marschanordnung ist es somit, sich diese Überlegenheit für alle Fälle zu wahren, daher alle Umstände erwägend, solche Dispositionen zu treffen, damit *ohne die Schlagfertigkeit der Truppe zu beeinträchtigen*, bei jedem Zusammenstoße das Plus gegen das Minus kämpft.

Eine weitere Aufgabe der Marschanordnung besteht in der Ökonomie der Kraft, die durch das richtige Verständnis erreicht wird, das Leistungsvermögen der Truppe nur in wirklich *dringenden* Momenten anzuspannen.

Jede *unnöthige* Anspannung der Kräfte ist ein großer Fehler, denn sie erzeugt nicht allein eine verlustbringende Friction, sondern auch Erbitterung und Misstrauen der Truppen in die Führung.

Der zweite Factor zum Gelingen der Märsche liegt in der Truppe selbst, denn wenn die Marschanordnung noch so gut, und die Durchführung mangelhaft ist, so wird kein günstiges Resultat erzielt werden können.

Im Kriege sind hiezu eine zweckmäßige Marschordnung, eine eiserne Disciplin, jedenfalls aber auch eine gute *möglichst regelmäßige Verpflegung* nothwendig.

Um aber die Verpflegung der Truppen den Operationen richtig anpassen zu können, müssen die Organe der Verpflegsleitung die Friction der Märsche, die Ausdehnung der Armee im Raume, die Vereinigung derselben in der Zeit und die Marschverhältnisse des Trains genau kennen, anderseits der Truppe selbst, die Schwierigkeiten, mit denen die Verpflegsleitung dabei zu kämpfen hat, auch nicht fremd sein.

Es sollen demnach zum richtigen Verständnis dieser Verhältnisse die Eigenthümlichkeiten der Märsche insoweit berührt werden, als sie für die Durchführung der Verpflegung auf die Dauer der Märsche von Einfluss sind.

A) Von der Marschform größerer Heereskörper.

Die günstigste Form für die Bewegung eines Heereskörpers in Feindesnähe wäre die Bewegung in einer so gedrängten Form, dass die Armee in jedem Momente in Kampfbereitschaft stünde.

Ein Heereskörper von bedeutender Stärke, zumal eine Armee, kann sich aber unmöglich in Schlachtordnung bewegen, außer auf dem Schlachtfelde selbst; erstens ließe dies das Terrain und zweitens die Schonung der Truppe nicht zu.

Will man daher größere Strecken zurücklegen, so ist man gezwungen, jeden größeren Heereskörper auf einen Weg zu weisen, wodurch er sich leichter und rascher bewegt, indem man ihm größere Tiefe als Front gibt.

Je länger aber die Colonne ist, desto mehr Zeit braucht sie zum Aufmarsch, desto ungünstiger ist ihre taktische Verfassung, denn die Front ist klein, die Flanke lang; je länger die Colonne, desto schwieriger die Verpflegung, denn der Train marschiert an der Queue, sowohl zum Schutze gegen feindliche Einwirkung, wie auch um vorne die eigene Kampfbereitschaft nicht zu stören.

Ein Beispiel soll das versinnlichen:

Die Truppencolonne einer Infanterie-Truppen-Division nimmt, wenn sie z. B. 15 Bataillone, 3 Escadronen und 3 Batterien stark ist, nach unserer Organisation mit den Compagnie- und Batterie-Munitionswagen beim Marsche in einer Colonne eine Länge von circa 17.000 Schritten oder 13 *km* ein. Dabei ist die Infanterie in Doppelreihen, die Cavallerie zu Vieren, die Geschütze einzeln und die Stände vollzählig angenommen.

Die Truppencolonne mit dem Gefechtstrain ist dann circa 22.000$^{\times}$ oder 16·5 *km*, die Traincolonne (Bagage- und Verpflegstrain) ist circa 8000$^{\times}$ oder 6 *km*, die ganze Division im Marsche circa 30.000$^{\times}$ oder 22·5 *km* lang.

Drei Divisionen, — ohne Corps-Commando und die demselben directe unterstehenden Truppen und Anstalten, — jede mit ihrem ganzen Train hintereinander zeigen in der Marschcolonne folgende Colonnenlängen:

Die 1. Division mit Vorhut und Gefechtstrain	22.000$^{\times}$	30.000$^{\times}$
die übrigen Trains	8.000$^{\times}$	
Die 2. Division	18.000$^{\times}$	26.000$^{\times}$
die übrigen Trains	8.000$^{\times}$	
Die 3. Division	18.000$^{\times}$	26.000$^{\times}$
die übrigen Trains	8.000$^{\times}$	

Die Tête der 2. Division hätte daher bis an die Queue der 1. Division 8000$^{\times}$, bis an die Tête 30.000$^{\times}$, die Tête der 3. Division bis an die Tête der 1. Division 56.000$^{\times}$ (42 *km*) oder an 6 Meilen, die Queue der 3. Division aber 82.000$^{\times}$ (56 *km*), d. i. 7$^{1}/_{2}$ Meilen zu marschieren.

Bei einem Zusammenstoß mit dem Gegner wäre nun eine solche Marschordnung schlimm, da es offenbar ist, dass der streitbare Theil der Colonne den Kampfplatz seiner großen Entfernung von der Tête wegen nie rechtzeitig erreichen könnte.

Behufs Steigerung der Dichtigkeit der Truppencolonne müssten die Bagage- und Verpflegstrains aus der Colonne ausgeschieden und nach der Queue derselben versetzt werden.

Bis zur Tête der 1. Division hätte die Tête der 2. Division dann nur 22.000ˣ, die der 3. Division nur 40.000ˣ oder 4 Meilen, die Queue aber noch immer 58.000ˣ oder an 6 Meilen zu hinterlegen, so dass, wenn die Tête-Division ins Gefecht träte, die 2. Division erst binnen etwa vier Stunden mit der Tête, binnen acht Stunden mit der Queue, die 3. Division während der nächsten vier Stunden eingetroffen sein, somit der Aufmarsch der drei Divisionen auf die Tête erst binnen zwölf Stunden durchgeführt sein könnte, noch dazu unter der Annahme, dass die Divisionen eben ohne Unterschied je 20.000ˣ in vier Stunden hinterlegen könnten.

Da man im allgemeinen für solche Verhältnisse per Tag zwölf Stunden Marschzeit rechnet, würden derart diese drei Divisionen einen ganzen Tag brauchen, um auf die Tête aufzumarschieren.

Bilden diese drei Divisionen ein Corps, so verlängert sich die Truppencolonne noch weiters um die Corps-Artillerie und die allenfalls dem Corps-Commando directe unterstehenden Truppen und Anstalten.

Die ausgeschiedenen Trains der drei Divisionen würden für sich allein wieder eine Länge von 24.000ˣ oder 2·5 Meilen einnehmen, mit den nothwendigsten Theilen des Corpstrains circa drei Meilen, also wieder eine Länge von einem Tagemarsch, überdies ist die Tête des Trains schon auch über einen Tagemarsch von der Tête-Division entfernt, somit die Truppe nur auf das angewiesen ist, was sie bei sich hat.

Mit zunehmender Colonnentiefe kann innerhalb einer gegebenen Zeit nur ein Theil der Truppen aufmarschieren, sowie auch anderseits der nothwendige Nachschub so viel Zeit erfordern, dass die Truppen unterdessen an den dringendsten Bedürfnissen Mangel leiden.

Die Bedingungen der Kampfbereitschaft und der Erhaltung führen somit gleichzeitig dahin, dass man größere Heereskörper in einer Form bewege, welche Front und Tiefe ziemlich gleich macht, was sich dadurch bewirken lässt, dass man die einzelnen Hauptglieder einer Armee, eines Corps oder einer Division nebeneinander in Bewegung setzt, jedes einzelne dieser Hauptglieder für sich aber nach der Tiefe gliedert, indem sich dessen Theile hintereinander folgen.

Durch das Nebeneinanderreihen der Corps bei einer Armee, der Divisionen bei einem Corps während der Bewegung, nähert sich die Marschform der Kampfform und ist der Übergang aus der einen in die andere leicht und natürlich zu bewirken.

An der dem Feinde zugewandten Seite befindet sich sodann das Truppen-Echiquier, welches naturgemäß sich zwischen dem Gegner und dem eigenen Train bewegt, um denselben gegen feindliche Einwirkung zu sichern.

Die Größe beziehungsweise Ausdehnung des Echiquiers nach Breite und Tiefe ist wieder davon abhängig, ob im gegebenen Falle Rücksicht auf die Erhaltung der Truppen genommen werden kann, oder aber ob die Kampfbereitschaft den Hauptton dazu angibt.

Den Regulator dazu gibt stets die Entfernung vom Gegner.

Nahe am Feinde dürfen die einzelnen Colonnen nicht entfernter nebeneinander und in keiner größeren Tiefe marschieren, als dass nicht alle Truppen des Gros möglichst an einer Schlacht theilnehmen könnten. Auch die entfernteste Colonne muss innerhalb desselben Tages in den Kampf eingreifen können.

Ist man aber außer Contact mit dem Gegner, so kann man, je entfernter man vom Feinde ist, desto breiter marschieren. Man kann die Rücksichten auf rasches Vorwärtskommen, auf Bequemlichkeit und Verpflegung in die erste Linie stellen. *)

Die Anzahl der Colonnen, in welche sich die Armee theilen kann, hängt naturgemäß in erster Linie von der Anzahl der vorhandenen Parallel-Communicationen, dann von der Stärke der Armee ab.

Je mehr solche Communicationen vorhanden sind und je näher dieselben nebeneinander laufen, desto günstiger ist es, desto mehr Colonnen kann man bilden, desto schneller kann der taktische Aufmarsch vollführt werden, desto fließender wird die Bewegung und desto leichter ist die Verpflegung.

---

*) Solchergestalt waren z. B. die Verhältnisse beim Vormarsch der III. und der Maas-Armee von Sedan auf Paris, in welcher Zeit ein namhafter Widerstand diesseits der Landes-Hauptstadt nicht zu erwarten war.

Sind wenige Parallel-Communicationen vorhanden und sind dieselben in größeren Entfernungen von einander, so muss jede Colonne so stark gemacht werden, dass ihr Widerstand gegen jede Übermacht, mit der Zeit, welche die Nachbarcolonne braucht, um auf dem Kampfplatze zu erscheinen, in einem richtigen Verhältnisse steht.

Doch wie gesagt, hat auch die Stärke der Colonne eine bestimmte Grenze, über welche hinaus sie keinen Nutzen mehr bringt.

Können bei großer Entfernung vom Feinde gute Communicationen ausgenützt werden, so müssen hingegen in der Nähe des Gegners immer mindere Wege herangezogen werden, bis im letzten Momente auch querfeldein marschiert wird.

Da kein Land so reich ist, um die großen Heeresmassen der Gegenwart in einem kleinen Marsch-Echiquier ernähren und unter Dach bringen zu können, sowie auch kein Land so reich an Communicationen ist, um den Marsch für längere Zeit in einer der Kampfbereitschaft entsprechenden Dichte zuzulassen, so müssen die Armeen in größerer Entfernung vom Feinde — wie dies doch meistentheils beim Heraustreten aus dem Aufmarschraume der Fall sein wird — viel lockerer marschieren, und erst im Vorrücken sich allmählich convergierend gegen den Feind zusammenschieben.

Dasselbe gilt auch bezüglich der Tiefe des Marsch-Echiquiers. Entfernt vom Gegner, fällt die Marschtiefe nicht so schwer ins Gewicht. Bei geringer Zahl von Communicationen bleibt bei starken Armeen keine Wahl, als die Verweisung auch von mehreren Divisionen auf eine Straße.

Im großen Ganzen ergibt sich aus diesen Betrachtungen, dass eine Armee in einem Marsch-Echiquier mit Quadrat- oder Rechteckform am günstigsten bewegt werden kann, dass sie, bei einer Stärke von mehr als 100.000 Mann, mit den streitbaren Theilen hiebei einen Raum von 16—36 Quadratmeilen, proportional ihrer Stärke und der Wegsamkeit des Operationsfeldes bedeckt; dass dieser Flächenraum entfernt vom Gegner in beiden Dimensionen ohne Nachtheil wachsen kann, mit der successiven Annäherung an denselben jedoch bedeutend unter dieses Maß herab, endlich bis auf den zum Kampf erforderlichen Raum von 1—2 Quadratmeilen gemindert werden muss.

Dieser für eine Armee erforderliche Raum, der sich bezüglich der streitbaren Theile, je nach dem momentanen Vortreten der

Erhaltungs-Rücksichten ausdehnt, beim Überwiegen der Kampfbereitschaft verringert, muss jedoch in allen Fällen, ob die Armee auf einem Schlachtfelde vereinigt oder auf großem Territorium vertheilt ist, um das ganze Train-Echiquier vergrößert gedacht und erwogen werden: dass der vom letzteren bedeckte Flächenraum umso größer wird, je größer die für unerlässlich gehaltene Train-Ausrüstung der Armee ist, dann je weiter die Maschen des Wegnetzes auf dem eben betretenen Operationsfelde sind; dass ferner diese Trains infolge ihrer Schwerfälligkeit den streitbaren Truppen nicht überall hin zu folgen vermögen, daher auf den gebahnten Wegen zu belassen, und endlich bei bevorstehendem Zusammenstoße auf angemessene Entfernungen zurückzuhalten sind, um die Bewegungsfreiheit der Kämpfenden nicht einzuschränken.

Diese Erwägungen geben ebenso viele Gründe dafür an die Hand, dass das Train-Echiquier eine Concentrierung nur in ganz beschränktem Sinne zulässt und annähernd in seinem ursprünglichen Aufstellungs-Verhältnisse mit breiter Front und angemessener Tiefe auf den Anmarschlinien auch dann stehen bleiben wird, wenn sich die Armee zur Schlacht vereinigt.

Durch das Abbleiben des Train-Echiquiers vom streitbaren Theile wird aber, trotz der Concentration des letzteren, der Gesammtraum, welchen die kämpfenden Truppen zum Schutze der Reserve-Anstalten und Nachschublinien zu decken haben, nicht verringert; denn beiläufig um jenes Maß, um welches das Truppen-Echiquier sich zusammenzieht, vergrößert sich von selbst jenes des Trains.

B) Von den Marschverhältnissen des Trains.

Durch die Theilung der Armee in mehrere Colonnen wird die Bewegung von Massen erleichtert; doch werden infolge der Größe der modernen Armeen auch diese Theile eine bedeutende Stärke besitzen und im Marsche bedeutende Colonnenlängen erreichen.

Ist nun eine weitere Theilung durch Benützung mehrerer paralleler Marschlinien ausgeschlossen, so kann die Bewegung so großer Armeecolonnen nur durch eine zweckmäßige Gliederung nach der Tiefe und eine systematische Bewegung der einzelnen Theile gefördert werden.

Ein Corps zu 3 Infanterie-Truppen-Divisionen sammt dem organisationsmäßigen Armeetrain hat eine Colonnenlänge von circa

135.000ˣ = 101 *km* = 13 Meilen, wovon circa $7^1/_2$ Meilen auf die Trains entfallen.

Schon bei einer derartigen Colonnenlänge können unter ungünstigen Communications-Verhältnissen und bei geringen Ressourcen des Kriegsschauplatzes sehr bedeutende Frictionen eintreten, welche sich in bedeutendem Maße steigern können, sobald mehr als ein Corps hintereinander marschieren müsste.

Der Train soll einerseits aus Marsch- und Gefechtsrücksichten die Truppencolonne so wenig als möglich behindern, anderseits zeitgerecht die Truppe erreichen. Aus diesem Grunde werden nur die jeweilig in der Truppencolonne nothwendigen Traintheile eingetheilt, während der Rest an der Queue der Truppencolonne als großer Train folgt, und wieder derart gruppiert wird, dass der jeweilig nothwendige Theil zur Truppe rechtzeitig gelangen kann, so z. B. die Tagesstaffel aus dem Verpflegstrain, um die vorne verbrauchten Staffel zu ersetzen.

Hieraus folgt, dass beim Marsche einer Colonne nebst der Vorwärtsbewegung derselben auch innerhalb der Colonne eine Bewegung einzelner Theile von rückwärts nach vorne eintritt, dass also die Trains, um sie den jeweiligen Verhältnissen zu gruppieren, von den höheren Commandanten disponiert werden müssen, ähnlich wie es beim Marsche von Armeekörpern hinsichtlich der Reihenfolge der einzelnen Truppenkörper in der Marschcolonne stattfindet.

Als Dispositions-Einheiten, worunter die an der Queue unter einem Befehlsbereich vereint marschierenden und vereint nächtigenden Trains zu verstehen sind, gelten:

A) Bei Infanterie- und Cavallerie-Truppen-Divisionen unter dem Befehle des Divisions-Train-Commandanten der „Divisions-Train“.

B) Bei Corps, unter dem Befehle des Corps-Train-Commandanten alle nicht bei den Truppen-Divisionen eingetheilten Trains, welche als „Corps-Train“ (großer Train des Corps) hinter dem Divisions-Train der Queue-Division folgen.

Sind ausnahmsweise vier oder mehr Infanterie-Truppen-Divisionen oder doch deren Trains an eine und dieselbe Marschlinie gewiesen, so bilden die nicht bei den Truppen-Divisionen eingetheilten Trains den „Colonnen-Train“ (großen Train), welcher unter dem Befehle des Colonnen-Train-Commandanten (des rangälteren Corps-Train-Commandanten) dem Divisions-Train der Queue-Division folgt.

Zur weiteren Erleichterung der Disponierung wird sowohl der Corps-Train, als auch der „Colonnen-Train“ nach Bedarf in Gruppen „Trainstaffel“ gegliedert, deren Colonnenlänge 20 *km* nicht überschreiten soll. (Vergleiche Tafel II, Daten.)

Um die Train-Disponierung zu vereinfachen, werden aus den einer Colonne beigegebenen Trains Gruppen gebildet, die entweder organisationsgemäß bestimmte Plätze in der Colonne einnehmen können, oder aber, wenn dies aus taktischen Gründen nicht angeht, auf Grund der Disposition des Colonnen-Commandanten fallweise, sowohl dem Umfange als auch ihrer Reihenfolge nach, in die Truppencolonnen eingetheilt werden.

Die organisationsgemäße Gruppierung der Trains zeigt die Beilage 2 der Trainvorschrift für die Armee im Felde.

So wenig schon die Ordnung gleichgiltig ist, in welcher sich die verschiedenen Waffen in einer Marschcolonne folgen, umso weniger kann es bei einem Zusammenstoße mit dem Gegner gleichgiltig sein, in welchem Grade die Truppen mit den Trains vermischt marschieren, da es offenbar von dieser Mischung abhängt, wie viele streitbare Truppen in einer gewissen Zeiteinheit auf jeder Marschlinie den Kampfplatz erreichen können.

Man hat demnach im Train im allgemeinen solche Partien zu unterscheiden, die täglich, namentlich aber wenn Gefechte stattfinden, jederzeit gebraucht, daher von der Truppe zu der sie gehören, niemals abgetrennt werden, dann aber in solche, die nur zeitweise oder doch nicht täglich nothwendig sind, sonach zeitweilig auch abgetrennt werden dürfen.

Darnach lassen sich gewisse Traingruppen oder Staffel bilden, die, je nach ihrer größeren oder geringeren Entbehrlichkeit, behufs Steigerung der Dichtigkeit des streitbaren Theiles der Colonnen bei Annäherung an den Gegner, nach und nach gruppenweise aus der Colonne ausgeschieden und nach der Queue derselben versetzt werden, sonst aber unmittelbar bei jener Truppe, zu der sie gehören und bei welcher sie gebraucht werden, oft also mitten in der Colonne ihre Eintheilung finden.

Es folgen hier einige Daten:

	zweispänn. Wagen:	Länge:	Commandant:
Nachsch.-Staff. } einer Inft.-	82	1150×	} Train-Zugs-Commandant
Reserve-Staffel } Verpfl.-Col.	152	2130×	
Infanterie-Verpflegs-Colonne	480	6930×	} Train-Escadr.-Cmdt. der Division
Cavallerie-Verpflegs-Colonne	535	7700×	
Corps-Verpflegs-Colonne	233	3462×	Train-Cmdt. d. 6. Zuges
Feld-Verpflegs-Magazin	1674	25.036×	Trainbegleitungs-Esc.
Section einer Feldbäckerei	184	2584×	Offic. d. Train.-Detach.
Sect. ein. Schlachtvieh-Dep.	8	612×	Verpflegs-Beamte
Vereinigter Gefechts-Train einer Infant.-Trupp.-Division	6 4sp. Wagen 129	2293×	Train-Commandant des 1. Zuges
Vereinigt. Bagagetrain einer Infanterie-Truppen-Division	6 4sp. Wagen 77	1308×	1 Officier der Division
Vereinigter Gefechts-Train eines Corps	39 4sp. Wagen 448	8918×	Train-Escadrons-Cmdt. einer Division
Verein. Bagage-Train eines Corps	32 4sp. Wagen 235	4460×	Train-Escadrons-Cmdt. des Corps.

Es ist selbstverständlich, dass die richtige Beurtheilung der Gruppierung, sowie der Eintheilung und Bewegung der Verpflegstrains nur bei einem Verständnis der Organisation des gesammten Trainwesens möglich ist, da die Verpflegstrains und einzelne Staffel derselben sowohl durch die Truppenlängen, als auch, u. zw. in noch erhöhtem Maße durch das Vorhandensein der übrigen Traingruppen im Erreichen ihres Zieles — d. i. der Truppen, zu denen sie gelangen wollen, behindert werden.

Das Dienst-Reglement II. Theil setzt eine bestimmte Ordnung der Trains sowohl bei Reise- als auch bei Gefechtsmärschen fest, welche Plätze von diesen Trains auch stets eingenommen werden müssen, sobald in der Disposition nicht ausdrücklich etwas anderes befohlen wird.

Nachdem der Gefechtstrain thunlichst täglich nach Beendigung des Marsches zu seinen Truppenkörpern gelangen und dies ohne erhebliche Vermehrung der Marschleistung geschehen soll, so werden die Gefechtstrains der Truppen bei Reisemärschen ganzer Infanterie-Divisionen in einer Colonne brigadeweise vereinigt und folgen mit dem Train des Brigade-stabes ihren Brigaden. Der Train des Stabsquartiers marschiert unmittelbar vor dem Train des Brigade-Stabes der Tête-Brigade.

Bei Gefechtsmärschen werden die Gefechtstrains der Truppen mit Rücksicht auf Gefechtsbereitschaft vereinigt und marschieren mit den Trains der Brigadestäbe und mit dem Train des Stabsquartiers als vereinigter Gefechtstrain der Infanterie-Truppen-Division hinter dem Divisions- (Corps-) Munitionsparke.

Bei Märschen von Cavallerie-Truppen-Divisionen wird mit Rücksicht auf die größere Beweglichkeit auch bei Reisemärschen der vereinigte Gefechtstrain der Division hinter den Truppencolonnen eingetheilt.

Nahe am Feinde wird es beim Corps insbesondere bei Angriffsmärschen geboten sein, auch die vereinigten Gefechtstrains der Divisionen mit dem Train des Hauptquartiers aus der Truppencolonne des Corps auszuscheiden und als „vereinigten Gefechtstrain des Corps“ hinter der Queue-Division folgen zu lassen. Die Trainvorschrift ordnet an, was seitens der höheren Commandanten für den Fall als der Gefechtstrain am Abend des Marschtages seine Truppen nicht zu erreichen im Stande wäre, zu veranlassen ist.

Der Bagagetrain, welcher den Truppen nur zeitweise nothwendig ist, wird innerhalb der Truppen-Division vereinigt und folgt dem letzten Theil des Gefechtstrains, beim Corps als vereinigter Bagagetrain des Corps als erster Corps-Trainstaffel hinter dem Gefechtstrain der Queue-Division.

Die Munitions-Trains gehören zu jenen Trains, welche den Truppen ins Gefecht folgen müssen, um den Munitionsersatz zeitgerecht zu ermöglichen; so sind auch die Sanitätstrains den Truppen unentbehrlich.

Aus diesem Grunde ist nach Maß ihrer voraussichtlichen Verwendung auch ihre Eintheilung getroffen, und zwar marschieren innerhalb der Truppen-Division beim Reisemarsche hinter dem Bagagetrain: die Divisions-Sanitäts-Anstalt und hinter derselben der Divisions-Munitionspark, wohingegen sie bei Gefechtsmärschen vorgenommen werden, um unmittelbar an der Queue der Truppencolonne zu folgen.

Ist die Corps-Artillerie bei der Infanterie-Truppen-Division eingetheilt, so folgt der Corps-Munitionspark dem Divisions-Munitionsparke.

Die Eintheilung des Armee-Munitionsparkes ist Sache des Armee-Commandos.

Jede Armeecolonne erhält einen für mehrere Tage dotierten Verpflegstrain, der die Bestimmung hat, derselben zur Aushilfe zu kommen, sobald das Leben durch Requisition aus Mangel an Ressourcen aufhört und den Ersatz für die verbrauchte Verpflegung zuzuführen.

Ist einmal die Colonne auf den Nachschub angewiesen, so muss die Eintheilung des Verpflegstrains derart stattfinden, dass ein Theil desselben der Truppe täglich ihren Bedarf zuführt. Aus diesem Grunde ist jeder Verpflegstrain in Tagesstaffel zerlegbar, und die vorangehende Forderung wird grundsätzlich dadurch erreicht, dass der für eine Division bestimmte Tagesstaffel an der Queue derselben marschiert, um nach Beendigung des Marsches die Vorräthe für den nächsten Tag an dieselbe abzugeben.

Beim Marsche einer einzelnen Truppen-Division marschiert die Verpflegscolonne an der Queue des Divisions-Trains, also hinter dem Divisions-Munitionspark.

Die Entfernung von der Tête der Division ist bei dieser Anordnung circa 12 *km*. Legt die Division an einem Tage z. B. 22·5 *km* zurück, so muss die Verpflegscolonne diesen Marsch ebenfalls zurücklegen, überdies muss der erste Staffel, welcher den Truppen den Ersatz für den nächstfolgenden Tag vorbringen soll, an dem Marschtage mit den für die Tête-Truppen der Division bestimmten Wagenpartien noch 12 *km* marschieren, d. i. eine Leistung, die immerhin man verlangen kann.

Um auch diese Entfernung noch zu mildern, wird bei Reisemärschen jener Tagesstaffel, welcher nach Beendigung des Marsches die Vorräthe an die Truppen der Division abzugeben hat, vorgenommen und marschiert alsdann hinter dem letzten Theile des Gefechtstrains.

Marschieren mehrere Infanterie-Truppen-Divisionen auf einer Straße hintereinander, so kann in einem solchen Falle das Vorschieben der Tagesstaffel an die vorderen Divisionen von der Queue der Colonne aus wegen der zu großen Entfernung nicht geschehen, weshalb das Eintheilen der nothwendigen Tagesstaffel in die Truppencolonnen an der Queue der einzelnen Divisionen unerlässlich wird.

Die Eintheilung der Verpflegsstaffel in der Truppencolonne ist Gegenstand der Disposition des Colonnen-Commandanten und unterliegt vielfachen Variationen, welche vor allem von der operativen Absicht und von dem Umfange des täglichen unbedingten Bedarfes, überdies aber auch von der Colonnenlänge und von den Wegverhältnissen abhängen.

Ist man noch weit vom Gegner entfernt, so wird es bei Reisemärschen, angenommen, dass die Truppe nur vom Nachschube leben müsste, wohl keinem Anstande unterliegen, den Divisionen ihre Verpflegscolonnen ganz zu belassen, was für die Marschschonung des Trains von großem Nutzen wäre.

Aus demselben Grunde könnten auch bei Gefechtsmärschen, immer die große Entfernung vom Feinde vorausgesetzt, jeder Division fallweise zwei oder auch drei Staffel folgen.

Eine solche Anordnung könnte aber bei Annäherung an den Gegner nicht stattfinden, überhaupt umsoweniger, je mehr die Nothwendigkeit eintritt, die Truppencolonne durch Ausscheidung von Trains zu verkürzen.

Die Eintheilung der Verpflegsstaffel richtet sich immer nach dem Umfange des Bedarfes, und zwar bei der Tête-Division. Ist z. B. im gegebenen Falle bei einem Marsche von 3 Divisionen auf einer Marschlinie der gesicherte Nachschub-Modus für die Tête-Division gefunden, dann ist auch das Verpflegsproblem für die ganze Colonne gelöst. Die Verpflegung der Tête-Division ist meistentheils nur dann gesichert, wenn sie von den vorne im Requisitionswege aufgebrachten Vorräthen ihren täglichen Bedarf decken kann. In einem solchen Falle würde die Verpflegung der zwei rückwärtigen Divisionen keine Schwierigkeiten haben. Durch die Vordisponierung täglich eines Staffels aus dem großen Train an die Queue der zweiten Division wäre auch diese versorgt. Die Vorschiebung des für die 3. Division nothwendigen Staffels könnte leicht erst nach dem Marsche geschehen.

Der an die Queue der 2. Division vordisponierte Staffel müsste aber am ersten Tage die vor ihm befindlichen Trains und die 3. Division überholen, um den Marsch am nächsten Tage mit der 2. Division machen zu können.

Die Trainvorschrift sagt auch in dieser Beziehung, dass Verpflegsstaffel, welche noch am Marschtage nachmittags oder abends eine Truppen-Division zu überholen haben, um zu einer vor dieser marschierenden Truppen-Division zu gelangen, unbedingt unmittelbar hinter dem Gefechtstrain jener Division eingetheilt werden müssen, welche sie überholen sollen. Der Tagesstaffel, welcher nach Beendigung des Marsches die Vorräthe an die Truppen der Division abzugeben hat, marschiert hinter den vorerwähnten Verpflegsstaffeln.

Es wird nämlich nothwendig, wenn die 1. Division ebenfalls auf den Nachschub angewiesen ist, dass täglich an die Queue der 1. Division ein Tagesstaffel, an jener der zweiten zwei, an der Queue der dritten drei u. s. w. marschieren, denn die für die Tête-Division bestimmten Staffel können selbe nur successive erreichen.

Auch diese Anordnung erfordert bei andauernder Bewegung ungewöhnlich große Marschleistungen der Trainstaffel, insbesondere, wenn man berücksichtigt, welche Strecken bei tiefen Colonnen der für die Tête-Division bestimmte Staffel innerhalb der Colonne zu hinterlegen hat.

Wir sehen, dass wie einerseits eine Truppencolonne durch Ausscheidung aller im Gefechte nicht nothwendigen Trains zu dem Zwecke verkürzt werden müsste, um auf die Tête rechtzeitig aufmarschieren zu können, so müssen auch noch weitere Mittel gefunden werden, um bei tiefen Colonnen sowohl auch diesem Bedürfnisse noch mehr zu entsprechen, sowie auch die Mehrleistung der Trains, insbesondere der Verpflegsstaffel, auf das Minimum zu reducieren.*)

C) Durchführung der Märsche seitens großer Colonnen.

Unter gewöhnlichen Verhältnissen, also wo noch in der Form für Reisemärsche marschiert werden kann, soll beim Marsche einer Colonne von drei und mehr Divisionen auf einer Straße auf die möglichste Schonung der Truppe Rücksicht genommen werden.

Die Schonung der Truppe verlangt außer einer bestimmten Marschleistung und der Rücksichtnahme auf ihre Bedürfnisse während des Marsches — hauptsächlich gute Nachtquartiere, in denen sie hinreichende Verpflegung und Ruhe finden soll.

Die normale Marschleistung beträgt bei länger andauernden Bewegungen auf ziemlich guten Communicationen für gemischte Colonnen durchschnittlich 22·5 *km*, für Cavallerie bis 30 *km* täglich.

Beim Marsche mehrerer Divisionen in einer Colonne kann die Tête-Division sammt Train diese Strecke inclusive Rasten in 7—8 Stunden, bei weniger günstigen Verhältnissen aber in 10 ja

*) Zu dem unter *A*) und *B*) Gesagten siehe die Tafel I und II.

selbst in mehr Stunden zurücklegen. Für jede der folgenden Divisionen hat man dann immer eine bis zwei Stunden mehr als bei der nächst vorhergehenden zuzurechnen.

Soll nun die Truppe geschont werden, so darf sie keine weiten Wege von der Hauptstraße zur Nächtigungsstelle machen. Je weiter die Truppen zum Erhalt der Verpflegung und einer Unterkunft sich täglich von der Marschlinie entfernen müssen umso geringere Strecken täglich können sie in der eigentlichen Marschrichtung selbst zurücklegen; bleiben sie an der Straße, so kann man größere Märsche bei gleicher Geschwindigkeit und Anstrengung der Truppen machen, als wenn man weit abseits cantoniert.

Das Nächtigen an der Marschlinie ist aber selbst in den cultiviertesten Ländern nicht für alle Truppen der Colonne möglich, weshalb sich einzelne Theile im Raume beiderseits der Marschlinie ausbreiten werden müssen.

Diese Nächtigungsorte dürften dann aber keineswegs weiter als höchstens 4 *km* entfernt sein, sollen die Marschleistungen nicht übertrieben groß ausfallen.

Im Interesse der Schonung der Truppe liegt es, wenn die Divisionen täglich in „Normal-Abständen" hintereinander nächtigen, wenn also ein Zusammenschieben der Colonne nicht erforderlich wird, sondern die einzelnen Regimenter, Traingruppen etc. längs der Marschlinie in Abständen, die ihrer Colonnenlänge entsprechen über Nacht verbleiben.

Sie befinden sich dann in demselben Verhältnisse hintereinander, wie sie zum nächsten Marsche sich wieder in die Colonne einreihen werden, und können dann alle gleichzeitig aufbrechen, weil der nächst vordere Echelon mit der Queue sein Bivouac eben verlassen haben wird, wenn die Tête des folgenden in die Höhe desselben gelangt. *)

Beim Nächtigen in Abständen gleich der Colonnen-Tiefe, vollführen alle Marschstaffel einer großen Colonne gleiche Marschleistungen, bis auf jene Verpflegsstaffel, die noch nach einer entsprechenden Rast allenfalls die ganze vordere Division überholen

*) Bei Reisemärschen eines Corps in einer Colonne behalten die Truppen-Divisionen ihre Trains bei sich, namentlich dann, wenn sie dadurch für die ganze Dauer dieser Marschbewegung vom Nachschube aus dem großen Train der Colonne (Corps-Train) unabhängig gemacht werden können.

müssen, um den nächsten Marsch mit der nächstvorderen Division mitzumachen.

Sollte bei ganz außergewöhnlichen Verhältnissen die Truppe gar keinen Vorrath bei sich haben, also an demselben Tage die Verpflegsvorräthe aus einem von rückwärts vorgeschobenen Staffel fassen müssen, so könnte das erst spät nachts geschehen, und sodann erst mit dem Kochen begonnen werden, denn die Abgabe der Lebensmittel innerhalb einer Division erfordert, selbst dann, wenn der betreffende Verpflegsstaffel den Marsch an der Queue der Division mitgemacht hätte, noch beiläufig fünf Stunden Zeit, von dem Augenblicke an, als die Truppen ihre Marschquartiere oder Lager beziehen.

Von diesem Standpunkte die Sache betrachtet, wird man wohl bei der Truppe die Unantastbarkeit des Reserve-Vorrathes als eine Selbsterhaltungspflicht *sine qua non* ansehen und durch eiserne Mittel einer Verpflegs-Katastrophe vorbeugen.

Müsste jedoch bei derartigen, durch längere Zeit fortgesetzten Reisemärschen, die weitere Verpflegung aus den Feld-Verpflegsmagazinen vorgebracht werden, so müssen vom Corps-(Colonnen-)Commando die gefüllten Magazinsstaffel so vordisponiert werden, dass an dem Tage, an welchem die letzten Tagesstaffel der Verpflegscolonnen die Vorräthe an die Truppen-Divisionen abgeben, ein gefüllter Magazinsstaffel an der Queue jeder Truppen-Division bereit gestellt ist.

Zu diesem Zwecke wird es stets anzustreben sein, die Truppen-Divisionen und den Corpstrain mit „verkürzten Abständen" nächtigen zu lassen, weil nur auf diese Weise die Verpflegsstaffel vorgebracht werden können, ohne ihnen allzu große Marschleistungen zuzumuthen.

Nach Bedarf können auch die Bagage- und sonstigen bei den Truppen-Divisionen entbehrlichen Trains, um den Verpflegsstaffeln das Überholen der einzelnen Truppen-Divisionen zu erleichtern, aus den Divisionstrains ausgeschieden und in den Corpstrain übernommen werden.

Die Lagerung mit verkürzten Abständen hat wieder den Nachtheil, dass nachdem die Gesammttiefe der Colonne während der Nachtruhe geringer als die Colonnenlänge während des Marsches ist, die rückwärtigen Divisionen successive größere Märsche machen, als jene an der Tête, oder diese ganz stehen bleiben, wenn das Aufschließen einer tiefen Colonne rasch bewirkt werden muss.

Bleiben die verkürzten Abstände dann mehrere Tage unverändert, wie bei Reisemärschen, so bleiben auch die Marschleistungen der Colonnentheile gleich.

Sollen oder müssen die Lagerabstände jedoch wieder wachsen, so muss diese Vergrößerung der Lagertiefe durch bedeutende Marschleistungen der vordersten und kurze Märsche oder Stehenbleiben der Queuestaffel gewonnen werden.

Diese Märsche muss man sich demnach so denken, dass die Tête-Divisionen kleine Märsche, die folgenden größere ausführen u. z. so, dass sich die Colonne beim Beginne des Marsches ausdehnt und gegen das Ende desselben wieder gegen die Tête zusammenschiebt.

Die Vortheile dieser Anordnung hingegen für den Fall der Annäherung an den Gegner liegen klar zu Tage. Lagert eine Colonne, die im Marsche 6 Meilen (45·5 *km*) tief ist, nur 3 Meilen (22·5 *km*) tief, so kann dieselbe, im Nothfalle mit Benützung schlechter Nebenwege, welche für andauernde Märsche nicht in Betracht kommen könnten, in 6 bis 8 Stunden auf die Tête entwickelt werden, was bei einer Marschtiefe von 6 Meilen in nicht viel weniger als 24 Stunden gelingen dürfte.

Gleichzeitig verkürzen sich aber auch die Marschstrecken, welche die Verpflegsstaffel zur Abgabe der Lebensmittel von der Queue der Colonne nach ihrer Spitze hin zu hinterlegen haben. Die Leistungen der Trains werden dadurch erheblich vermindert, die Disponierung bei so verkürzter Colonne bedeutend erleichtert.

Um eine Colonne, deren Lagertiefe geringer als die Colonnenlänge ist, in Marsch zu setzen, ist es nöthig, jeder folgenden Gruppe die Aufbruchstunde um so viel später anzuweisen, als die Differenz der Colonnenlänge und des Lagerabstandes in Zeit ausgedrückt beträgt.

Nicht überflüssig ist es zu erwähnen, dass die Verkürzung der Lagerabstände nicht immer dem Ermessen des Commandanten allein anheimgestellt ist, da auf gewissen Marschstrecken mancher Länder, wegen Mangel an Unterkünften, Lagerplätzen, hauptsächlich aber an Wasser, nur eine gewisse Truppenzahl nächtigen kann.

Beim Beziehen von Marsch-Cantonierungen im Winter kann die eigentliche Marschbewegung füglich nicht sehr zeitlich beginnen, und es ist die Zeit von 5 Uhr früh bis 5 Uhr nachmittags nothwendig, um einschließlich einer zweistündigen Rast, eine Strecke von circa 30 *km* zurückzulegen; rechnet man noch hinzu, dass die Abtheilungen in der Regel 1—2 Stunden benöthigen, um ihre Sammelplätze auf der Marschstraße zu erreichen, und um von dieser wieder in ihre Quartiere zu gelangen, so ist es begreiflich, dass die Divisionen an kurzen Wintertagen möglichst gleichzeitig den Marsch antreten sollten.

Wenn aber die Nacht-Bivouacs oder Cantonements in verkürzten Abständen angeordnet werden, so können die Divisionen den Marsch nicht gleichzeitig antreten, weil die rückwärtigen mit ihren Têten auf die vorwärtigen treffen würden, bevor diese noch völlig in Bewegung sind.

Die Divisionen können dann ihre Normal-Abstände nur durch ein successives Abrücken zu verschiedenen Stunden gewinnen.

Starke Armeecolonnen kämen aber dann im Winter mit ihren Queue-Divisionen aus den Nachtmärschen nicht heraus, was ihren Ruin herbeiführen würde. Man wird daher im Winter bei tiefen Colonnen mit kleineren Märschen überhaupt sich genügen lassen, oder die Anordnung zu tiefer Colonnen nach Thunlichkeit mehr als je vermeiden.

Müsste dagegen im Sommer eine größere Colonne von z. B. 6 Divisionen in verkürzten Abständen von je circa 8 *km* hinter einander bivouakieren und doch mit dem ganzen Train marschieren, wo also die Colonnenlänge jeder Division circa 15 *km* beträgt, so müsste man das Abrücken in 2 Abtheilungen (Staffeln), wie dies die Anleitungen für den operativen Generalstabsdienst vorschreiben, anordnen.

Außer den bisher erwähnten Mitteln, eine tiefe Colonne zu verkürzen (die Ausscheidung der überflüssigen Trains und Verminderung der Distanzen der Lagerungen) gibt es noch ein Mittel zur Verminderung der Marschtiefen, und zwar die Annahme einer thunlichst breiten Marschformation, welche, wenn längere Zeit durch Nachschub verpflegt werden soll — selbst bei Reisemärschen wo thunlich angewendet werden müsste, um die Colonnenkürzung, welche während der Nachtruhe durch die Nächtigung mit verkürzten Abständen erzielt wird, auch während der Fortsetzung des Marsches beibehalten zu können.

Die Nächtigung mit verkürzten Abständen wird sich daher umso vortheilhafter gestalten, je mehr es gelingt, durch Kürzung der Marschcolonnen die Marschtiefe mit der verkürzten Nächtigungstiefe in Übereinstimmung zu bringen. Dann können alle Hauptgruppen annähernd gleichzeitig aufbrechen, gleichzeitig rasten, gleichzeitig die Nachtquartiere beziehen und die besten Tagesstunden zum Marsch ausnützen, und endlich bleiben, da zur Entwicklung der Marschcolonne gar keine oder doch nur wenig Zeit verloren geht, bei geringeren Marschleistungen für die Verpflegsstaffel diesen überdies noch mehr Tagesstunden zu deren Vollbringung verfügbar.

Je größer die Wahrscheinlichkeit eines Zusammenstoßes mit dem Feinde wird, umsomehr muss — wie bereits mehrfach betont, der nothwendigen größeren Gefechtsbereitschaft wegen — die Truppencolonne verkürzt werden.

Je länger eine solche Marschcolonne, desto ungünstiger gestalten sich die Verhältnisse hinsichtlich des Nachschubes und der Entwicklung zum Gefechte, und es ist Aufgabe des Colonnen-Commandanten, diesen Verhältnissen entsprechend Rechnung zu tragen.

Dies geschieht in erster Linie durch Vervielfältigung der Colonnen, indem man die Truppen-Divisionen durch Benützung auch minderer Parallelwege auf gleiche Höhe bringt, bei Angriffsmärschen die Colonnen auf Colonnenwege weist oder aber in breiter Formation querfeldein vorrücken lässt, wobei der große Train ganz oder zum größten Theile auf der Hauptmarschlinie bleiben kann.

Wäre eine solche Vervielfältigung mangels brauchbarer Nebenwege undurchführbar, schiene ferner auch die Benützung von Colonnenwegen wegen der noch großen Entfernung vom Gegner zu anstrengend für die Truppen und müsste alles auf einer und derselben Marschlinie verbleiben, so ist wie bei Reisemärschen noch mehr bei Gefechtsmärschen ein Zusammenschieben der Truppencolonnen gegen die Tête nicht bloß durch das Nächtigen mit verkürzten Abständen, sondern nebstbei auch durch die Annahme einer breiteren Marschformation — falls die Marschlinie eine solche zulässt — und zwar auch seitens der in der Truppencolonne marschierenden Trains — anzustreben.

Dies letztere kann aber nur bei sehr breiten Communicationen geschehen und können die Trainfuhrwerke unter Umständen zu zweien und selbst zu dreien fahren.

Diese breite Marschformation setzt jedoch voraus, dass man bestimmt wisse, dass zwischen dem Aufbruchorte und

Marschziele absolut kein zum Abfallen nöthigendes Defilée (Brücke, Durchlass, Damm etc.) sich befindet, da im Gegenfalle aus der Anwendung einer solchen Marschformation keine Vortheile, wohl aber bedeutende Marschverlegenheiten erwachsen würden.

Überdies sind Theile der zwischen den Truppen-Divisionen marschierenden Divisionstrains von dort auszuscheiden und in den großen Train zu nehmen; dies gilt in erster Linie für den Bagagetrain, dann für jene Theile des Divisions-Verpflegstrains, welche nicht etwa aus Rücksicht für die rechtzeitige Verpflegung der Truppen unbedingt bei den Truppen-Divisionen verbleiben müssten.

Nahe am Feinde werden auch die vereinigten Gefechtstrains der Divisionen ausgeschieden und nach rückwärts der ganzen Truppencolonnen verlegt.

Ja unter sehr dringenden Verhältnissen werden sogar die Verpflegsstaffel ausnahmsweise aus der Truppencolonne entfernt. Dies kann jedenfalls aber nur dann geschehen, wenn erstens es sich um einen Marsch von wenigen Tagen handelt, und wenn zweitens die Truppe ihren viertägigen Vorrath bei sich hat und durch die Vordisponierung eines ganzen Reservestaffels (für jede der 3 Divisionen des Corps 1 Tagesstaffel) eventuell auch zweier an die Queue der Truppencolonne die Möglichkeit geboten ist, die verbrauchte Reserve-Verpflegung demnächst sofort wieder zu completieren (vergleiche Tafel II, Gefechtsmarsch in der Nähe des Feindes).

Wenn wegen schlechter Communications-Verhältnisse oder sonstiger Zufälle die Verpflegung durch Nachschub nicht sichergestellt werden könnte, dann müssten selbst die täglichen Marschleistungen der Colonne verringert werden.

Es erübrigt noch einige Bemerkungen über die Nachtruhestellungen folgen zu lassen, welche sich aus dem über die Märsche größerer Armeen und tiefer Armeecolonnen bisher Gesagten ergeben.

Die Nachtruhestellung eines größeren Heereskörpers ergibt sich entweder aus dem annähernd gleichzeitigen Stehenbleiben aller Theile im Rahmen des Ganzen, oder nach einer successiven Correctur des Ausdehnungs-Verhältnisses, falls für den Marsch oder das Gefecht des nächsten Tages neue bestimmende Momente hervorgetreten wären.

Bleibt alles zum Halten der Nachtruhe im Echiquier-Verhältnisse stehen, die Colonnen in den ihnen zugewiesenen Marschzonen und längs der Marschlinie in die Tiefe echeloniert, so gelangt alles rasch zur Ruhe, kann am nächsten Morgen auch sogleich die Bewegung wieder aufnehmen; — alle Mittel zum raschen Fortkommen sind gegeben, die Sicherung und die Entwicklungsfähigkeit zum Kampfe, sowohl auf die Colonnen-Tête, wie auf die Flanken, wurden gewahrt, und endlich finden die auf größeren Räumen im Echiquier-Verhältnisse nächtigenden Truppen mehr und geeignetere Unterkünfte, mehr Lebensmittel, Wasser, Fourage und Lagerbedürfnisse jeder Art.

Die Relation zwischen der Formation großer Heereskörper im Zustande der Bewegung und in jenem der Ruhe ist sehr einfach. Beide gleichen sich vollständig, mit der einzigen Ausnahme, dass sich die tiefen Marschcolonnen in Gruppen von Regimentern und diesen gleichenden Verbänden, von Brigaden, höchstens von Divisionen zunächst der Marschlinien ansammeln; dass bei der Annäherung an den Gegner auch diese Gruppen immer näher gegen die Colonnen-Spitzen herangeschoben werden, wodurch sich die Tiefe der Nachtruhestellung gegen die Colonnentiefe im Marsche erheblich verkürzt.

Jede Operation ist nur dann mit Ordnung durchzuführen, wenn die einzelnen Marschcolonnen in allen Phasen der Bewegung wie der Ruhe möglichst auseinander gehalten werden.

Die Vortheile, welche die Verkürzung der Lagerabstände für die Leistungen der Trains etc. bieten, wurden schon oben hervorgehoben.

So lange man sich in großer Entfernung vom Feinde bewegt, jedes Corps eine Straße zur Disposition hat, und nicht aus anderen Rücksichten, wie wegen leichteren Verpflegs-Nachschubes, ein Zusammenschieben der Colonne geboten erscheint, ist die Nächtigung in Normal-Abständen, d. h. auf Colonnen-Tiefe, unbedingt vorzuziehen, denn: erstens befinden sich auf einer Strecke von größerer Ausdehnung leichter geeignete Marschunterkünfte, und zweitens gewährt diese Form den Vortheil, dass bei dem folgenden Marsche alle Colonnentheile zu gleicher Zeit aufbrechen können, gleichzeitige Rasten und gleiche Marchleistung haben; sie marschieren zur günstigsten Tageszeit, und der Commandant weiß, wann die Marschbewegung der ganzen Armee beendet ist. Die Truppe hat Zeit und Muße zum Abessen und zur Ruhe.

Bei solcher Art der Nächtigung ist es dann gleichgiltig, ob jede Division in einer nahe vereinigten Gruppe nächtigt oder ob, wegen des spärlichen und zerstreuten Vorkommens der Marschunterkünfte oder Lagerplätze, die einzelnen Regimenter und Train-Gruppen den ganzen Raum einnehmen, welcher der Division zur Nachtruhe zugewiesen ist.

Marsch-Cantonierungen, Ortschafts- und Freilager sollen nicht über 4 *km* (circa 1 Marschstunde) von der Marschlinie entfernt sein, um namentlich die Fußtruppen nicht allzu sehr zu ermüden.

Werden die Lagerabstände bei Annäherung an den Gegner, wie es ganz unerlässlich ist, oder bei sehr tiefen Colonnen von mehr als 3 Divisionen überhaupt von Hause aus, kürzer genommen, so verringert sich, bei gleicher Breite des Lagerraumes von beiläufig 7·5 *km* doch die Lagertiefe für jede einzelne Division.

Hat man endlich am Tage vor der Schlacht die Armee-Colonnen ganz auf die Tête zusammengeschoben und gleichzeitig die Armee-Front zum Übergange auf die beiläufige Gefechtsausdehnung verkürzt, so wird der Lagerraum jeder Colonne nach der Breite verringert und gleichzeitig nach der Tiefe so verkürzt, dass keiner Division eine Auswahl von Marsch-Cantonierungen und Ortschaftslagern bleiben dürfte und der weitaus größte Theil der Armee, in Massenlagern vereinigt, die Nachtruhe keineswegs unter den angenehmsten Bedingungen hinzubringen haben wird.

Freilager sind, so bequem sie in taktischer Beziehung auch sein mögen, besonders bei übler Witterung, sehr gefährlich für die Gesundheit der Truppen.

Immer soll daher das Streben dahin gehen so viel als möglich die engste Cantonierung dem besten Freilager vorzuziehen.

Im übrigen befinden sich die Truppen weitaus besser, wenn sie täglich zwar ein Stück Weges mehr zu machen haben, dafür aber ein trockenes Lager unter Dach, Wasser und Holz, oft auch Stroh und Pferdefutter in der Nähe und wenigstens gegen die ärgsten Unbilden der Witterung nothdürftigen Schutz finden.

D) Von der Verpflegung durch Nachschub.

Die Schwierigkeit des Nachschubes besteht demnach hauptsächlich darin, dass die aus operativen Rücksichten nothwendige Verkürzung der Truppen-Colonnen die Ausscheidung und Verlegung der Trains an die Queue derselben erfordert, und die Trains behufs Ersatz der verbrauchten Verpflegung dennoch **täglich** zu den Truppen gelangen müssen, was nur dadurch erreicht werden kann, wenn sie in der Zeit, wo die Truppen-Colonne die Marschlinie frei gemacht hat, also wenn sie ruht — den Vormarsch bis an ihren Bestimmungsort fortsetzen.

Wollte man z. B. bei einem Corps zu 3 Divisionen den Verpflegsersatz täglich aus dem hinter der Truppen-Colonne eingetheilten Verpflegstrain durchführen, so müssten die täglich hiezu nothwendigen Staffel vor allem aus dem Verpflegstrain knapp an die Queue der Truppen-Colonne vordisponiert werden, um vor den Corps-Train zu gelangen.

Wenn nun die Entfernung des Feindes die Belassung des Gefechtstrains bei den Divisionen gestattet, so wird beispielsweise dieser Corps-Train aus dem vereinigten Bagage-Train des Corps, den Kriegsbrücken-Equipagen, den 3 Feldspitälern, dem Corps-Train-Parke, der Schanzzeug-Colonne etc. in der ungefähren Länge von 11 *km* bestehen.

Diese Entfernung werden nun die für den Verpflegsersatz bestimmten 3 Verpflegsstaffel nebst des allgemeinen Tagmarsches vor allem zu machen haben, um an die Queue des Gefechtstrains der 3. Division, mit der sie den nächstfolgenden Marsch mitzumachen haben werden, zu gelangen.

Dies gibt, den Tagmarsch mit nur 15 *km* angenommen, schon eine Leistung von 26 *km*.

Nach Vollendung des nächsten Tagmarsches müssen nun diese Verpflegsstaffel zu ihren Divisionen vorrücken.

Beträgt nun die 1. Division sammt Vorhut, Corps-Commando, Corps-Artillerie etc. circa 21·5 *km*, die 2. Division circa 13 *km* und die 3. Division (mit dem Corps-Munitions-Park) circa 17 *km*, so müsste der für die Tête-Division bestimmte Verpflegsstaffel, nebst dem Tagmarsche von 15 *km* noch 30 *km* bis an die Queue, also zusammen 45 *km* marschieren, die bis zur Spitze dieser Division bestimmten Wagenpartien sogar 60 bis 67 *km* zurücklegen.

Bei so einem Gewaltmarsche, würden diese Traintheile bei den günstigsten Verhältnissen die ganze Nacht marschieren und erst in den Morgenstunden die Truppen erreichen. Könnten diese des zeitlichen Aufbruches wegen die vorgebrachten Artikel nicht mehr fassen, so müsste das Vorschieben im allgemeinen als misslungen angesehen werden. Die nicht entleerten Wagenpartien müßten an der Queue der Division den Marsch fortsetzen und somit wäre der Zweck des Nachschubes nicht erfüllt und die geplante Verdichtung der Truppencolonne nicht erreicht. Es wäre also besser gewesen den Verpflegsstaffel schon von Haus aus an der Queue der Division zu haben.

Nicht immer aber wäre diese Anordnung möglich.

Unter Umständen könnte dem dadurch abgeholfen werden, dass der Verpflegsstaffel den Gewaltmarsch in zwei Theile theilt, und zwar so, dass er schon tagsvorher die 3. Division überholt, tagsdarauf mit der 2. Division marschiert und nach Beendigung des Marsches zur 1. Division vorkommt.

Er hätte demnach am 1. Tage 43 *km* — wenn er den Bagagetrain nicht zu überholen genöthigt war nur circa 33 *km*, am zweiten Tage aber circa 13 bis 36 *km* zu marschieren.

Ob bei dieser Anordnung die Fassung seitens der Truppe immer zu bewerkstelligen wäre, ist auch sehr fraglich. Unter Umständen könnte sich der Marsch der Colonne selbst sehr verzögern; da der Verpflegsstaffel aber den Gewaltmarsch im allgemeinen erst nach einer 2 bis 3stündigen Rast fortsetzen kann, so könnte das Überholen einer Division sammt der Zufuhr zu den Truppen der Tête-Division sich leicht wieder in die Morgenstunden verziehen.

Nächtigt die Truppe in verkürzten Abständen, dann sind zwar die Mehrleistungen der Nachschubstaffel unter Umständen um die Hälfte vermindert, und der Nachschub um ein Bedeutendes erleichtert, derselbe aber keinesfalls immer, insbesondere nicht bei andauernden Märschen, gesichert.

In besonders schwierigen Verhältnissen, wie beim Übergang ins Gefecht und Verfolgung nach demselben, kann eine gänzliche Ausscheidung auch der Verpflegsstaffel stattfinden und können wie oben erwähnt auf eine kurze Zeit von 5 bis 6 Tagen die Truppen ohne Nachschub leben. Die Tagesstaffel der an die Queue der Truppen-Colonne vordisponierten Reservestaffel haben dann eine einmalige mitunter großartige Marschleistung, jedoch nicht andauernde Mehrleistungen aufzuweisen, wie solche bei einem geregelten Turnusverkehr unerlässlich wären.

Sind einmal andauernde Märsche in Aussicht, dabei die Marschverhältnisse vielleicht gar ungünstig, dann müssen die Verpflegs-Dispositionen durch den Nachschub so getroffen werden, dass keinen Moment der Verpflegsersatz unterbrochen wird.

Die Combinationen für den Verpflegs-Nachschub werden, durch die im Vorrücken stets wechselnden Situationen, selbstverständlich sehr mannigfach sich gestalten. Eine Schablone hiefür zu geben, wäre gar nicht möglich.

Die Anordnungen müssen daher dehnbar sein und die Verpflegs-Vorschrift, sowie die Train-Vorschrift lassen natürlicherweise hiefür einen gewissen Spielraum.

Am sichersten ist jede Truppe versorgt, wenn sie den Ersatz eines jeden Tages mit sich führt, d. h. wenn jede Division mit dem Tagesstaffel marschiert, aus welchem sie nach Beendigung des Marsches den Ersatz für den nächsten Tag fassen soll.

Um aber die Trainbewegungen, die hiezu nothwendig sind, zu ermöglichen, müssten mit der nächstfolgenden Division zwei, mit der dritten drei Staffel u. s. f. täglich marschieren, um die bei den vorderen Divisionen verbrauchten Staffel durch Überholen je einer Division zu ersetzen.

In der Tafel III ist dieser Vorgang unter der Annahme schematisch versinnlicht, dass ein Corps in der in der Figur 1 angegebenen Marschordnung den Raum A mit der Queue der Truppen-Colonne erreicht hat und auf der Straße über A_1 vorgehen soll und täglich nur 15 *km* zu marschieren hat. Das Corps nächtigt in ganzen Abständen.

Es wurde weiters der günstigste Fall angenommen, dass gleichzeitig mit dem Abrücken des Corps von A aus mit dem Bau einer Feldbahn begonnen wird. um mittels derselben die Nachfüllung der mobilen Anstalten vorzunehmen, da es sehr wahrscheinlich ist, dass das Corps noch längere Zeit hinaus auf den Nachschub von rückwärts beschränkt sein wird. An den Nachschub von dieser Feldbahn wurde gleichzeitig eine zweite Nebencolonne angewiesen (siehe Seite 260).

Die Verpflegs-Situation am Tage des $n+1$ früh ist nun folgende:

Die Truppen tragen 1 Nachschub- und 3 Reserve-Verpflegs-Portionen; das ausgeschrottete Fleisch für einen Tag am Proviantwagen; Schlachtvieh in lebendem Zustande für 4 Tage wird in Trieben auf Nebenwegen vorgebracht.

An der Tête jeder Division (ebenfalls auf Nebenwegen) zieht überdies je eine Section. Da Schlachtviehtriebe täglich nicht viel mehr über 15 *km* (höchstens 20 *km*) zurücklegen können, so wäre bei dieser geringen Marschfähigkeit derselben ein tägliches staffelweises Vorbringen analog jener der Verpflegsstaffel nicht ausführbar. Aus diesem Grunde wurde jede Division ebenfalls für 4 Tage dotiert, somit befindet sich beim Corps Schlachtvieh für 9 Tage.

Die Feldbäckerei ist vorne etabliert und wird nach dem Passieren der Colonnen wieder in Eilmärschen vorgezogen.

An der Queue der 1. Division ist der Staffel 1 der Verpflegs-Colonne V 1, an jener der 2. Division sind die Verpflegsstaffel V 2 und V 3 und an der Queue der 3. Division die Verpflegsstaffel V 4 bis V 6 eingetheilt.

Dann folgt als erster Corps-Trainstaffel unter Befehl des Commandanten der beim Corps-Hauptquartier eingetheilten Train-Escadron der vereinigte Bagagetrain des Corps (welche Traingruppe in der Zeichnung der Vereinfachung wegen entfallen ist) und der Rest der Verpflegscolonnen, d. i. die 3 Reserve-Staffel und die Nachschubstaffel 7 bis 12.*)

Weiters marschiert als zweiter Corps-Trainstaffel das Feld-Verpflegsmagazin, welches unter dem Befehl des Commandanten der Trainbegleitungs-Escadron steht.

Zum Schlusse marschieren im dritten Corps-Trainstaffel die übrigen Trains des Corps mit circa 12 *km* Länge unter dem Befehle des Commandanten des Corps-Trainparkes.

Der gesammte Corps-Train (großer Train des Corps) wird vom Corps-Train-Commandanten befehligt.

Soll nun der Nachschub in der oben angebahnten Weise ins Leben treten, so müssen die Befehlsverhältnisse derart geregelt sein, dass längs der ganzen Colonne kein Zweifel über die Bestimmung der einzelnen Theile ist.

Das Corps- (Colonnen-) Commando leitet die erforderlichen Maßnahmen ein und hält die Truppen-Divisions-Commanden, sowie den Corps-Train-Commandanten über die getroffenen Einrichtungen in Kenntnis.

Für die Leitung aller Staffel des Corps-Trains erhält der Corps-Train-Commandant die Befehle unmittelbar vom Corps-Commando, zu welchem Zwecke zwischen dem Corps-Hauptquartier und dem Corps-Train-Commandanten eine telephonische Verbindung (siehe Seite 267) hergestellt wird.

---

*) Die Verpflegs-Colonnen der drei Divisionen wurden als ein Ganzes zusammengefasst, die drei Reservestaffel vereinigt an die Tête vorgenommen, und die Nachschubstaffel mit den fortlaufenden Nummern 1 bis 12 bezeichnet. Die Tagesstaffel der Corps-Verpflegscolonne etc. sind dem Staffel jener Division zugetheilt, bei welcher das Corps-Commando etc. marschiert.

Für die Befehlvermittlung sind die Corps-Trainstaffel, sowohl unter einander als auch mit dem Corps-Hauptquartier wenigstens durch einen Ordonnanzcours in Verbindung gebracht.

Die Detailregelung (Instradierung) aller in den Bereich der Colonne fallenden Trainbewegungen veranlasst das Colonnen-Commando durch die Gruppen-Commandanten. Den weiteren Nachschub durch die Feldbahn leitet das Armee-Commando, indem es die Durchführung dem Armee-General-Commando übertragt.

Da es im gegebenen Falle nothwendig ist, dass nach Beendigung jedes Tagmarsches drei Verpflegsstaffel vom Corps-Train an den Divisionstrain der Queue-Division vorgehen, mit welcher sie den nächsten Marsch mitzumachen haben, so muss das Corps-(Colonnen-)Commando dies befehlen. Der Befehl hiezu muss sowohl an den Corps-Train-Commandanten behufs Anweisung der betreffenden Staffel bezüglich dieser ihrer Bestimmung, als auch an das Commando der Queue-Division ergehen, in dessen Befehlsbereich die Staffel übergehen, weil dasselbe diese Staffel im Wege des Divisions-Train-Commandanten sowohl bezüglich ihrer Nächtigung, als auch wegen der Marscheintheilung für den nächsten Tag verständigen muss.

In ähnlicher Weise müssen auch die vorderen Divisionen bezüglich der in ihr Befehlsbefugnis einlangenden Staffel vom Colonnen-Commando unterwiesen werden.

Aber auch bezüglich der leer gewordenen und hiemit aus der Colonne auszuscheidenden Staffel müssen die Befehlsverhältnisse geregelt werden.

Bei jeder Division wird täglich abends ein Staffel nach Abgabe der Vorräthe geleert. Das Colonnen-Commando befiehlt den Divisions-Commanden, was mit den auszuscheidenden Staffeln zu geschehen hat, wo sich dieselben zu sammeln haben und wo sie behufs Neufüllung abzugehen haben.

Da im vorliegenden Falle die Füllung der geleerten Staffel bei den Zwischenstationen der Feldbahn stattfinden soll, so müssen die Staffel zu den nächsten solchen Stationen dirigiert werden. Gegenfahrten sind aus naheliegenden Gründen stets zu vermeiden, auch sollen alle unbedingten Bewegungen der entleerten Staffel grundsätzlich auf Nebenwegen geschehen.

Die Zwischenstationen der Feldbahn werden, da dieselbe im geringeren Maße als die Bewegung des Corps fortschreitet, 10 *km* gegen 15 *km*, jederzeit im Rücken des Corps zurückbleiben, also außer dem directen Befehlsverband des Colonnen-Commandos stehen.

Aus diesem Grunde treten diese hinter der Queue des Colonnentrains zurückbleibenden Traintheile unter den Befehl des Armee-General-Commandos. Hiezu werden aber diese Staffel die Weisungen zunächst durch den Corps-Train-Commandanten erhalten, welcher seinerseits vom Colonnen-Commando Directiven für die weitere Disponierung dieser Staffel erhält.

Der Corps-Train-Commandant, welchem die Wiedereintheilung solch' neu gefüllter Staffel in den Corpstrain obliegt, verständigt gleichzeitig das Armee-General-Commando (Etapen-Linien-Commando), wenn nöthig im Wege des Colonnen-Commandos, wo und wann die betreffenden Staffel weitere Weisungen des Armee-General-Commandos gewärtigen. Dasselbe veranlasst nun seinerseits die Wiederfüllung und den Anschluss der Staffel an den Corpstrain.

Da im gegebenen Falle den geleerten Staffeln im Maße des Fortschreitens des Corps eine bedeutende Mehrleistung von der Feldbahn-Station bis an die Queue des Colonnentrains erwachsen wird, so muss successive behufs Vermeidung der Eilmärsche und behufs Schonung der Bespannungen die Wiederfüllung derselben auch bei den Etapen-Verpflegstrains angeordnet werden.

Am $n+1$ nach Beendigung des Marsches hat das ganze Corps die circa 15 *km* auf der Marschlinie nach A_1 gelegenen 1. Nachtstationen erreicht. Die Feldbahn ist 10 *km* vom Orte A vorgeschritten und hat ihre Arbeit ungefähr in der Parkhöhe des Bagagetrains eingestellt.

Die Verpflegsstaffel 1, 3 und 6 sind bestimmt zur Abgabe ihrer Vorräthe an die Truppe.

Erfahrungsgemäß erfordert die Fassung der Lebensmittel innerhalb einer Division nämlich selbst dann, wenn der bezügliche Staffel den Marsch an der Queue der Division mitgemacht hat, noch beiläufig 5 Stunden von dem Augenblicke an, als die Truppen ihre Marschquartiere oder Lager beziehen.

In diesem Umstande liegt daher die Nothwendigkeit Mann und Pferd jederzeit mit der getragenen Nachschub-Portion (nebst dem Reservevorrath) marschieren zu lassen, damit jedesmal unmittelbar nach dem Beziehen des Lagers gekocht werden kann, ohne erst das Eintreffen der Fuhrwerke abwarten zu müssen.

Im entgegengesetzten Falle würden dem Manne ebensoviele Stunden seiner verdienten und für seine Conservierung so erforderlichen Nachtruhe geraubt, als Zeit bis zum Eintreffen des Trains vergienge.

Sollten sich dieselben aber verirren oder sonst durch ein Missverständnis oder Unglück, das ja im Kriege, und selbst bei bester Ordnung, in der Train-Thätigkeit eintreten kann, an einem Tage bis zum Wiederaufbruch der Truppe verspäten oder gar nicht eintreffen, so hätte dieselbe ohne getragenem Vorrathe für diesen Tag gar nichts zu essen.

Von diesem Standpunkte wird es sich oft empfehlen, auch das Fleisch vor dem Beginne des Marsches an die Mannschaft zu vertheilen, statt es auf dem Proviantwagen im Gefechtstrain mitzuführen; umsomehr, als es sich im Kochgeschirr des Mannes besser conservieren lässt und beim Beziehen des Lagers auch der Gefechtstrain nicht sofort bei der Hand ist.

Um die Lebensmittel an die verschiedenen Nächtigungs-Gruppen abzugeben, löst sich der Verpflegsstaffel in Wagenpartien, die nicht mehr von Officieren der Traintruppe, oft selbst nicht von Unterofficieren geführt werden können.

Sollen diese Partien jene Truppen-Abtheilungen zuverlässig treffen, ebenso nach bewirkter Abgabe sich ohne Zeitverlust auf einem bestimmten Sammelpunkte wieder einfinden, was in unbekannter Gegend, ohne Karte und da diese Bewegungen meist zur Nachtzeit geschehen werden, schwierig ist, so ist die Mitwirkung der Proviánt-Officiere oder ihrer Stellvertreter (immer Officiere) dabei unausbleiblich.

Der Divisions-Proviant-Officier, der sich während des Marsches beim Divisions-Stabe aufgehalten, und die Art, wie genächtigt werden wird, erfahren hat, macht sich eine kleine Skizze der Marschquartiere auf der Karte, reitet zum Train zurück und fährt im Einvernehmen mit dem Train-Zugs-Commandanten (des Staffels) nach abgehaltener Rast auf der Marschlinie vor.

Die Truppen-Proviant-Officiere sollen nach dem Beziehen der Lager oder Marschquartiere die Wagenpartien dort erwarten, wo der nächste oder beste Weg dahin von der Marschlinie zum Lagerplatze abzweigt.

Sie übernehmen dort, sobald der vorfahrende Staffel in die Höhe dieser Abzweigung gelangt, ihre Wagenpartie vom Divisions-Proviant-Officier, führen sie in die Marsch-Cantonierung, bewirken die Ausgabe an die Truppe und haben die geleerten Fuhrwerke auf den vom Divisions-Proviant-Officier ihnen im voraus bekannt gegebenen Sammelplatz zu führen, wo selbe vom Train-Zugs-Commandanten übernommen werden.

Dieses tägliche Sammeln der zerstreuten Fuhrwerke und ihre ehebaldige Wiedervereinigung unter ihren Commandanten ist im Interesse der Ordnung, Schonung von Mann, Pferd und Material ganz unerlässlich. Dieser Sammelplatz muss ein Lagerplatz sein, wo der Staffel aus der Marsch-Colonne ausscheidet, stehen bleibt, und sich von den vorhergegangenen Strapazen erholt, bis er zur neuerlichen Füllung nach Weisungen des Corps-Train-Commandanten weitere Marschbewegungen unternimmt.

Da im angenommenen Falle die Wiederfüllung der Staffel in der Sectionsstation der Feldbahn erfolgen soll, so ergeben sich je nach der Entfernung der Staffel von derselben für diese naturgemäß entweder Rasttage oder weitere Marschleistungen zu der Feldbahn-Station.

Die erste Zwischenstation wird circa 30 *km* vom Orte *A* entfernt sein und beispielsweise in den Ort *X* fallen.

Der entleerte Staffel 1 befindet sich, nachdem der Sammelort in der Regel an der Queue der jeweiligen Division angeordnet wird, circa 51 *km*, der 3. circa 35 *km* und der 6. circa 15 *km* vom Orte *A* entfernt.

Da die Zwischenstation der Feldbahn im Orte *X* erst am Abend des 3. Tages errichtet sein wird, von welchem der Staffel 1 nach rückwärts circa 21 *km*, der Staffel 3 nach rückwärts circa 5 *km*, und der Staffel 6 nach vorne circa 15 *km* entfernt sein werden, so hätten sich alle Staffel am 2. Marschtage an der Queue ihrer Divisionen zu sammeln und nach hinreichender Rast am 3. Marschtage die entsprechenden Bewegungen zur Sectionsstation auf Nebenwegen zu machen, um die Marschcolonne beziehungsweise eventuell nachfolgende Truppencolonnen nicht zu stören.

Die Staffel V2, sowie V4 und V5 müssen noch am 1. Marschtage nach einer zwei- bis dreistündigen Rast den Weitermarsch zum Überholen der vorderen Divisionen 2 resp. 3 machen, also eine Mehrleistung von circa 15, beziehungsweise circa 20 *km* ausführen.

Gleichfalls müssen die Staffel V7 bis 9 aus der vereinigten Verpflegscolonne die drei Reservestaffel und den Bagagetrain überholen, also circa 9 *km* marschieren, um an die Queue des Gefechtstrains der 3. Division zu gelangen.

Am n+2 machen der Staffel V2 den Marsch an der Queue der 1. Division, V4 und 5 an der Queue der 2. Division und V7, 8 und 9 an der Queue der 3. Division mit.

Nach Beendigung des Marsches werden V2, V5 und V9 geleert und befinden sich im Laufe des n+3 nach der obigen Annahme der V2 circa 66 *km*, der V5 circa 50 *km* und der V9 circa 30 *km* vom Orte *A* entfernt, beziehungsweise 36 *km*, 20 *km* vorne und V9 bei der 1. Sectionsstation der Feldbahn.

Sollten nun diese Staffel bei dieser Section gefüllt werden, so müssten sie gleich nach dem ziemlich großen Marsche des 2. Tages auch die oben angeführten Leistungen am 3. Tage behufs Sammeln und zur Feldbahn vollführen, was, wenn auch die Wagen leer sind, viel verlangt wäre. Man kann allenfalls den nächsten Staffel V9 hiezu befehlen, den zwei andern jedoch die Arbeit dadurch ermöglichen, dass man sie zur 2. Sectionsstation, zu der sie viel näher (6 beziehungsweise 10 *km*) haben, dirigiert und ihnen am 4. und 5. Tag Rasttag gibt. *)

Am n+2 Abends überholen V4 die zweite, V7 und 8 die dritte Division, V10 bis 12 die Reserve-Staffel und den Bagage-Train.

Am n+3 marschieren sonach die 1. Division mit V4, die zweite mit V7 und 8, und die dritte mit V10 bis 12.

In dem 1. Corps-Staffel befinden sich von den Verpflegs-Colonnen nur noch die 3 Reserve-Staffel, dann folgt das Feld-Verpflegsmagazin.

Nach Abgabe am n+3 und Sammeln am n+4 sind die geleerten Staffel V4 circa 81 *km*, V8 circa 65 *km* und V12 circa 45 *km* von dem Orte *A* und circa 21 *km*, 5 *km* und 15 *km* von der 2. Sectionsstation der Feldbahn entfernt. Werden sie dahin dirigiert, so haben sie am 5. Marschtag Rasttag und am 6. Tage nur geringe Marschleistung.

Am Abend überholen V7 die 2., V10 und 11 die 3. Division. An die Queue der 3. Division gelangen nun aus dem Feld-Verpflegs-Magazin die ersten drei Nachschub-Staffel M1 bis 3, welchen dadurch eine Erleichterung gegeben werden kann, dass man sie noch am Abend des vorhergehenden Tages an die Tête des Magazins nimmt, um nicht an einem Tage sowohl die Reserve-

*) Durch zweckmäßigere Anordnung der Sammelorte könnten selbstredend die Mehrleistungen noch mehr gekürzt werden.

Staffel des Feldverpflegs-Magazins als auch jene der Verpflegs-Colonnen überholen zu müssen.*)

Am Abend des 3. ist die 1. Feldbahnsection beendet und befindet sich die 1. Sectionsstation in der beiläufigen Höhe der Tête der Reserve-Staffel der Verpflegs-Colonnen.

Die leeren Staffel V1, 3, 6 und 9 werden hier gefüllt und warten so lange bis das ganze Feld-Verpflegsmagazin vorbei marschiert ist, an das sie sich nach Weisung des Corps-Train-Commandanten anzuschließen haben werden. Dies wird demnach erst im Laufe des 5. Marschtages geschehen können.

Am n+4 marschieren die 1. Division mit V7, die 2. mit V10 und 11 und die 3. Division mit den Magazinsstaffeln M1 bis 3.

Nach Beendigung des Marsches werden V7, V11 und M3 geleert und ist am n+5 der erstere circa 96, der zweite circa 80, der dritte circa 60 *km* vom Orte *A* entfernt.

Da bei der 2. Zwischenstation nur 6 Staffel gefüllt werden, und bereits 5 dahin dirigiert worden sind, so wird von den 3 gegenwärtig geleerten Staffeln nur einer und zwar naturgemäß der nächste, das ist der Magazinsstaffel 3 zur Füllung dahin bestimmt werden können.

Die Staffel V7 und V11 müssen zur Endstation der Feldbahn, circa 90 *km* vom Orte *A* entfernt dirigiert werden.

Von diesem Endpunkt der Feldbahn ist der V7 circa 6 *km* nach vorne und der V11 circa 5 *km* nach rückwärts entfernt. Nachdem die Feldbahn am 9. Tage abends fertig sein wird, so haben diese beiden Staffel 3 Rasttage.

Am n + 4 abends haben die Staffel V10 die 2. Division, M1 und 2 die 3. Division und die schon während dem Marsche an der Tête der Reserve-Staffel befindlichen M4 bis 6 den 1. Corps-Staffel überholt.

Am n+5 marschieren die 1. Division mit V10, die 2. Division mit M1 und 2 und die 3. Division mit M4 bis 6.

In dem Augenblicke, als die Queue der Nachschubstaffel des Magazins das 60. *km* vom Orte *A* passiert, können sich die neugefüllten Staffel V1, 3, 6 und 9 in die Train-Colonne einreihen.

---

*) Es ist klar, dass bei ausgreifender Offensive und ungünstigen Nachschubverhältnissen, auch die Reserve-Staffel in den Turnus miteingezogen werden müssten, da sonst der Nachschub der großen Entfernung wegen von den Fassungsstationen nicht ununterbrochen durchzuführen wäre.

Nach Beendigung des fünften Marsches werden V10, M2 und M6 geleert. V10 ist vom Orte *A* circa 111, von der Feldbahn circa 21 *km*, M2 circa 95 *km* beziehungsweise circa 5 *km* und M6 circa 75 *km* beziehungsweise 15 *km* weit, können daher entsprechend rasten und sodann bei der Feldbahnstation gefüllt werden.

Am n+6 marschiert die 1. Division mit M1, die 2. mit M4 und 5, und die 3. Division mit M7 bis 9.

Die ausgeschiedenen Staffel M1, M5 und M9 sind circa 126 *km*, 110 *km* und 90 *km* vom Orte *A* entfernt.

Von der Feldbahn sind M1 circa 36 *km*, M5 circa 20 *km* nach vorne entfernt und M9 befindet sich bei der Feldbahn.

Der Staffel M4 überholt die 2. Division, M7 und 8 die 3. Division, wohingegen M10 bis 12 an die Queue derselben anschließen.

Am Abend des 6. und Früh des 7. Tages werden die Staffel V2, 4, 5, 8, 12 und M3 bei der 2. Sectionsstation gefüllt und reihen sich dieselben, da die Queue des Feld-Verpflegs-Magazins an dem letzteren Tage (7.) das 90. *km* passiert haben wird, in die Train-Colonne ein.

Am n+7 marschiert die 1. Division mit M4, die 2. mit M7 und 8, die 3. Division mit M10 bis 12.

Nach Beendigung des Marsches und zwar am n+8 befinden sich die gesammelten Staffel M4 circa 141 beziehungsweise 51 *km*, M8 circa 125 beziehungsweise 35 *km*, und M12 circa 105 beziehungsweise 15 *km* von dem Orte *A* beziehungsweise von dem Endpunkte der Feldbahn entfernt.

Am n+8 hat die 1. Division den Magazinsstaffel 7 bei sich, die 2. M10 und 11, wogegen zur 3. drei neugefüllte Staffel aus dem Feld-Verpflegs-Magazin vorgezogen werden mussten.

Da die Staffel der Verpflegs-Colonnen und jene der Verpflegs-Magazine gleichartig organisiert sind, so ist ein Umladen derselben nicht nothwendig, nicht minder ihre Zugehörigkeit nicht zu beachten, deshalb sie auch hier mit M1—3 bezeichnet wurden.

Man sieht, dass bei einem so regelmäßigen Vorgang, wie in diesem Beispiele angenommen wurde, der Nachschub der Verpflegs-Staffel in dem täglichen Vorbringen von drei Staffeln an die Queue der 3., zweier von dort aus an die Queue der 2., und eines von hier an die Queue der 1. Division, ferner aus dem täglichen Ausscheiden eines Staffels bei jeder Division besteht.

Bleibt nun das Corps in diesem Raum eine längere Zeit, so erfolgt der Nachschub einfach aus dem Feldbahn-Magazin.

Würde jedoch das Corps seine ausgreifende Bewegung fortsetzen, so würde sich die Queue desselben von der Feldbahn successive immer mehr entfernen. Dadurch müssten die geleerten Staffel (siehe M1, M5, M8, M4 etc.) gleich nach der Abgabe der Vorräthe an die Truppen große Strecken zur Feldbahnstation zurücklegen, und von hier aus nach Wiederfüllung sofort wieder in Eilmärschen dem Corps nachfahren, um den Corps-Train rechtzeitig zu ereilen.

Es könnte sich für manche Staffel sogar der Fall ereignen, dass sie gleich vorgezogen und zum Überholen der Divisionen verwendet werden müssten.

Nachdem solche unausgesetzte Leistungen den Bespannungen nicht zugemuthet werden können, so dürfen die geleerten Staffel nicht zur Feldbahn zurückdirigiert, sondern müssen an einen Ort bestimmt werden, wo sie bei den Etapen-Verpflegstrains sich füllen.

Die Etapen-Trainzüge, von denen jeder auf 66 ärarischen Fuhrwerken den zweitägigen Bedarf für eine Truppen-Division fortschaffen kann, führen die Vorräthe von der Feldbahn ebenfalls im Turnus bis zum bestimmten Orte heran, wo dieselben von den dirigierten leeren Verpflegsstaffeln der Colonnen oder Magazine übernommen und von diesen weiter den Truppen zugeführt werden.

Eventuell müssen auch diese letzteren in den Turnus miteinbezogen werden. Nicht immer kann jedoch mit dem Bau der Feldbahn so schnell begonnen werden. Sowie die vom Mann und Pferd zu tragende Verpflegung in der Noth den Nachschub innerhalb der Colonne auf kurze Zeit entbehrlich macht, so kann bei der 14tägigen Ausrüstung der Armeekörper der in dem Etapenbereich nothwendige Verpflegsnachschub zu den Armeecolonnen auch um 8 Tage und mithin auch der Bau der Feldbahn dementsprechend zurückbleiben.

Dabei ist aber auch zu bedenken, dass das Fortschreiten der Colonnen in dem Maximum von 90 *km* vom Feldbahnendpunkte sein Ende findet, da eventuell der erste Verpflegsnachschub auf diese Entfernung die Colonne am 12. Tage, an welchem dieselbe bereits um 10 Tagesrationen entgegen der normalen Dotierung im Rückstande sich befindet, erreichen kann, wie denn auch noch die bis dahin geleerten Staffel für einen Turnus auf dieser Distanz ausreichen.

In dem angegebenen Beispiele wurden günstige Marschverhältnisse und geringe Marschleistung von täglich 15 *km* angenommen.

Man kann aber bei Anwendung der Verpflegung durch Nachschub nur dann mit ganzen Abständen — wie es die Rücksicht auf Schonung der Truppe erfordert — nächtigen, wenn die Marsch-Umstände nicht allzu ungünstige, also die Wege und Witterung leidliche sind, und wenn die Bewegung der Truppen-Colonne so geregelt ist, dass täglich nicht mehr, als höchstens 23 *km* marschiert wird.

Da der Nachschub, wie die vorhergehenden Erörterungen zeigen, auf den Eilmärschen von Train-Abtheilungen beruht, welche, während die Truppen ruhen, diese selbst einholen und ihnen ihre Bedürfnisse zuführen, so ist es unbedingt nothwendig, um den ganzen Mechanismus möglichst lange in ungestörtem Gange zu erhalten, die Eilmärsche möglichst zu kürzen.

Die Magazins-Verpflegung wird wesentlich erleichtert, wenn durch Anordnung einer großen Front, die Armee auf möglichst viele Marschlinien vertheilt wird, sowie wenn anderseits jede Armee-Colonne so oft thunlich, in der sogenannten Gefechts-Colonne marschiert, weil diese Marsch-Ordnung den Nachschub durch Kürzung der Eilmärsche erleichtert.

Gestattet der Reichthum des Operations-Raumes auch noch die Anwendbarkeit der verkürzten Lager-Abstände, dann ist dies mit dem Marsch in Gefechts-Colonne die zur Erleichterung der Magazins-Verpflegung denkbar vortheilhafteste Form für die Bewegung von Armee-Colonnen aus drei Divisionen.

Mit der Zunahme der Größe der Marsch-Colonnen und mit dem Hinzutritt von ungünstigen Marschverhältnissen wächst die Schwierigkeit der Verpflegung durch den Nachschub immer mehr und kann solche Dimensionen annehmen, dass für die Leitung solchen Nachschubes ganz besondere Maßnahmen ergriffen werden müssen.

Es wird dann oft vom günstigen Zufall abhängen, wenn diese Schwierigkeiten nicht auf den Entschluss des Feldherrn lähmend einwirken, und wenn sie nicht einen Stillstand in den Operationen herbeiführen werden.

E. Von der Verpflegung durch Requisition.

Kennt man die Frictionen der Nachschubverpflegung und ihre nachtheiligen Folgen auf die Operationsfähigkeit einer Armee, welche die Schnelligkeit ihrer Bewegung mit Rücksicht auf die Möglichkeit der Verpflegszuschübe unbedingt mäßigen werden müssen, so wird es klar, dass eine ausschließliche Magazins-Verpflegung nur dann stattfinden wird können, wenn der Bewegungsraum aller oder nahezu aller Ressourcen bar sein sollte.

Sicher ist die Verpflegung durch Nachschub aber nur, wenn man steht. Da man aber im Kriege nie weiß, wie lange man gehen muss und wann man stehen bleiben darf, überdies bei jedem unfreiwilligen Stehenbleiben im Erfolge einbüßt, so ist es selbstredend, dass die Magazins-Verpflegung allein für die Epochen der Bewegung unzureichend, weil retardierend wirkt, vielmehr für die Zeit der Operationen nicht dieses, sondern ein anderes Mittel und zwar das System des Lebens vom Lande an die Spitze der ganzen Verpflegung gestellt und mit der Verpflegung durch Nachschub- (Magazins-Verpflegung) gleichzeitig ununterbrochen gehandhabt werden muss.

Die modernen großen Armeen haben naturgemäß, und öfter als ihnen lieb ist, für ihre Bewegungen tiefe Colonnen nöthig. Diese können aber nur leben, wenn ihnen von vorne und rückwärts zugleich Deckung für ihre Bedürfnisse geboten wird.

Jede in die Marschcolonne mehr eingetheilte Division erschwert successive die Magazins-Verpflegung, indem die Tête-Division in immer schwierigere Verhältnisse geräth.

Können drei Divisionen auch bei minder günstigen Marschumständen ohne Stillstand durch die Magazins-Verpflegung erhalten werden, so werden die Marschleistungen, wenn eine vierte Division hinzutritt, jedenfalls geringer ausfallen, sollen die zur Durchführung des Verpflegs-Ersatzes verwendeten Staffel nicht allzusehr angestrengt sein.

Kommt noch eine Division hinzu, so müssen größere Train-Partien in die Truppencolonnen eingeschoben werden, wodurch der Marsch der letzten Divisionen schwierig und anstrengend sich gestaltet.

Findet jedoch z. B. nur die Tête-Division ihren Unterhalt im Landstriche, den sie durchzieht, ohne sich an den Nachschub von rückwärts umsehen zu müssen, so entfallen die anstrengenden Trainbewegungen, welche gerade der 1. Division wegen unumgänglich wären, indem sie sich nur bis zur nächstvorderen Division zu erstrecken haben würden. Die ganze Colonne könnte man in Beziehung auf den Nachschub gewissermaßen als um eine Division kürzer betrachten.

Die am Kriegsschauplatze vorgefundenen Verpflegsmittel können für die Verpflegung der Armee in zweifacher Weise verwertet werden, und zwar: indem sie direct zum Consumenten gelangen, oder indem man sie zur Füllung der mobilen oder fixen Magazine verwendet.

Der Grundsatz bleibt dabei immer, dass die Truppe in der Armee-Zone alle requirierten Vorräthe zum directen Consum verbraucht und erst alle Überschüsse, wenn sie nicht von den nachfolgenden Truppen verwendet werden sollten, und diejenigen Vorräthe, welche nicht von der Truppe aufgebracht werden konnten, zur Füllung der Marsch-(Cantonierungs-)Magazine oder der mobilen Verpflegsanstalten herangezogen werden.

Vor dem Marsch-Echiquier einer Armee bewegt sich für gewöhnlich die aufklärende Cavallerie.

Sache dieser Cavallerie-Truppen-Divisionen ist die ausgiebigste Ausbeutung der Marschzonen nicht nur der eigenen Bedürfnisse wegen, aber insbesondere mit Rücksicht auf jene der hinter ihnen marschierenden Colonnen.

Wenn die Aufklärung für das Gros der Cavallerie-Körper unzweifelhaft das Hauptstreben ausmachen soll, so wird für Theile derselben, denen der Requisitionsdienst zugedacht wurde, eine nicht weniger wichtige Aufgabe zufallen.

Wie sehr sich die hiezu bestimmten Cavallerie-Abtheilungen um die ganze Sache verdient machen können, geht schon daraus hervor, dass die Armee, der guten Requisitions-Ergebnissen bei den Tête-Colonnen wegen — im ganzen marsch-, demnach auch operationsfähiger gemacht wird.

In je größerem Umfange das Requisitions-Ergebnis dabei ist, um so schneller kann sich die nachfolgende Colonne vorbewegen. Am günstigsten würde sich dieses Verhältnis gestalten, wenn auf jeder Straße, auf der sich eine Colonne bewegt, der ganze Bedarf für dieselbe von der betreffenden Cavallerie-Abtheilung aufgebracht werden möchte.

Dieses kann in einem reichen Lande und in großer Entfernung vom Feinde, wobei die Cavallerie 2 bis 3 Tagemärsche vor den nachrückenden Colonnen sich befindet, unter Umständen nicht schwer fallen, jedenfalls ist aber schon viel erreicht, wenn die ersten Divisionen ausschließlich von der Requisition leben können.

Die Cavallerie kann vermöge ihres beweglichen Elementes leicht große und beiderseits der Straßen weit ausgedehnte Räume durchstreifen, und indem sie die Bevölkerung überrascht, die Vorräthe leicht aufdecken, dieselben festnehmen und an den Marschstraßen sammeln.

Die so gesammelten Vorräthe bilden gewissermaßen von Tagemarsch zu Tagemarsch ein Marschmagazin, in welchem die später durchmarschierende Tête-Division ihren Bedarf an den aufgebrachten Artikeln zu entnehmen vermag. Der allenfalls bleibende Überschuss kann auch den der Reihe nach noch folgenden Divisionen der Marsch-Colonne zugewiesen werden.

Um die Requisition zu ordnen, die Anlegung der Marsch-Magazine zu regeln und die Fassungen der durchmarschierenden Divisionen aus den so gebildeten Marsch-Magazinen zu erleichtern, werden der Aufklärungs-Cavallerie ein Organ der Intendanz mit einer Abtheilung der Feldbäckerei-Mannschaft und einigen Verpflegs-Beamten zugewiesen.

Der Commandant der Cavallerie-Division überträgt die Requisitions-Thätigkeit am einfachsten den vorzusendenden Nachrichten-Escadronen, deren Commandanten im Sinne der erhaltenen Directiven die Requisitionsschreiben ausfertigen und mit der Durchführung der Requisition den jeweiligen Verhältnissen entsprechend 1 Officier mit 1 Unterofficier und einigen Reitern betrauen.*)

Der requisitionsleitende Intendant bezeichnet den Commandanten der Nachrichten-Escadronen die innerhalb der Marschzone liegenden Ortschaften, Meierhöfe, Schlösser etc. und gibt für jede Örtlichkeit das Lieferungs-Quantum an.

Diese kleinen ausschließlich für diesen Dienst zu verwendenden und jedenfalls täglich abzulösenden Requisitions-Commanden gehen hierauf Morgens hinter den Nachrichten-Escadronen nach den bezeichneten Localitäten ab.

Bis zum Abend trachten sie das Lieferungs-Quantum aufzusuchen und einzutreiben, wonach sie dasselbe an die Marschlinie an den im Voraus bezeichneten Punkt (Marschmagazin) schaffen, wo zur Bewachung dieser Vorräthe einzelne Reiter zurückbleiben, welche dieselben den zunächst eintreffenden Vorhuten der Armee-Colonnen, sammt den allenfallsigen Daten über die weitere Ergiebigkeit der Vorrückungszone, übergeben. Der Rest rückt hierauf jedenfalls erst im Laufe des nächsten Tages nach vorne zu ihren Escadronen ein. Die ununterbrochene Requisitions-Thätigkeit wird ein erneuertes

*) Es können jedoch auch besondere Detachements bei der Division mit der Requisition betraut werden.

Absenden von Requisitions-Commanden an diesem Tage früh seitens der Nachrichten-Escadronen erfordern.

Vorhandene Mühlen und Bäckereien sind als Ergänzung der mitgeführten Feldbäckereien für die eigene Armee in Benützung zu ziehen. Die Broterzeugung ist sofort und mit aller Energie, wenn nöthig auch unter Bewachung der vorgefundenen Öfen, in Angriff zu nehmen, da die ausreichende Verpflegung mit Brot auch in reichen Ländern ihre Schwierigkeiten haben dürfte. Die Brotverpflegung ist bei unseren, der Mehrzahl nach an animalische Nahrung nicht gewöhnten Soldaten aber um so wichtiger, als die reine Fleischnahrung bei Leuten, die gewohnt sind, große Massen von vegetabilischen Nahrungsmitteln zu sich zu nehmen, nie das Gefühl wirklicher Sättigung hervorrufen wird.

Es ist demnach auch gleich beim Marsch-Magazine mit dem Brotbacken zu beginnen.

Das Gros der Division muss trachten, seinerseits sich durch die directe Requisition (die Nachrichten-Escadronen durch Quartier-Verpflegung) selbständig zu erhalten, wozu die am Abend selbst erreichten, am weitesten in der Marsch-Richtung nach vorne liegenden Ortschaften ausgebeutet werden.

Dass nebenbei bemerkt, auch bei den nachfolgenden Truppen, soweit es die Lagerungsverhältnisse in den Nächtigungs-Stationen erlauben, von der Quartier-Verpflegung Gebrauch gemacht werden muss, versteht sich von selbst, und hat die Cavallerie dieselbe in den hiezu bestimmten Ortschaften auszuschreiben.

Ist genügend Zeit vorhanden, so wird es von Nutzen sein, das für die nachrückenden Truppen erforderliche Schlachtvieh entweder durch Personen der Requisitions-Commanden oder durch Ortsangehörige schon früher schlachten und zur Abgabe bereit halten zu lassen. Gleiches hätten auch die Divisions-Cavallerien für die rückwärtigen Truppen zu besorgen.

Diese Divisions-Cavallerien werden nämlich zumeist an die Tête der Colonnen vorgezogen, um hier den anstrengenden Requisitionsdienst mit tageweiser Ablösung gleichzeitig mit den Vorhuten versehen zu können, mit denen sie dann die gründliche Ausbeutung des der Armee-Colonne zugewiesenen Requisitions-Raumes besorgen.

Der Commandant dieser zu Requisitionszwecken vorgeschobenen Divisions-Cavallerie sowie der Vorhut haben nun gleichfalls mit Zuhilfenahme eines Organes der Corps-Intendanz und einigen des Verpflegs-Personales die ihnen zugewiesene Zone in der oben beschriebenen Art auszunützen. Insbesondere wird sich deren Augenmerk auf jene Räume richten, die außerhalb der Nächtigungsräume der Colonnen liegen.

Auch diese Vorräthe werden an der Marschlinie gesammelt und ebenfalls in Marsch-Magazinen niedergelegt, wo sie vom Verpflegs-Personal übernommen werden.

Je nach der Lage dieser temporären Marsch-Magazine zu den Nächtigungsgruppen der zu betheilenden Divisionen können noch an demselben Tage oder am nächsten Marschtage die leeren Verpflegs-Staffel an diese Magazinspunkte herandisponiert und dort beladen werden.

Sollte jedoch der Requisitions-Ertrag, weil die Verpflegs-Anstalten noch gefüllt sind, sofort consumiert werden, so sind die Fassungen durch Proviantwagen der Truppen zu besorgen, und letzteren die Artikel directe in die Marschunterkünfte oder Lager zu überführen.

Um diejenigen requirierten Artikel, welche wegen Mangel an Fuhrwerken nicht an die Marschlinie geschafft werden könnten, entsprechend zu verwerten, empfiehlt es sich einen Theil der Truppen in diesen Orten, wo diese Requisitions-Ergebnisse niedergelegt wurden, nächtigen zu lassen.

Alles was die Requisition nicht geliefert hätte, wird für diesen Tag aus den von den Truppen mitgeführten oder mitgetragenen Artikeln ersetzt, gleichzeitig mit der Nächtigung aber durch die Divisions-Intendanten die Bildung und sogleiche Verwendung von Requisitions-Commanden angeregt, um im Divisions-Nächtigungsraume nunmehr durch ein neuerliches Verfahren den Ersatz für die nun nicht mehr vollzähligen eigenen Bestände thunlichst herbeizuschaffen.

Die Truppen müssen längs der Marschlinie alles an sich ziehen um sowohl die eigenen Bedürfnisse zu decken als auch die Überschüsse an die Marsch-Magazine für die nachfolgenden Divisionen oder Staffel abzugeben.

Jene Divisionen, denen gar nichts vom Corps- (Colonnen-) Commando zugewiesen wurde, verfahren ohne weiteren Befehl hiezu genau so, und leben einstweilen aus dem mitgenommenen Erträgnisse der eigenen Requisition im Nächtigungs-Rayon vom Vortage.

Falls diese ein ungenügendes oder gar kein Resultat gehabt hätte, zehren sie theilweise oder ganz von den mitgetragenen oder geführten eigenen Beständen.

Der Ersatz dieser letzteren geschieht ganz unabhängig von dem in vorderer Linie functionierenden Verpflegs-Mechanismus durch den von rückwärts gegen die Marsch-Richtung wirkenden Nachschub, in der im vorigen Abschnitte besprochenen Weise.

Es erübrigt noch bezüglich der Bestimmung des Sammelplatzes für die geleerten Staffel hinzuzufügen, wenn deren Füllung aus dem Erträgnisse der Requisition (nicht von den von rückwärts anmarschierenden Colonnen oder Magazinen) stattfinden soll, dass dieser Sammelplatz neben der Marschlinie dort hinzulegen kommt, wo die Requisitions-Erträgnisse in ein temporäres Marsch-Magazin vereinigt wurden.

Dort kann sofort die Umladung geschehen und der volle Staffel schon dem nächsten Marsche der Division wieder angeschlossen werden, wenn die Zeit hiezu reicht. Die Anordnungen hiezu ergehen vom Divisions-Commando durch den Divisions-Proviant-Officier und den Train-Commandanten.

Würde der im Marsch-Magazine noch vorhandene Vorrath nur zur theilweisen Füllung des Staffels reichen, so könnten diese Vorräthe auf den Proviantwagen der Truppen mitgeführt werden, der geleerte Verpflegsstaffel aber stehen bleiben, um seine Füllung von rückwärts abzuwarten oder entsprechend zu einem anderen Fassungsort dirigiert zu werden.

Hätte die Division in ihren Marschquartieren aus dem Erträgnisse der Requisition ihren Tagesbedarf ganz gedeckt, und dasselbe verzehrt, oder den eigenen getragenen Vorrath daraus ergänzt, so dass die daselbst eingetroffenen Verpflegsstaffel entweder ganz intact blieben oder denselben nur einige Artikel entnommen würden, so werden die Staffel entweder im Marsch-Magazin oder der Feld-Bäckerei im Divisions-Bereiche ergänzt und folgen dann dem nächsten Marsche.

Gelänge aber die Completierung in vorderer Linie nicht, wäre diese Ergänzung von vorne auch am nächsten Marschtage nicht zu erwarten, so hätte ein solcher halbgeleerter Staffel gleichfalls aus der Colonne auszuscheiden, um sich von rückwärts zu ergänzen.

Je näher man dem Feinde kommt, je enger die Armee zusammengehalten werden muss, umsomehr nehmen die Requisitions-Erträgnisse täglich ab, umsomehr als in der Bewegung nach vorne zu, durch den Widerstand des Feindes, eine Verzögerung, endlich ein Stillstand eintritt.

Dies ist die Periode, in welcher der Ausfall der Requisitionen im Operations-Bereiche zum Angreifen der eigenen mobilen Vorräthe nöthigt, indessen die Requisition im Etapen-Bereiche unmittelbar hinter der Armee noch immer die im Vorgehen noch nicht ausgebeuteten Rayons zu treffen hat, um mit dem Erträgnisse derselben einstweilen den Abgang an mobilen Vorräthen zu ergänzen.

Schließlich wäre noch über das Verhalten der zu Requisitionszwecken entsendeten militärischen Detachements zu sprechen, da es oft hauptsächlich nur von dem Geschick derselben abhängt, ob die beabsichtigte Requisition durchgeführt werden kann. Das Dienst-Reglement II. Theil gibt im § 60 darüber nur allgemeine Bestimmungen, als: die Stärke und Zusammensetzung des Streif-Commandos richtet sich nach der jeweiligen Aufgabe. Der Cavallerie fallen in der Regel die weitgehenden Bewegungen zu; wo ein Widerstand geleistet werden soll, darf es an Infanterie (Jägern) eventuell auch an Geschützen nicht fehlen. — Was an Zahl abgeht, muss an Qualität ersetzt werden. Minder brauchbare Leute und Pferde sind daher vor dem Abmarsche auszuscheiden. — Zur Erzielung größerer Marschleistungen können bei den Fußtruppen die Tornister, nach Umständen die Truppen selbst auf Wagen befördert werden. — Die Lösung der den Streif-Commanden zufallenden Aufgaben erfordert Unternehmungslust, Findigkeit und Energie; es muss daher jedes Streif-Commando unter den Befehl eines besonders geeigneten Officiers gestellt werden. Dieser ist vor seinem Abgehen über seine Aufgabe und alles zur Lösung derselben Nothwendige, namentlich über die allgemeine Lage der eigenen Truppen, sowie über dasjenige, was vom Feinde bekannt ist, zu unterrichten. Die Art wie die Aufgabe zu lösen ist, bleibt ganz seinem Ermessen überlassen.

Es lässt sich thatsächlich nicht viel mehr darüber sagen. Jeder besondere Fall ist anders, jeder Fall will auch auf die ihm zweckentsprechende Art und Weise durchgeführt werden. Die Requisitionen kommen sowohl im Armee-, als auch im Etapenbereiche vor; in beiden Fällen muss im feindlichen Lande auch noch mit der Gesinnung der Bevölkerung gerechnet werden, da wie die Erfahrungen insbesonders der letzten Kriege lehren, gerade das Freischaarenwesen der Durchführung von Requisitionen am meisten hinderlich ist.

Jedes Requisitions-Commando muss von dem ersten Grundsatz ausgehen, dass es zumeist eine schwache Abtheilung bildet, welche ganz auf sich angewiesen ist. — Auf einem Kriegsschauplatz, auf welchem feindliche Streifparteien, Freischaaren und die Bevölkerung selbst an der Bekämpfung einer Invasions-Armee theilnehmen, ist es vornehmlich auf die Aufhebung und Vernichtung derartiger kleiner

Abtheilungen — sie mögen was immer für eine Aufgabe haben — abgesehen.

Die Requisitions-Detachements müssen gewöhnlich zu ihren Bestimmungsorten vorerst einen mehr oder weniger entfernten Marsch machen. Muss nun ein solches Detachement behufs Beschaffung von Lebensmitteln beispielsweise einen vollen Tagesmarsch leisten, so liegt schon in dieser Entfernung, wenn man annoch auch an den Rückmarsch denkt, das Bedenkliche für die Lage des Detachements sowohl der Bedeckung der Wagencolonne wegen, als auch in unsicheren Gegenden wegen des mit dieser zu nehmenden Nachtquartiers.

Es empfiehlt sich daher den Vormarsch so einzurichten, dass man mit dem Morgengrauen am Requisitionsorte anlangt, indem man etwa die Nacht in einer Ortschaft diesseits desselben zugebracht hat, um bereits am Vormittag wieder auf dem Rückmarsch sich befinden zu können.

Auch empfiehlt es sich, für letzteren einen anderen Weg einzuschlagen, den fahrbareren, womöglich auch den kürzeren.

Für das Gelingen einer Requisition ist überraschendes Erscheinen (also schneller Vormarsch) und eine sofortige Abschließung des Ortes durch Umstellung desselben Vorbedingung, damit die Einwohner ihre Gespanne, ihr Vieh oder sonstige Habe nicht zu bergen suchen und nicht Freischärler oder anderweitige Hilfe herbeiholen.

Es ist demnach zweckmäßig den Infanterie-Detachements stets einige Reiter beizugeben. Dieselben können auf die Dauer der Requisition die Aufklärung nach aussen hin in derjenigen Richtung, von woher am ehesten eine Störung zu erwarten steht und während des Rückmarsches mit den beladenen Wagen den Patrouillen-Dienst betreiben.

Auf das Vorfinden von bespannten Fuhrwerken in den Requisitionsorten soll nicht gerechnet werden, daher die Proviantwagen und sonstige Landesfuhren den Requisitions-Detachements schon von Haus aus beizugeben sind. Die Infanterie fährt in der Regel im Vormarsche auf diesen Wagen.

Sobald das Requisitions-Commando an dem Bestimmungsorte überraschend aufgetaucht und denselben durch die Reiter und einen Theil der Infanterie umstellt hat, rückt das Gros in den Ort, sucht ihn ab, greift einzelne Geiseln auf und rückt vor das Gemeindehaus.

Schon auf dem Wege dahin sind Meierhöfe, Ställe, Scheuern und Magazine, in denen Vorräthe sichtbar werden, mit einzelnen Posten zu besetzen.

Jede mit Unterstützung der Ortsbehörde ausgeführte Requisition ist in der Regel ergiebiger. geht geordneter, auch schneller von statten, verhütet leichter Gewaltacte, beugt unnützen Verwüstungen vor und erbittert die Bevölkerung im geringeren Maße. Grundsätzlich soll daher die Mitwirkung der Ortsbehörde angestrebt werden.

Derselben ist aufzutragen, bis zu einer bestimmten, kurz zu bemessenden Zeit die betreffenden Verpflegsartikel zu liefern, widrigenfalls Gewalt angewendet werden müsste. Ob Bezahlung in Aussicht zu stellen, hängt von der Instruction ab, keinesfalls darf solche geleistet werden, bevor der Transport im Ausgangsort abgeliefert ist. Nach den in Frankreich gemachten Erfahrungen empfiehlt sich das System der Bezahlung durchaus. Die Lieferungen fallen, wenn bezahlt, ungleich ergiebiger aus und vollziehen sich glatter. Wird nicht bar gezahlt, so muss die Quittierung platzgreifen.

Weigert sich die Behörde mitzuwirken, so vertheilt der Commandant die für diesen Zweck bestimmten Leute in Partien auf die Ortsrayone und lässt nun nach Verpflegsartikeln suchen, mit dem Auftrag, die beladenen Wagen, beziehungsweise das zusammengetriebene Vieh, unter entsprechender Bewachung an einem bestimmten Punkte zu sammeln, in der Regel außerhalb des Ortes auf der Abmarschstraße und verdeckt.

Hierauf begibt sich der Commandant aus dem Orte hinaus, um die taktischen Sicherheitsmaßregeln zu controlieren und selbe zu ergänzen. Die gleich zu Anfang der Absperrung ringsherum aufgestellten Posten haben zunächst auch die Beobachtung nach außen zu versehen, Patrouillen den Ort in weiterer Entfernung zu umkreisen. In dem Maße, als die Mitwirkung der Behörde bei der Durchführung des Unternehmens, sowie die Haltung der Bevölkerung und die Gesammtstärke des Commandos es gestatten, hat der Commandant auch eine geschlossene Abtheilung in das Vorgelände zu führen, um mit derselben auf der bedrohtesten Seite zur Abwehr eine Bereitschafts-Stellung zu beziehen und eventuell Brücken und Wegeengen zu besetzen.

Liegt für jede der eben erwähnten einzelnen Maßnahmen die Nothwendigkeit vor und sind die Kräfte dazu vorhanden, so gestaltet sich nach Vollendung aller Anordnungen die Kräftevertheilung wie folgt:

a) im Ort: sind mehrere Partien mit der Absuchung der Gehöfte, beziehungsweise Verladung der Verpflegsartikel und mit deren Zusammenbringung beschäftigt, während eine Abtheilung als

Reserve einen Straßenkreuzungspunkt oder Platz besetzt hält, bereit, wenn nothwendig, gegen die Bevölkerung oder auch nach außen einzugreifen;

b) außerhalb des Ortes: untereinander patrouillierende Absperrungsposten vor allen Ausgängen, auch mit der Beobachtung nach außen betraut, außerdem an der bedrohtesten Front eine geschlossene Abtheilung in Gefechtsbereitschaft und Cavallerie-Patrouillen auf den wichtigsten Zugangswegen, letztere weit vorgeschoben.

Sollte der Commandant an den Ort selbst gebunden sein, so ist der Befehl über alle zur taktischen Sicherheit verwendeten Kräfte dem Stellvertreter zu übertragen.

Beim Verlassen des Ortes sind nöthigenfalls Geiseln mitzunehmen, um die Einwohner abzuhalten, nachzufeuern oder anderweitig schädlich zu werden.

Der Rückmarsch geschieht sicherer auf einem anderen Wege als der Hinmarsch. Sind Viehherden oder Transporte requirierter Bespannungen zu begleiten, so müssen Pferde und Rindvieh zu mehreren zusammengekoppelt werden. Auch empfiehlt es sich, aus der Einwohnerschaft die nöthigen Treiber zu gewinnen, zwangsweise oder gegen gute Bezahlung.

Gelingt es während des Requirierens von außen her einer feindlichen Abtheilung sich bis auf bedrohliche Nähe heranzuschleichen, so wirft sich die geschlossene Außenabtheilung ihr entgegen, während die Absperrungsposten an den Orts-Eingängen verbleiben, um ein Eindringen nach Kräften zu verhindern. Wenn die innere Reserve nicht mit der Niederhaltung der Einwohner zu thun hat, so tritt dieselbe am bedrohten Eingang, beziehungsweise vorwärts desselben dem Feinde entgegen.

Gegen einen gelungenen Überfall ist die geordnete Abwehr stets ein Problem, namentlich dort, wo man sich mitten in einer feindlichen Bevölkerung befindet, die mit draufschlägt. Dem schwachen Commando wird dann nichts übrig bleiben, als sich außerhalb des Ortes zu sammeln, möglichst unter Mitnahme der Bespannungen. Vielleicht ergibt sich dann sogar die Möglichkeit, wieder vorzugehen, sofort die erlittene Schlappe moralisch auszugleichen, die Freischaar oder den Ort abzustrafen, oder doch einen Theil der bereits verladenen Wagen zu retten.

Einer durch gute Aufklärung des Vorgeländes rechtzeitig erkannten Annäherung des Feindes muss der Commandant mit Besonnenheit entgegentreten. Günstig ist es, wenn er sich rechtzeitig über das wirkliche Maß der Gefahr persönlich zu überzeugen vermag, damit er nicht übereilt oder vorzeitig das Abbrechen der Requisition anordnet und zweckmäßige Gegenmaßregeln zu erlassen vermag.

Freischärler lassen sich, wenn sie entdeckt sind und sich ihnen die Aussicht auf eine wohlfeile Überrumpelung nicht ergibt, in der Regel auf einen offenen Angriff nicht ein. Es kommt ihnen meistentheils nur auf eine Alarmierung an. Die Außenabtheilung des Requisitions-Detachements ist ihnen dann wenigstens soweit entgegenzuwerfen, dass sie das sich entspinnende Feuergefecht in möglichster Entfernung vom Orte hält, damit das Requirieren nicht durch das Einschlagen von Geschossen gestört werde.

Glaubt der Commandant aus der Stärke und dem ganzen Auftreten des Gegners ernstliche Gefahren für die Fortsetzung der Requisition erkennen zu müssen, so soll er, schon damit alles in Ordnung und ohne Überstürzung vor sich gehe, das weitere Requirieren einstellen und seine Wagen in Sicherheit bringen, womöglich hinter eine nahegelegene von wenig Gewehren zu vertheidigende Brücke oder er lasse in Ermanglung solcher gesicherten Orte die Wagen mit der nöthigen Begleitung im Rückmarsch den nöthigen Vorsprung gewinnen. Der Begleitung sind wenigstens einige Reiter beizugeben.

Der Rest stellt sich rückwärts des Ortes zur Abwehr, um dann als Nachhut der Wagencolonne zu folgen und den etwa nachdrängenden Gegner nach Kräften zurückzuhalten, demselben möglicherweise auch einen Hinterhalt zu legen, wenn sich Veranlassung und im Gelände Gelegenheit dazu bietet.

Hat das Requisitions-Commando die Wagen aufgeben und sich zurückziehen müssen, ist aber bei guter Haltung geblieben, so kann es vielleicht noch versuchen, dem Gegner durch Überfall die Beute neuerdings abzugewinnen. Die Sache der beigegebenen Reiter wird es dann sein, dem Gegner zu folgen, denselben zu beobachten und falls dieser nach seinem Erfolge sich der Sorglosigkeit hingeben sollte, den Zeitpunkt rechtzeitig zu melden, wann und wo er anzupacken wäre.

Requisitions-Commanden, die nur aus Cavallerie bestehen, müssen sich darauf gefasst machen, einer Störung des Unternehmens im Fußgefecht entgegentreten zu können und sich rechtzeitig im Gelände deshalb umsehen.

Das fleißige Studium der Kriegsgeschichte, namentlich jener des kleinen Krieges, kann dem Beflissenen einzig und allein die Erfahrungen der Kriegspraxis ersetzen.

Ein interessantes Beispiel liefert der Überfall eines Requisitions-Commandos bei Arrancy am 21. September 1870.

Das III. Armeecorps, welches vor Metz seine Stellungen westlich der Mosel hatte, dehnte seine Requisitionen schließlich bis in die Gegend von Longuyon aus. Am 19. September rückte das 3. Bataillon des brandenburgischen Füsilier-Regimentes Nr. 35 und 1 Escadron des Dragoner-Regimentes Nr. 2 unter Mitnahme von 32 Wagen nach Briey, um daselbst Lebensmittel aufzubringen. Dieses Städtchen erwies sich jedoch nicht mehr leistungsfähig. Der Bataillons-Commandeur ließ am 20. in Briey die 9. Compagnie zur Einrichtung eines für die Armee bestimmten Magazins zurück und rückte mit dem Rest des Bataillons bis Xivry vor, wo er mit der 11. Compagnie verblieb. Die 10. Compagnie wurde von dort nach Mercy le Bas, die 12. nach Arrancy vorgeschoben. Jede Compagnie erhielt eine Abtheilung Cavallerie zugetheilt und eine Anzahl von Ortschaften zum Requirieren von Verpflegs-Artikel überwiesen.

Die 12. Compagnie traf am 20. September um $2^1/_2$ Uhr nachmittags in Arrancy ein. Bei einer Stärke von nur 3 Officieren, 146 Mann Infanterie nebst 1 Officier und 12 Mann Dragoner war die Besatzung für den Ort, falls es zu einem Kampf um denselben kam, äußerst schwach. Ein Angriff schien jedoch sehr wenig wahrscheinlich.

Arrancy, an der Straße Longwy-Verdun, liegt nur 17 *km* von der Festung Longwy entfernt, welche zu der Zeit von den Deutschen unbeobachtet etwa 4000 Mann einschließlich der Nationalgarde, darunter einige Abtheilungen Linien-Infanterie unter Oberstlieutenant Massaroli zählte.

Der Ort Arrancy hatte nahezu 800 Einwohner. Er erhebt sich auf den linken Thalhängen des Eurantes-Baches und ist massiv gebaut. Die Ausdehnung beträgt von Nord nach Süd 250, von Ost nach West 500 *m*. In jeder dieser beiden Richtungen wird das Dorf von zwei Straßen durchquert. Den höchsten Punkt nimmt die am nordwestlichen Ende gelegene Kirche ein. Sie ist von einer hohen Steinmauer umschlossen. Etwa 90 *m* von diesem Kirchgehöft und westlich desselben liegt in freiem Felde der Friedhof mit steinerner Umfriedung.

Die 12. Compagnie lag in Briey mit Requisitions-Abtheilungen des 79. Regimentes zusammen, und von diesen war erzählt worden, dass Compagnien von jenem Truppenkörper bis Longuyon requirierten. Eine Bestätigung dieser Aussagen wurde nicht zu ermitteln versucht.

Da die Einwohner die Füsiliere freundlich aufnahmen, sich der Truppe nach sehr entbehrungsreichen Wochen zum erstenmale wieder ein gutes Quartier mit reichlich dargebotener Verpflegung bot und die Lage nicht gefährlich schien, so nahm der Compagniechef nicht Veranlassung, Officiere und Mannschaft in einem Alarmgehöft oder mehreren Alarmhäusern zusammenzuhalten, sondern erachtete es für zulässig, Einzelquartiere beziehen zu lassen, so jedoch, dass die Mannschaft zu mehreren bis zu 4, 6 auch 10 zusammengelegt wurde. Die Officiere bezogen am Südeingange gemeinsam Quartier in einem Gutshof, dessen Besitzer sich umso entgegenkommender erwies, als er für seinen in deutscher Kriegsgefangenschaft befindlichen Sohn den Officieren einen Brief zur Übermittlung anvertraute.

Zur Sicherung der Ortsunterkunft für den Tag wurden auf der Hochfläche, zu welcher das Dorf ansteigt, 3 Dragonervedetten vorgetrieben, im Dorfe selbst eine Ortswache von 1 Unterofficier, 12 Füsilieren ausgestellt. Um $5^1/_2$ Uhr abends rückte eine Feldwache von 1 Unterofficier, 1 Spielmann, 21 Füsilieren vor den Nordwestausgang an den Kirchhof. Sie stellte zwei Doppelposten aus, welche bei Tag das Terrain bis zu dem nur 1200 *m* entfernten Walde und nördlich bis in die Nähe der Eisenbahn übersahen. Patrouillen giengen in beiden angegebenen Richtungen. Die Front nach Westen war mit Rücksicht auf den erwähnten Wald dem Terrain nach freilich diejenige, welcher man die meiste Aufmerksamkeit schenken musste. Die Compagnie lag in Arrancy aber so sehr in der Luft, dass, wenn sie sich gegen einen nächtlichen Überfall schützen wollte, ihre Aufmerksamkeit und ihre Sicherungs-Anordnungen sich nicht auf eine einzelne Front beschränken durften.

Die gefährdetste Front war unter Annahme, dass, wenn es zu einem Überfall käme, dieser doch nur von der Besatzung von Longwy zu erwarten stand, die nach Osten oder Norden gekehrte. Bei der Schwäche der Besatzung konnte man sich jedoch auf das Aufstellen von Feldwachen nach allen Seiten nicht einlassen.

Falls der Commandant eine besondere Gefahr vorausgesehen hätte, würde er vielleicht ein Alarmgehöft bezogen und an allen Ortsausgängen theils Doppelposten, theils kleine Feldwachen ausgestellt haben, mit Patrouillengang nach allen Seiten. Auf eine

„Feldwache“ vor der Westfront musste alsdann wegen Mangel an Kräften verzichtet werden.

Der Verlauf der Ereignisse war jedoch dann zufällig ein derartiger, dass die Postierung einer Feldwache an dem Kirchhofe sich recht bewährte.

Übrigens verblieb die innere Ortswache auch während der Nacht in Thätigkeit. Sie hatte Patrouillengänge im Dorf und um das Dorf herum auszuführen. Die Dragoner bezogen einen Alarmstall in einer Scheune, wie es scheint, im südlichen Theil von Arrancy. Scheunen eignen sich für die Unterbringung namentlich deshalb besser als Ställe, weil die Breite der Scheunenthore ein schnelleres Herausführen der Pferde ermöglicht.

Die Nacht zum 21. September verlief ruhig. Gegen $5^1/_2$ Uhr morgens bemerkten im Tagesgrauen die vor der Nordwest- und Westseite stehenden Posten die Annäherung zweier Truppenabtheilungen, die eine aus der Richtung des Waldes, die andere von Nordwest her, letztere wahrscheinlich wohl auf dem von Loupigneux herkommenden Feldwege. Ehe die Posten erkannten, dass sie nicht Preußen, sondern Franzosen vor sich hatten, waren die beiden feindlichen Colonnen schon so nahe herangekommen, dass erstere nach Abgabe einiger Schüsse sich zurückziehen mussten. Ohne zu schießen folgten die Franzosen im Laufschritt und bemächtigten sich schnell des Kirchhofes, sowie des hochgelegenen Abschnittes um die Kirche und des nahe daran gelegenen Schlosses.

Beim Rückzug in das Dorf, sowie bei dem Versuch, in dem nordwestlichen Abschnitt desselben hie und da Widerstand zu leisten, wurden mehrere Füsiliere theils verwundet, theils unverwundet abgeschnitten und gefangen genommen. Ohne den Deutschen Zeit zur Meldung und Alarmierung zu geben, drangen die Franzosen in den erwähnten hochgelegenen Theil des Dorfes ein und überrumpelten die in demselben untergebrachten Leute in ihren Quartieren. Im ganzen nahmen sie hierbei 2 Unterofficiere, 23 Mann gefangen. Ein Mann wurde noch schlafend im Bett niedergemacht, bei einem zweiten war es zweifelhaft, ob dies nicht auch geschehen. Bei der Vertheidigung in ihren Quartieren wurden einige Füsiliere erschossen oder verwundet.

Die gemeinsam in der Nähe des Südeinganges untergebrachten Officiere waren durch das Schießen aufgeweckt und eben im Begriff sich zurecht zu machen, um hinauszutreten, als der Feldwebel die Meldung brachte, das Dorf sei überfallen. Sie eilten nun auf die

Dorfstraße, um die Mannschaft für einen geordneten Widerstand zu sammeln. Nach einer zuverlässigen Angabe befand sich der Alarmplatz zum Glück am Südeingang. Nach den in der Regiments-Geschichte enthaltenen Angaben zu schließen, muss als Alarmplatz jedoch eine im Innern des Dorfes gelegene Stelle bezeichnet worden sein. Wo diese sich befand, ist nicht angeführt. Da dieser Alarmplatz aber „von Kugeln überschüttet wurde“, so wäre dann „ein Sammeln der Compagnie nach rückwärts“ erfolgt. Die Bestimmung des Südeinganges als Alarmplatz in vorhinein hätte auch bedenklich scheinen müssen. Sie würde nicht mit der Absicht sich im Falle eines Angriffes im Orte selbst zu vertheidigen und diesen möglichst zu behaupten, in Einklang zu bringen sein. Wählte man als Sammelpunkt planmäßig den Südausgang von Arrancy, so wurde die Festhaltung des Dorfes vorerst den schwachen Wachen allein überlassen, ohne dass man diesen gleich Unterstützung zuführen konnte. Der Ort musste alsdann wahrscheinlich gleich von vornherein aufgegeben werden. Wie sich die Verhältnisse in Arrancy nun aber einmal gestaltet hatten, so stellte sich, da der Feind in den Nordwesteingang eingedrungen war, das Sammeln der Besatzung an dem entgegengesetzten Eingang insofern als günstig heraus, als dasselbe hier durch den Feind wenigstens nicht verhindert wurde.*)

Während die Dorfstraßen bereits von feindlichen Geschossen durchfegt wurden, eilten die Füsiliere einzeln und in kleinen Gruppen durch die Gärten und außerhalb des Dorfes nach dem Südausgang auf den Sammelplatz. Die nicht in Gefangenschaft gerathenen Theile der Wachen, verstärkt durch die ersten aus ihren Quartieren eilenden Leute, hatten, nachdem sie vor dem sehr überlegenen Gegner anfänglich zurückgegangen waren, dem weiteren Vordringen des letzteren bald Halt geboten. In der Mitte des Dorfes unterhielten sie ziemlich gedeckt durch die in diesem Orte vorhandenen großen Steintreppen vor den Hausthüren ein lebhaftes Feuer gegen die Franzosen, brachten diese zum Stehen und deckten das Sammeln.

Dies begünstigte auch die Dragoner. Sie fanden sich vollzählig hinter dem Südrande von Arrancy ein. Der Compagniechef Haupt-

*) Im Falle ein ganzes Bataillon die Besatzung von Arrancy gebildet hätte, wäre für eine Compagnie desselben allerdings die Bestimmung des Feldes unmittelbar hinter der Südumfassung des Dorfes als Alarmplatz zweckmäßig gewesen. Dieser Compagnie fiel alsdann bei der Dorfvertheidigung die Aufgabe der äußeren Reserve zu. Zwei Compagnien kamen für die Besatzung des Dorfrandes und die vierte als innere Reserve in Betracht.

mann v. Sas-Jaworski, entsendete zwei derselben nach Mercy, wo die 10. Compagnie lag, nach Xivry le Franc (11. Compagnie) mit der Meldung über den Überfall an den Bataillons-Commandeur. — Mercy lag 9, Xivry 13 *km* entfernt. Beim Durchreiten durch das 4 *km* östlich Arrancy gelegene Dorf Pierrepont mussten die beiden Dragoner sich durch mit Knütteln auf sie eindringende Arbeiter durchschlagen.

Auf das Eintreffen von Unterstützung durch die anderen Compagnien war vor mehreren Stunden nicht zu rechnen. Der Compagniechef war jedoch durchaus nicht gewillt den Rückzug anzutreten, ohne vorerst den Ruf seiner Compagnie durch ein offensives Vorgehen hergestellt zu haben.

Arrancy wird von Nordwest nach Südost von zwei Straßen durchzogen, von denen die östliche zum Schloss, die westliche zur Kirche hinaufführen. Verbunden werden dieselben durch zwei enge Gassen. Der Compagniechef befahl, dass Lieutenant v. Haustein mit einem Zuge in der östlichen, Lieutenant Löwe mit einem Zuge in der westlichen der Parallelstraßen vorgehen sollten. Feldwebel Köhler mit dem Rest wurde aber rechts um das Dorf herum gegen den Nordeingang vorgeschickt, um hier auf die Rückzugslinie des Gegners zu drücken. Links (südlich) um das Dorf gieng eine Beobachtungspatrouille vor. Die Dragoner-Abtheilung wurde rückwärts des Dorfes belassen. Sie trieb abwechselnd auf die nördlich und südlich von Arrancy gelegenen Höhen Patrouillen vor.

Langsam wurden die Franzosen aus dem Dorfe (nach etwa $1\frac{1}{2}$ Stunden seit ihrem Eindringen) verdrängt.

Sie verschwanden in der Richtung auf Longuyon gegen 7 Uhr Früh, die leicht Verwundeten mit sich nehmend. Die nachgesendeten Dragoner beobachteten sie bis Loupineux.

Um 7 Uhr Früh war das Gefecht zu Ende, eine halbe Stunde später traf der Bataillonscommandeur mit 2 Zügen Dragonern ein. Um $8\frac{1}{2}$ Uhr langten auch die 10. und 11. Compagnie bei Arrancy an.

Zu dieser Zeit war jedoch der Feind schon so weit entfernt, dass eine Verfolgung keinen Zweck mehr gehabt haben würde.

Der Verlust der 8. Compagnie war ein schwerer. 25 Mann, darunter 2 Unterofficiere, führten die Franzosen in die Kriegsgefangenschaft ab; 6 Mann, darunter 1 Unterofficier, waren todt, 1 Mann verwundet. Sie büßte mehr als den fünften Theil ihrer Gesammtstärke ein. Ihr war also im Verhältnis dasselbe Schicksal geworden, welches einen Armeekörper von 14.600 Mann trifft, wenn er 3100 Mann verliert. Man muss sich dieses Verhältnis immer vorhalten, wenn man, wie es beim kleinen Krieg der Fall ist, es stets nur mit an sich unbedeutenden Zahlen zu thun hat.

Nach einigen Angaben soll der Maire des Dorfes, nach anderen ein zufällig in Arrancy anwesender Schlächter aus Longwy die Ankunft der Compagnie nach Longwy signalisiert haben.

Von Seiten der Deutschen war zur Absperrung des Dorfes nichts geschehen. Man ersieht jedoch, wie überaus wichtig es für eine isolierte Abtheilung in unsicherer Gegend ist, noch vor dem Einrücken in einem zum Nachtquartier gewählten Ort denselben schnell und zwar in der Absicht, keinen Einwohner mehr herauszulassen, zu umstellen. Hierzu ist, falls Cavallerie zugetheilt, letztere vorauszuschicken. Dieses Verfahren und die sofortige Festnahme einiger Ortsbewohner als Geiseln ist in späteren Perioden des Feldzuges, als das Franktireurwesen um sich gegriffen hat, viel beobachtet worden. Die Absperrung des Ortes durch ringsherum sich bewegende Patrouillen oder Posten muss natürlich dauernd aufrechterhalten werden.

Nachdem das Gefecht von Arrancy beendet worden war, wurde die Mitnahme von Verpflegsgegenständen für das Magazin in Briey nunmehr selbstverständlich um so gründlicher betrieben, worauf das ganze Detachement nach Xivry zurückkehrte.

Nach dem Geschichtswerk des deutschen Generalstabes haben die Franzosen den Überfall von Arrancy in einer Stärke von 450 Mann ausgeführt. Sie bestanden aus einer Abtheilung Linien-Infanterie verschiedener Regimenter, zumeist aber aus Mobilgarden, zum Theil auch aus uniformierten Männern.

Der Anmarsch auf Arrancy, wie der Abmarsch von dort geschah über Loupigneux. Vor Ausführung des Überfalls scheint der Führer seine Truppe erst südlich dieses Ortes in zwei Angriffs-Colonnen getheilt zu haben.

Die gewählte Angriffsfront hatte den Vortheil, dass der Stoß die taktisch wichtigste Stelle traf, den oberen höher gelegenen Abschnitt des Dorfes mit der Kirche und dem Schloss. Misslang der Überfall, oder trat man nach gelungenem Angriff den Rückzug nach Longwy an, so konnte man sich in der Richtung über Loupigneux voraussichtlich auch am leichtesten dem Eingreifen solcher feindlichen Abtheilungen entziehen, welche der überfallenen Besatzung von Arrancy etwa zu Hilfe eilten.

Die Theilung in zwei Angriffscolonnen ist immer erwünscht, sie verspricht größere Erfolge. Diese treten jedoch ein, wenn jede der Colonnen gegen einen anderen Punkt vorgeht. Es war unbedingt ein Fehler, dass sie im vorliegenden Falle beide gegen denselben Ortseingang vorgeführt wurden. Das Vordringen in den Nord- und in den Westeingang oder in den letzteren und gegen den Südeingang zugleich würde sicher zu weit größeren Erfolgen geführt haben. Die Franzosen hätten sich alsdann gleich im ersten Anlauf über einen weit größeren Theil des Dorfes ausgebreitet, die Verwirrung bei der Besatzung vermehrt und gewiss noch sehr viel zahlreichere Gefangene gemacht. Bei dem einseitigen Eindringen des Feindes und seinem Zögern, sich schnell weiter im Orte auszudehnen, gewannen die deutschen Füsiliere zum größten Theile Zeit, ihre Quartiere mit der Waffe zu verlassen und den Sammelplatz am Südende des Dorfes zu erreichen.

Es scheint, als ob die Franzosen sich von vornherein mit dem in ersten Anlauf erreichten Erfolg begnügt hätten. Bald nach dem Sammeln der Gefangenen dürfte die Bedeckungsabtheilung mit denselben den Abmarsch nach Longwy angetreten haben. Der stärkere Rest behauptete sich noch so lange in Arrancy, bis die Gefangenencolonne einen erwünschten großen Vorsprung gewonnen hatte, und trat alsdann auch seinerseits den Rückzug an, wie es scheint, so rechtzeitig und so verdeckt, dass er weder bedrängt wurde, noch auch durch Verfolgungsfeuer zu leiden hatte.

Die Verhältnisse können aber sehr häufig weitausgreifende Requisitionsunternehmungen bedingen. So war es 1870 z. B. während der ersten Zeit der Einschließung von Metz und noch mehr während derjenigen von Paris für die im Süden und Westen anzulegenden deutschen Magazine erwünscht, die Hilfsmittel der entfernter gelegenen Landstriche in Anspruch zu nehmen, so auch später in der Etapenzone der Armee des Prinzen Friedrich Karl, als diese an der Loire kämpfte. Vornehmlich gingen diese Unternehmungen auf die Zusammentreibung von großen Viehheerden aus.

Da, wo es für solche Unternehmungen an Cavallerie mangelte, fielen dieselben immer dürftig aus, man vermochte nicht weit genug auszugreifen und nicht größere Landstriche gleichzeitig zu überspannen. Es fehlten die Mittel zur Aufklärung, Sicherung und zur Verbindung der einzelnen Requisitions-Detachements untereinander, sowie zur Absperrung der Wege, auf denen die Bevölkerung ihr Vieh und ihre Pferde zu retten suchte. Reiter sind auch zur Begleitung von Pferden, sowie zum Weitertreiben angesammelter Viehheerden erforderlich. Infanterie kommt damit zu langsam vorwärts.

Große Requisitions-Detachements, welche nur die Widerspänstigkeit der Bevölkerung und Freischaaren zu fürchten haben, marschieren am zweckmäßigsten erst auf nur einer Straße vorwärts und zwar soweit, dass sie nahezu an der äußeren Grenze des Requisitionsgebietes angelangt sind. Der Auftrag der Detachements ist auch der Truppe vorerst nicht bekannt zu machen, damit die Einwohner ihr Vieh und ihre Lebensmittel nicht wegschaffen. Von der letzten Marschetape aus theilt sich das Detachement in eine Anzahl von selbständigen Commandos, die nun strahlenförmig schnell in die ihnen speciell zugewiesenen Orte abrücken, so dass am Schluss dieses letzten Vormarschtages die ganze Requisitionszone in ihrem vordersten Abschnitt von den verschiedenen Commanden schnell und überraschend überzogen ist.

Außer diesen aus Infanterie unter Zutheilung je einer kleineren Cavallerie-Abtheilung zusammengesetzten Commanden werden, und zwar schon Tags vorher, rechts und links der bisher gemeinsamen Vormarschstraße größere Cavallerie-Abtheilungen nach den Flanken entsendet, um an den seitlichen Grenzen des Requisitionsbereiches die Straßen für den Verkehr der Bevölkerung abzusperren und das Fortschaffen der Viehherden zu verhindern.*)

Gleichzeitig breitet sich die Vorhut-Cavallerie auf dem in der Front sich erstreckenden Straßennetz aus, womöglich an den Übergängen eines Gewässers. Dahinter nimmt das Gros der Sicherungstruppe eine den gefährdetsten Zugang des Requisitionsgebietes deckende Beobachtungsstellung ein. Hier verbleibt auch der Commandant.

Periodische Meldungen halten ihn über die Ergebnisse und die Lage der einzelnen Requisitionscommanden in Kenntnis. Er weist den letzteren an diesem und den folgenden Tagen die zu requirierenden Ortschaften an, bestimmt die rückwärtigen Sammelpunkte für die Wagencolonnen oder die Vieh- beziehungsweise Pferdetransporte und deren successive Weiterbeförderung.

Nach diesem System beginnt also die Requisitionsthätigkeit in den vordersten Ortschaften, an den folgenden Tagen nähern sich

---

*) Die Flanken-Cavallerie kann eventuell zweckmäßiger von vornherein die Hauptcolonne bei deren Vormarsch in das Requisitionsgebiet auf einer Parallelstraße seitlich begleiten.

die einzelnen Commanden immer mehr ihren Ausgangsstellungen rückwärts schreitend. Dem entsprechend gehen auch die Sicherungstruppen allmählich in weiter rückwärts gelegene Stellungen.

Da — ergiebige Erfolge vorausgesetzt — die Schwierigkeiten, welche die Bewachung und Sicherung der angesammelten Wagencolonnen und Viehtransporte verursachen, täglich zunehmen, auch die Schwerfälligkeit des ganzen Detachements sich fortwährend steigert, die Requisitionscommanden infolge der Abgabe von Begleitmannschaften bei den Wagen und dem Vieh sich immer mehr schwächen, so muss das gesammte Requisitionsgebiet sich nach rückwärts immer mehr verengen. Die requirierten Verpflegsmittel müssen sobald als möglich nach rückwärts abgeschoben werden.

XVI. Von der Verpflegung bei Flankenmärschen.

Sobald eine Armee während des Vormarsches plötzlich zu einer Directions-Veränderung gezwungen ist, wobei sie bis zum Erreichen des neuen Zielpunktes dem Feinde die eigene Flanke aussetzt, so ist ein Nachführen der Verpflegung an der Queue der Colonnen nicht mehr möglich. Das Train-Echiquier würde bei Fortsetzung der Bewegung in der neuen Richtung dem Angriffe des Feindes preisgegeben sein. Um dies zu verhindern, muss das Train-Echiquier, seiner Sicherung halber, außerhalb des Truppen-Echiquiers, also auf der vom Feinde abgewandten Seite marschieren.

Müsste nun ein Zuschub aus den Verpflegs-Anstalten des Train-Echiquiers zu den Truppen stattfinden, so würden sich die hiezu nöthigen Train-Bewegungen, weil sie in zwei aufeinander senkrechten Richtungen vor sich zu gehen hätten, außerordentlich complicieren; was aber noch schlimmer wäre, den ganzen Flankenmarsch erheblich stören, da jeder Zuschub, von der Marschlinie der großen Trains abseits, zu der zunächst am Feinde marschierenden Marsch-Colonne, quer durch die übrigen Colonnen und alle ihre Marschlinien durchschneidend stattzufinden hätte.

Zu diesen Train-Bewegungen hat man übrigens überhaupt nicht viel Zeit, soll der Flankenmarsch rasch und überraschend ausgeführt werden, was meist damit angestrebt wird, anderseits darf der Train weder den Marsch selbst, sowie das etwaige Frontieren nicht hindern.

Je nachdem der Flankenmarsch entweder durch eine gleichzeitige Schwenkung oder aber durch einen Seitenmarsch sowohl des Truppen- als auch des Train-Echiquiers erfolgt, gelangen die Dispositions-Einheiten der Colonnen auf andere Wege und damit bekömmt das Marsch-Echiquier ein verschiedenes Aussehen in Bezug auf Marschordnung.

Denkt man sich, dass ein Echiquier von drei nebeneinander vorrückenden Corpscolonnen den Flankenmarsch — der sich ganz allgemein als Bewegung auf einem Kreisbogen, in dessen Mittelpunkt der Gegner steht, gestaltet — durch den Seitenmarsch ausführen soll, so erreicht das Marsch-Echiquier die neue Richtung in der Weise, dass alle Dispositions-Einheiten, welche nebeneinander marschierten, ihr neues Verhältnis durch Aufeinanderfolgen gewinnen.

So gelangen z. B. die Tête-Divisionen der 3 Corps, welche bis jetzt nebeneinander marschierten, durch den Seitenmarsch auf eine Marschlinie — die vom Feinde nächstgelegene — gegen das seitwärts liegende Marschziel nun hintereinander.

Auf die zweite Marschlinie gelangen in derselben Weise die 2. Divisionen, auf die dritte die 3. Divisionen der 3 Corps und sodann auf die vierte die 1. Train-Gruppen der 3 Corps, auf die fünfte die 2. Train-Gruppen der 3 Corps, auf die sechste die 3. Train-Gruppen der 3 Corps, wodurch selbstverständlich die Trains in eigenen Colonnen durch die Truppen geschützt und ohne Verband marschieren müssen.

Überhaupt sind in solchem Falle die Corps-Verbände gelöst und die Commando-Verhältnisse durch die Einreihung der Divisionen (Train-Staffel) verschiedener, ursprünglich nebeneinander marschierender Corps in eine neue Colonne gestört.

Bei dem Flankenmarsch durch gleichzeitige Schwenkung beider Echiquiers werden zwar die Corps-Verbände aufrecht erhalten, indem die Corps-Colonnen und die Train-Staffel der Corps nach der Schwenkung jede auf eine Marschlinie gelangen, doch entsteht durch jede Schwenkung ein Zeitverlust, der sich insbesondere bei geringer Zahl der zu benützenden Wege mit der Frontlänge des Echiquiers und dem Winkel der Schwenkung vergrößert.

Dieser Zeitverlust muss sich überdies, wenn das Echiquier nach vollbrachtem Flankenmarsche zur Wiederherstellung der ursprünglichen Front gegen den Feind schreitet, wiederholen.

Auch wird dieser Zeitverlust weiters noch dadurch gesteigert, dass das Herausziehen der Trains in die neue Marschrichtung seitwärts des Truppen-Echiquiers gleichfalls eine Marsch-Mehrleistung des Trains bedingt, für welche ihm die Zeit natürlich gewährt werden muss.

Indem das zur Durchführung eines Flankenmarsches nothwendige Mehrerfordernis an Communicationen für ein Marsch-Echiquier gewöhnlich nicht zu haben sein wird, so wird das Zusammensetzen der Colonnen in dem neuen Verhältnisse immer dem thatsächlichen Zustande angepasst sein müssen.

Immer werden auch alle entbehrlichen Traintheile aus den zunächst am Feinde marschierenden Colonnen ausgeschieden werden müssen, um diese zu verkürzen und zum geordneten Widerstande bei unvermuthetem Angriffe in der Flanke möglichst zu befähigen.

Nachdem eine Zufuhr der Lebensmittel aus den seitwärts des Truppen-Echiquiers marschierenden Feld-Verpflegs-Anstalten auf die Dauer des Flankenmarsches nur ausnahmsweise stattfinden kann, so muss für die voraussichtliche Zeit dieser Bewegung die Verpflegung zweckmäßig eingerichtet werden.

Eine Einschiebung von Verpflegs-Staffeln in die Colonne im größeren Maßstabe, so wie dies beim Vormarsche möglich ist, ist hier nur selten, und zwar ohne Gefahr nur in einer größeren Entfernung vom Gegner anwendbar, sonst können, wenn unbedingt nothwendig, höchstens nur kleine Trainpartien eingeschaltet werden, welche sodann sobald als möglich aus der Colonne zu entfernen kommen.

Die Flankenmärsche führen gewöhnlich seitwärts der Operationslinie in vom Gegner und von der eigenen Armee noch nicht betretene Gebiete, und da muss natürlicherweise das Requirieren durch die jeder Colonne vorausgehenden Cavallerie-Sicherungskörper in erster Linie, und innerhalb der Nächtigungs-Rayons der Divisionen in zweiter Linie, als für die Verpflegung unerlässlich gehandhabt werden.

Um sicher zu gehen, müssten die Truppen für jeden Fall möglichst viel Verpflegsportionen (Conserven) zu sich nehmen, was übrigens bei dem Umstande, als die Flankenmärsche für gewöhnlich nur von kurzer Dauer sind, nicht allzu schwer fallen wird.

Am meisten wird dies der Fall bei der zunächst dem Feinde marschierenden Colonne sein, bei welcher, nachdem sie in steter Kampfbereitschaft sich befindet, und so zu sagen den Flankenmarsch des Echiquiers protegiert, nicht nur keine Trains sich befinden können, aber auch der Zuschub aus den durch andere Truppencolonnen am weitesten getrennten Verpflegstrains auch am schwierigsten ist.

Gestatten es die Verhältnisse, den Flankenmarsch unter Schutz eines stehenden Detachements auszuführen, so wird für dasselbe die Verpflegung dadurch um vieles erleichtert, dass die Verpflegstrains im Rücken eine gesicherte Aufstellung finden und den Zuschub ohne Anstrengung bewirken können.

Unter Umständen könnten auch Marsch-Magazine in der neuen Operationsrichtung angelegt werden, was jedoch fast immer mit Schwierigkeiten der Geheimhaltung zu kämpfen hat, ohne welche aber die Überraschung, eine Hauptbedingung jedes Flankenmarsches, nicht denkbar ist.

Sollte mit dem Flankenmarsche der Wechsel auch der Nachschublinien verbunden sein, wie dies z. B. im Feldzuge 1812 von Witebsk aus, oder bei dem berühmten Rechtsabmarsche auf Sedan 1870 der Fall war, so müssen auf den neuen Linien durch entsprechende Organe des Generalstabes und der Intendanz selbstverständlich mit Inanspruchnahme der betreffenden Etapen-Behörden Vorkehrungen für die Regelung des Nachschubes getroffen werden.

XVII. Von der Verpflegung nach dem Gefechte.

Im engsten Contacte mit dem Gegner — wie dies unmittelbar vor, während und nach dem Gefechte der Fall ist — kommt es vor allem auf das Vorhandensein der Verpflegsvorräthe in eigenen Beständen an. Die Kenntnis der Trainverhältnisse in diesen Phasen der Operation ist geeignet das Bild der Verpflegung und deren Ergänzung zu geben.

Alle Trains, welche den Truppen nicht ins Gefecht folgen, müssen vorsichtshalber beim voraussichtlichen Eintritte in ein Gefecht in angemessener Entfernung vom Gefechtsfelde zurückgehalten werden.

Nach der Train-Vorschrift werden der vereinigte Gefechtstrain und der Train des Hauptquartiers ungefähr 4 *km*, der Bagage-

und der Verpflegstrain 10 bis 16 *km*, die übrigen Trains nach Bedarf noch weiter von der Gefechtslinie abbleiben müssen.

Insbesondere werden die Reserveanstalten einer Armee, sobald sich diese auf einem kleinen Raum zur Schlacht vereinigt, vom Kampfraume weit abbleiben müssen, nachdem die Trains, wie bereits erwähnt, einer gleichen Concentration nicht fähig sind und nahe am Truppen-Echiquier unverhältnismäßig feindlichen Angriffen bloßgestellt wären.

Anderseits verlangt es die Bewegungsfreiheit der Armee, dass sich dieselbe nach einem ungünstigen Ausgange einer Schlacht möglichst schnell vom Gegner entferne, wobei sie nicht durch einen erst nach rückwärts in Marsch zu setzenden Train von Tausenden von Fuhrwerken gehindert werden darf.

Der Schutz, den der Train während der engen Versammlung der Armee genießen soll und muss, kann nicht durch mobile Truppen, die man im Kampfe entbehren müsste, erzielt werden, man trachtet daher die großen Fuhrwerks-Colonnen an Hindernissen (Flüssen), hinter leicht zu sperrenden Defiléen oder bei befestigten Punkten zurückzulassen.

Die Befehle hiezu gehen von dem Armee-General-Commando aus, welches jedoch die bezüglichen Weisungen vom Armee-Commando erhält, das dann seinerseits die Aufstellungs-Punkte dieser Reserve-Anstalten den Truppen in seinen Dispositionen an die Corps- (Colonnen-) Commanden bekannt gibt.

Die Trains sind auf den ihnen angewiesenen Aufstellungspunkten in steter Bereitschaft zum Abmarsche zu halten.

Die Pferde bleiben eingespannt, werden aber gefüttert, weil beinahe jedesmal nach Beendigung des Gefechtes eine starke Marschleistung von ihnen zu dem Zwecke gefordert wird, um entweder die vorne befindlichen Truppen zu verpflegen und bei der Verfolgung nahe genug heran zu sein, oder um beim Rückzuge den nothwendigen Vorsprung zu gewinnen.

Die oben angegebenen Daten unterliegen selbstverständlich verschiedenen Modificationen, da sie vor allem von den Anmarsch- und Terrain-Verhältnissen, insbesondere von Defiléen und Communications-Knoten, abhängig sind.

Die gefüllten Staffel der Verpflegs-Colonnen und die Schlachtvieh-Depots werden im allgemeinen innerhalb der obangeführten Raumgrenzen ihren Aufstellungsort finden können, die Feld-Verpflegs-Magazine, Feldbäckereien etc. aber werden sich über 1 bis

2 Tagmärsche weiters innerhalb des Etappenraumes auf den Haupt-Marschlinien in Parks aufgefahren, echelonieren müssen.

Die hierauf bezugnehmenden Anordnungen der höheren Commanden werden entweder schon mit der Marschdisposition oder aber erst mit der Gefechtsdisposition erlassen.

Bei einem unvermutheten Zusammenstoße mit dem Feinde, sowie in allen Fällen, in denen die Dispositionen betreffs der Trains nicht rechtzeitig erlassen werden, ist es Aufgabe der Divisions- und Corps-Train-Commandanten, gleich beim Beginne eines Gefechtes alle Trains, welche nicht in das Gefecht rücken, sofort halten und die Straße derart frei machen zu lassen, dass der Anmarsch rückwärtiger Truppen zum Gefechtsfelde ohne Verzögerung erfolgen könne.

Erst nach dem Passieren aller Truppen können die Trains nach Bedarf in das ihnen zukommende Verhältnis geführt werden. Bei der Echelonierung der Trains vom Gefechtsfelde nach rückwärts ist vor allem darauf Rücksicht zu nehmen, dass im Falle eines Rückzuges die Truppen nicht durch die Trains aufgehalten werden.

Sobald die Traingruppen in der neuen Aufstellung geordnet sind, haben die Divisions-Train-Commandanten sich zu den der Gefechtslinie nächsten Traingruppen zu begeben und mit ihren vorgesetzten Truppen-Divisions-Commanden fortwährend in Verbindung zu bleiben.

Auch der Corps-Train-Commandant hat, wenn er hiezu so nahe herangekommen wäre, mit dem Corps-Commando entweder persönlich oder durch Entsendung eines geeigneten Officiers in Fühlung zu treten, um über das Verhalten des großen Trains rechtzeitig informiert zu werden.

Für gewöhnlich, insbesondere beim Rencontre-Gefechte, werden die Colonnen- und Divisions-Commanden mit ihren Generalstabs-Chefs mit den Anordnungen fürs Gefecht und mit dem Feinde vollauf beschäftigt sein, und für ihre Person nicht die Zeit finden, die Detail-Anordnungen für die Trains zu treffen.

Es werden demnach mit der selbständigen Ordnung und Aufstellung der Trains in ein den Umständen angepasstes Verhältnis, besonders hiezu bestimmte Generalstabs-Officiere beauftragt werden müssen.

Eine selbständige Thätigkeit der Train-Commandanten, gegründet auf eigene Beobachtung des Gefechtsganges, dürfte in der Regel eher zu Missverständnissen, als zu zweckmäßigen Bewegungen der

Traingruppen führen. Unter allen Umständen bleibt es das Sichere, wenn die Trains angewiesen werden, nur über ausdrücklichen Befehl ihre Parkplätze zu verlassen, und wenn der Generalstabs-Chef oder dessen Gehilfen die rechtzeitige Dirigierung der Trains nie aus den Augen lassen.

Ein Vorziehen derselben zu den Truppen soll niemals voreilig, sondern nur dann, wenn der Gegner entschieden im Rückzuge ist, angeordnet werden; namentlich gilt dies bei Defiléen, wo der Train jedenfalls so lange am Eigange zu bleiben hat, bis sich die Colonne den Ausgang vollkommen erkämpft und gesichert hat.

Bei einem unvermutheten Angriffe in der Flanke eines Echiquiers dürfen zwischen den Truppen eingetheilte Train-Gruppen niemals nach Ermessen ihrer Commandanten im Abfahren ihr Heil versuchen; sie müssen im Gegentheile so anhalten, dass alle Straßen nach der Quer- und Längen-Richtung der Bewegung für die entsprechende Disponierung der Truppen, welche allein in solchem Falle Schutz gewähren können, frei bleiben.

Was den Zuschub der Verpflegung betrifft, so bestimmt die Trainvorschrift, dass die Train-Commandanten im Sinne der erhaltenen Anordnung im Einvernehmen mit den Proviant-Officieren dafür zu sorgen haben, dass unmittelbar nach dem Gefechte die Truppenproviant- und Marketenderwagen zu ihren Truppenkörpern gelangen und dass auch die für diesen Tag zur Abgabe der Verpflegsartikel bestimmten Verpflegsstaffel der Truppe bald zugeschoben werden.

Unter Umständen können auf Befehl des Truppen-Divisions-Commandos sogar während des Gefechtes zu den in der Reserve stehenden Truppen Verpflegsartikel herangezogen werden. Hiezu sind vor allem Getränke, dann Lebensmittel, die möglichst bald genossen werden können, zu wählen und auf jene Fuhrwerke, welche aushilfsweise zur Abtransportierung der Verwundeten bestimmt sind, zu verladen.

Ist der Gefechtstrain des Corps vereinigt, so hängt dessen Vornahme zu den Truppen von der Disposition des Corps- (Colonnen-) Commandos ab.

Nach dem Gefechte muss überhaupt die Dirigierung der Trains in solcher Art stattfinden, dass der Truppe Verpflegung so schnell als möglich zukommt.

Die Anordnungen hiezu erhalten je nach der vorhergegangenen Gefechtsentscheidung ein wesentlich verschiedenes Gepräge.

Wurde das Gefecht siegreich beendet, so liegt auch zumeist die beste Ausnützung des Sieges in der Verfolgung.

Der errungene Erfolg kann erst dann als vollständig bezeichnet werden, wenn der Feind völlig aufgelöst wurde.

Um dies zu erreichen, muss aber der Stoß mit aller Wucht auf die Rückzugslinie des Gegners erfolgt sein, und nachher die Verfolgung auf dessen Rückzugszone so kräftig stattfinden, dass er von seinen Nachschublinien nicht diejenige Aushilfe bekömmt, die er zu seiner Existenz unbedingt nöthig hat. Dieselbe einmal verloren, muss er mehr oder weniger seiner Auflösung entgegengehen.

Beachtenswert aber sind die Worte Moltke's darüber: „Nach der Theorie soll dem Siege die Verfolgung sich unmittelbar anschließen, eine Forderung, der alle, besonders auch die Laien, zustimmen, und doch wird derselben in der Praxis selten entsprochen. Die Kriegsgeschichte weist wenig Beispiele auf, wie das berühmte von Belle-Alliance. Es gehört ein sehr starker, mitleidsloser Wille dazu, einer Truppe, welche zehn oder zwölf Stunden marschiert, gefochten und gehungert hat, statt der erhofften Ruhe und Sättigung aufs neue Anstrengungen und Gefahren aufzuerlegen. Aber auch diesen Willen vorausgesetzt, hängt die Verfolgung noch ab von der Art, wie der Sieg gewonnen wurde. Sie wird schwer ausführbar, wenn alle Abtheilungen auf dem Schlachtfelde, wie bei Königgrätz, so durcheinander gerathen sind, dass Stunden erforderlich werden, um sie erst wieder in taktischen Verbänden herzustellen, oder wenn, wie bei St. Quentin, alle, auch die letzten Truppen in das Gefecht verwickelt waren, so dass eine intacte geschlossene Infanterie-Abtheilung nicht mehr verfügbar ist. Ohne die Unterstützung einer solchen, wird die Cavallerie, vollends bei Nacht, von allen Bodenhindernissen und jeder kleinsten Postierung des Feindes aufgehalten allein die Aufgabe selten lösen".

Sind intacte Truppen vorhanden, so werden sie den Marsch soweit sie es vermögen unaufgehalten in die Nacht hinein fortsetzen, und sich sodann aus ihren Reserve-Vorräthen verpflegen.

Der nicht marsch- und gefechtsfähige Rest der Truppen, der nach großen, schweren und verlustreichen Kämpfen gewiss den weitaus größten Theil der Kämpfenden ausmachen wird, muss vor allem nach taktischen Verbänden geordnet, möglichst rasch und gut untergebracht, sowie mit den zugehörigen Munitions- und Verpflegstrains vereinigt werden.

Jedes unnütze Herumirren von Truppen und Traintheilen ist dabei sorgfältigst zu vermeiden, da es behufs Durchführung energischer Verfolgung unerlässlich bleibt, zeitlich am Morgen auch mit den nothdürftig ausgeruhten Hauptkräften die Bewegung nach vorwärts wieder aufzunehmen, und wo thunlich die in der Eile zur directen Verfolgung vom Gefechtsfelde aus zusammengewürfelten Vortruppen abzulösen und durch geordnete, mit Munition und Verpflegung versehene Verbände zu ersetzen.

Bei der schnellen Bewegung wird es schwer fallen, die Ressourcen des zu durchziehenden Raumes auszunützen und selbe an sich zu bringen, weshalb es nothwendig sein wird, die allenfalls angegriffenen Bestände der Truppen durch frische zu ergänzen, sowie den Nachschub möglichst schnell ins Leben zu rufen.

Man darf hiebei nicht vergessen, dass es wohl keinen mehr zwingenden Moment zur reichlichsten Verpflegung der Truppen gibt, als die Verfolgung, bei welcher die Kräfte der Menschen auf das höchste gespannt werden.

Im Übrigen wird der Verpflegs-Modus bei der Verfolgung vom jenen beim Vormarsche besprochenen im wesentlichen nicht abweichen.

Musste aber nach einem ungünstigen Ausgange eines Gefechtes dasselbe abgebrochen und der Rückzug angetreten werden, so wird die Verpflegsfrage ein verschiedenartiges Gepräge tragen, je nachdem der Rückzug in dem kurzen Kehrt auf die früheren Vorrückungslinien bewerkstelligt oder aber in einer excentrischen Richtung mit dem gleichzeitigen Aufgeben der bisherigen Nachschublinien ausgeführt wird.

Große Armeen können nur einfache Bewegungen ausführen, daher auch im Rückzuge leichter in der bisherigen Anmarsch-Richtung zurückgehen, als sich auf eine neue Operationslinie wenden, auf welche die Verlegung der Trains und Anstalten mit sehr großen Schwierigkeiten verbunden ist.

Das Hauptbestreben beim Rückzuge liegt darin, die Hauptkräfte so rasch als möglich der feindlichen Sphäre zu entziehen, sowie möglichst viel Raum und Hindernisse zwischen dieselben und dem Sieger zu legen; hierauf gründet sich die Nothwendigkeit, den vom Kampfe ermüdeten Truppen noch außerordentliche Marschanstrengungen aufzudrängen, um durch einen Gewaltmarsch sich der Verfolgung zu entziehen. Ein solcher Marsch kann unter den gegebenen Umständen nicht ohne große Verluste an Erschöpften, Verirrten und Versprengten abgehen; und es mehren sich die Verluste in umso höherem Grade, je schneller und andauernder der Sieger sich zu gleichen Anstrengungen entschließt und zwingt.

Beim Rückzuge in der bisherigen Anmarsch-Richtung marschieren die Trains in umgekehrter Reihenfolge vor der Truppencolonne. Die Distanzen werden mit Rücksicht auf etwaige Marschverzögerungen und auf die geringere Marschfähigkeit großer Trains gegenüber der Truppencolonne durchschnittlich größer gehalten, als im Vormarsche.

Hat man sich die eigenen Trains während des Gefechtes nicht unnützer Weise zu nahe kommen lassen, so bleibt Zeit genug, um ihren rechtzeitigen Abmarsch nach rückwärts zu veranlassen.

Die Befehle hiezu müssen gleichzeitig mit den Rückzugsanordnungen an die Truppe ergehen, denn bei allen, ob freiwilligen oder erzwungenen Rückzügen, ist es die erste Bedingung für ihr Gelingen, den Truppen die erforderliche Bewegungsfreiheit zu verschaffen, und diese nicht etwa zur Deckung des Abzuges des großen Trains neuerdings in Gefechte zu verwickeln, die man eben durch den Rückzug zu vermeiden trachtete.

Allen diesen Trains wird man jedenfalls geschützte Marschziele in der Entfernung eines starken Marsches gegen rückwärts anweisen müssen, wobei aber jene Verpflegsstaffel, die zur Abgabe ihrer Vorräthe an die Truppen bestimmt sind, die Verpflegsartikel an den voraussichtlichen Nacht- (Rast-) Stationen abladen, und sodann bevor noch die Truppe an diese Orte kommt, sofort den Marsch ohne Verzögerung fortsetzen, um einen Vorsprung zu gewinnen.

Die Verpflegung ist demnach bedeutend leichter als beim Vormarsche, weil nachdem die Feldverpflegs-Anstalten bei dem Rückzuge an der Tête, also vor den Truppencolonnen marschieren, alle im Vormarsch nothwendigen Wendungen und das Einschieben der Staffel in die Colonne, also der ganze Nachschub, sowie auch theilweise die größere Anstrengung der Bespannungen entfallen; die Verpflegsanstalten legen ganz einfach auf verschiedenen Punkten der Marschlinien (an den voraussichtlichen Nachtstationen oder Rastplätzen oder in Marschmagazinen) die Verpflegsartikel ab und setzen, um einen Vorsprung zu gewinnen, ihren Marsch bis an einen bestimmten Standort eines Verpflegs-Magazines oder eines sonstigen Festungsortes fort. Die leeren Wagen der Feldverpflegs-Anstalten werden großentheils nur mehr mit Mehrvorräthen wieder beladen, um selbe in Sicherheit zu bringen.

Die Proviant-Officiere und sonstigen fassenden Organe begeben sich an diese Punkte voraus, übernehmen die für sie bestimmten Vorräthe und erwarten ihre Truppe oder führen derselben die Verpflegung mittels der Proviantwagen auf die Lagerplätze zu.

Die vortheilhaftesten Linien beim Rückzug für die Verpflegung sind jedenfalls solche, welche von schiffbaren Flüssen und fahrbaren Bahnlinien begleitet werden, weil man durch diese Communicationsmittel in der Lage sein wird, die Armeebedürfnisse rasch nach rückwärts zu schaffen, wodurch auch deren Sicherheit gewährleistet ist.

Die schon während des Vormarsches angesammelten Vorräthe bieten hinlängliche Garantie für das Vorhandensein großer Verpflegsmengen.

Auf die Requisition ist bei dieser Art des Rückzuges hingegen nicht viel zu rechnen, denn das Land dürfte schon beim Vormarsche ausgebeutet worden sein.

Die in vorderster Linie (3—4 Märsche vor den Colonnen-Têten) etablierten Feldbäckereien haben gewöhnlich die Broterzeugung solange fortzusetzen, bis sämmtliche Truppen ihren Standort passiert und sich daselbst mit Brot versehen haben, worauf sie wieder auf eine solche Entfernung mittels Eilmärschen vorangehen. Bei den Schlachtviehdepôts bleiben die hiezu bestimmten Theile einfach an den Verbrauchsorten stehen.

Ein Wechsel der Operationslinie im Rückzuge ist nur dann leicht durchführbar, wenn derselbe aus eigenem Antriebe erfolgt, weil sodann alle auf der ursprünglichen Operationslinie aufgestellten Trains und Anstalten noch rechtzeitig auf die neue Linie disponiert werden können, was aber auf unüberwindliche Schwierigkeiten stoßen muss, wenn eine Armee nicht infolge des freien Entschlusses, sondern einer verlorenen Schlacht wegen zu diesem Wechsel gezwungen wird und je größer die Armee ist.

Die leichtere oder schwierigere Ausführung dieses Verschiebens des Train-Echiquiers wird hauptsächlich von der Größe des Winkels, den die neue Operationslinie mit der ursprünglichen einschließt, sowie von der Beschaffenheit der Transversalwege, dann von dem Grade der feindlichen Einwirkung abhängen.

Je größer nämlich dieser Winkel, desto größer wird der Weg sein müssen, den die Reserveanstalten zurückzulegen haben, um auf die neue Operationslinie zu gelangen.

Ist dieser Weg nun so lang, dass die mittlerweile verbrauchten Vorräthe bei der Truppe seitens der Feldverpflegs-Anstalten nicht rechtzeitig ergänzt werden können, so muss nothwendigerweise diese Ergänzung auf eine andere Weise gedeckt werden u. zw. entweder durch die Requisition, oder durch das Entgegensenden von Vorräthen aus dem nächstgelegenen Depôtpunkt der Verpflegsbasis oder durch das Rockieren der Vorräthe aus den auf der ursprünglichen Operationslinie angelegten Magazinen.

Die Beischaffung der Verpflegsbedürfnisse im Wege der Requisition für eine große Armee bedingt einen gewissen Reichthum der Gegend, und das Entgegensenden von Verpflegsvorräthen, eine umfassende Basis und ein ausgebreitetes Netz guter Communicationsmittel.

Nachdem der Rückzug in diesem Falle durch noch nicht ausgesogene Landstriche führt, dürfte man gewisse Hoffnungen in die Requisition setzen können; auch können, falls Eisenbahnen und Wasserstraßen die Rückzugslinie begleiten, die Verpflegsvorräthe soweit als thunlich auf denselben zurückgenommen werden.

Sind einmal die Feldverpflegs-Anstalten auf die Operationslinie überführt worden, denn gestaltet sich die Verpflegsfrage analog wie bei jenem auf der Anmarschlinie.

Jedenfalls müssen bei jedem gezwungenen Rückzuge Generalstabsofficiere, Intendanten etc. vorausgesendet werden, um mit Aufgebot aller Mittel aus vorfindlichen und auftreibbaren Artikeln die nächste Verpflegung bei einem Rückzug sicherzustellen.

Selten wird es vermieden werden können, dass Vorräthe an Stellen niedergelegt werden, wo sie später keine Verwendung finden. Können sie im letzteren Falle nicht mehr fortgeschafft werden, so sind sie unbedingt zu vernichten, damit sie nicht dem Feinde zugute kommen.

XVIII. Von der Verpflegung bei Operationsstillständen und bei Einschliessung fester Plätze.

Bei allen Operationen tritt nach einer längeren Reihe von Märschen eine so allgemeine Ermüdung und Erschöpfung ein, dass bei Fortsetzung der Operationen die Leistungsfähigkeit der Armee, ja oft ihre Schlagfertigkeit in Frage gestellt würde.

In solchen Fällen sieht man Pausen in den Operationen eintreten, um den Truppen Zeit zur Erholung und namentlich zur Ordnung ihrer inneren Verhältnisse, zum Ausbessern ihres Schuhwerks, Heranziehen ihrer Trains, Verpflegung, Ausrüstungs-Artikel etc. zu gönnen.

Da die Armee in diesem Falle im engen Contacte mit dem Feinde ist, so wird sie stets enger cantonieren, und zwar so eng, dass sie jederzeit die Operationen rasch wieder aufnehmen kann.

Solche kurze Erholungs-Cantonements werden auf den östlichen Kriegsschauplätzen oft schon nach relativ sehr kurzer Zeit immer nothwendig sein, da die Armee bei den mangelhaften Communicationen, den schlechten Verpflegs- und Unterkunfts-Verhältnissen während der Operationen sehr rasch angegriffen wird.

Anders sind aber die sogenannten Erholungs-Cantonierungen, welche während größerer Stillstände im Verlaufe der Operationen bezogen werden.

Bei denselben herrscht die Tendenz vor, der Truppe die möglichste Bequemlichkeit zuzuwenden und die Ressourcen des Landes unter möglichster Schonung desselben zur guten Verpflegung der Truppen und zur Vorbereitung und Ergänzung des nothwendigen Vorrathes an Kriegs-Materiale aller Art auszunützen. Dieselben sind daher zweckmäßiger Weise weite Cantonierungen.

Beim Einschließen eines festen Platzes bezieht der hiezu bestimmte Heerestheil — Einschließungs-Truppen — Cantonierungen, welche in Rücksicht der steten Kampfbereitschaft oder selbst Durchbruchs-Versuche, etwa mit eingeschlossenen Armeen oder Armee-Theilen, selbstverständlich die engsten sein müssen. In einem solchen Falle tritt die Sorge für Bequemlichkeit und Schonung am meisten in den Hintergrund.

Von dem Grade der engeren oder weiteren Cantonierung wird auch die Verpflegung beeinflusst. Während bei enger Cantonierung selbst weit ausgreifende Requisitionen nicht im Stande sind, den Nachschub auch nur für kurze Zeit entbehrlich zu machen, so ist in den Epochen größerer Operationsstillstände die Ausbeutung der occupierten Gebiete nicht nur nöthig und vortheilhaft, aber geradezu der natürlichste Verpflegsmodus.

Beim Erholungs-Cantonement erleichtert schon die Ausdehnung desselben nach Front und Tiefe die Requisition.

Alles soll vor allem bequem untergebracht werden, deshalb der Flächenraum, den das ganze Cantonement bedeckt, in geradem

Verhältnisse zur Stärke der Armee und in umgekehrtem zur Belagsfähigkeit der Gegend steht, d. i. der Anzahl und Dichtigkeit der bewohnbaren Ortschaften, Schlösser, Meierhöfe, Fabriken etc.

Sieht man von dem Bezuge der Verpflegung vom Quartierträger ab, so kann man in einem mittelgut cultivierten Lande wohl 3—4 Mann per Einwohner, das ist 9000—12.000 Mann per 0·57 □-Myriameter (Quadrat-Meile) unterbringen, und wird diese schon sehr enge Cantonierung per Division 0·86—1·15 □-Myriameter erfordern, jede Feuerstelle (4—5 Seelen) aber mit 12—20 Mann belasten.

Sind viele und große Meierhöfe, Herrschaftssitze, Fabriken, öffentliche Gebäude, Scheuern etc. vorhanden, so lässt sich diese Belags-Dichtigkeit, im gleichen Raume noch sehr erheblich steigern, ohne Minderung der Bequemlichkeit der Truppen; fehlen jene dagegen, sind die Landesbewohner arm, ihre Häuser klein, ohne Scheuern, nur mit einem einzigen Wohnraume etc., so werden oft kaum 1—2 Mann per Bewohner, d. i. 4—10 Mann per Feuerstelle eine Unterkunft finden, und würde der für eine Infanterie-Truppen-Division erforderliche Cantonierungs-Raum sich auf 2 und mehr Quadrat-Myriameter ausdehnen.

Rechnet man in wohlhabenden Ländern darauf, denselben auch in der Art Verpflegsbeihilfen aufzubürden, indem man die Truppen mit allen Bedürfnissen oder einem Theile derselben auf die Quartierträger verweist, was wohl im feindlichen Lande ganz selbstverständlich ist, so wird das Erholungs-Cantonement durch größere Ausdehnung auch diesem Umstande Rechnung tragen können, um einen angemessenen großen Landstrich zu dieser Leistung heranzuziehen.

Diese Ausdehnung wird mit der Stärke der Armee und der geplanten Dauer ihres Aufenthaltes um so mehr zunehmen müssen, in je höherem Grade man Verpflegs-Aushilfen begehrt, wird aber mit der Dichtigkeit der Bevölkerung und ihrem Reichthume im umgekehrten Verhältnisse stehen.

Industrie-Bezirke und Städte leisten auch bei großer Seelenzahl nur wenig und eignen sich am meisten für Infanterie und Artillerie; das flache Land, namentlich einzelne größere Wirthschaftssitze, fassen meistens im Verhältnisse viel mehr Truppen und sind am besten zur Unterbringung der Cavallerie und Trains zu benützen, da sich nur hier die genügende Zahl von Stallungen und reichliche Futtervorräthe finden.

Cantonierungen während länger dauernder Local-Gefechte, bei Einschließung und Belagerung fester Plätze, müssen der Natur der Sache nach die Form einer Ringzone annehmen, in deren Centrum sich der eingeschlossene Platz befindet.

Die Ausdehnung der Ringzone nach ihrem Umfange ergibt sich dadurch, dass die vorderste Kampf- oder die eigentliche Einschließungs-Front, welche zugleich den inneren, kleineren Begrenzungs-Kreis der Ringzone bildet, beiläufig bis an die Grenze des wirksamsten Ertrages der Festungs-Geschütze vorrückt, indessen die Breite der Ringzone, welche hier die Tiefe der Cantonierung bezeichnet, mit der Stärke der Einschließungs-Truppen naturgemäß wächst.

Was sich nun innerhalb dieser, im gewissen Sinne ohne Wahl hinzunehmenden Zone an Unterkünften vorfindet, wird nach Thunlichkeit benützt. Wo aber für größere Reserven, deren Aufstellungspunkte die Rücksicht auf rechtzeitige Unterstützung der Einschließungs-Front oder eines bestimmten Theiles derselben vorzeichnet, an dieser Stelle oder selbst in deren Nähe keine Unterkünfte sich vorfinden, wird zur Herrichtung künstlicher geschritten werden müssen, indem man je nach den aufzutreibenden Mitteln, Zelt- oder Hüttenlager, Baracken oder Erd- (Schnee-) Hütten successive errichtet.

Im deutsch-französischen Kriege 1870 wurde die Cernierung von Metz am 20. August durch die, der eingeschlossenen französischen Armee ungefähr gleich (160.000 Mann) starken Deutschen eingeleitet.

Es kamen im ganzen kaum $2^1/_2$ Mann auf den Schritt der etwas über 49·5 *km* langen Einschließungs-Front, oder, mit Berücksichtigung der ungleichen Kräfte-Vertheilung auf beiden Mosel-Ufern, auf dem linken nahezu 4, auf dem rechten wenig mehr als 1 Mann per Schritt.

Unter Dach befanden sich anfänglich ungefähr ein Sechstel der Infanterie und kaum die Hälfte der Cavallerie, nach dem 29. August aber schon die größere Hälfte der Infanterie. Der Rest lagerte im Freien, theils in erbeuteten französischen Zelten und selbsterbauten Baracken, meist aber nur in höchst dürftigen Schutz gewährenden Zelten aus Stroh und Laubwerk.

Die Reserven standen am rechten Mosel-Ufer 7·5 *km*, am linken 10—12 *km* von den Forts der Festung größtentheils in Quartieren.

Die General-Etapen-Commanden der beiden daselbst befindlichen Armeen (I., II.) hielten sich über 2 beziehungsweise 1 Meile von den feindlichen Linien.

Wo durch Requisition nichts erreicht werden kann, muss bei Operationsstillständen zur sofortigen Anlage und Füllung von Cantonierungs-Magazinen geschritten werden. Die Truppen erhalten betreffs der Deckung des Verpflegsbedarfes Weisungen, aus welchen Cantonierungs-Magazinen, Feldbäckereien und Schlachtviehdepots die Fassungen zu bewirken sind.

Die Cantonierungs-Magazine müssen stets nachgefüllt werden, nicht nur um den momentanen Bedarf zu decken, sondern um auch für die weiteren Operationen die Verpflegung zu sichern.

Es muss auch der dreitägige Reserve-Vorrath und eine Nachschubportion stets bei den Truppen vorhanden sein, um im Bedarfsfalle sofort mit den Operationen beginnen zu können.

Ähnlich müssen auch die Verpflegs-Anstalten jederzeit bereit sein, den die Operationen wieder aufnehmenden Truppen im gefüllten Zustande folgen zu können.

Bei Operationsstillständen wird die Heranziehung der Trains in den Cantonierungsraum der Divisionen etc. in dem Maße erfolgen können, als es mit Rücksicht auf die gebotene Gefechtsbereitschaft überhaupt zulässig erscheint.

Die Truppentrains befinden sich bei ihren Truppen, die Trains der Haupt- und Stabsquartiere in den Cantonierungsstationen der betreffenden höheren Commanden.

Die Feld-Verpflegs-Anstalten werden derart gruppiert, dass der Zuschub der Verpflegung — insoweit dieser erforderlich ist — leicht bewerkstelligt werden könne.

Dies kann entweder auf den Nachschublinien rückwärts oder aber im Cantonierungsbereiche selbst der Fall sein.

Die Feldbäckereien sind zumeist in dem Cantonierungsbereiche etabliert, falls nicht etwa der Zuschub des Brotes mittels einer Eisenbahn (Feldbahn) erfolgen könnte.

Die Verpflegung aus den Magazinen während einer länger dauernden Cantonierung ist durch thunlichste Ausnützung der Eisenbahnen und Wasserstraßen zu vereinfachen.

Das günstigste Verhältnis ist hierbei jenes, wo eine Eisenbahnlinie den Cantonierungs-Rayon einer Division durchschneidet und die Truppen nur unter Mitwirkung der Proviantwagen ihren

Bedarf täglich direct von den Depots der Bahnstationen, vom Magazin abholen können.

Grundsätzlich müssen alle Magazine in ein thunlichst centrales Verhältnis zu allen von ihnen dependierenden Hauptgruppen gebracht, an Schiffahrts-, Eisenbahn- oder Straßen-Knotenpunkten angelegt werden.

Liegen sie im Inneren des Cantonierungs-Raumes, so ist für ihre Sicherung nicht besonders zu sorgen, dagegen ist dies dringend erforderlich für jene Magazine, die, wie bei Einschließungs-Cantonierungen, jedenfalls noch hinter den Reserven etabliert sind.

Requisitionen sollen überall, wo nur thunlich, erfolgen, die Rayons hierzu werden von Armee-Commanden begrenzt. Bei den Einschließungs-Cantonierungen liegen diese selbstverständlich hinter dem zu vertheidigenden Abschnitte, wo sich in der Regel auf die Entfernung einiger Meilen ein weites Gebiet zur Aufsuchung von Ressourcen erschließt, sofern nicht eine Ersatz-Armee im nahen Bereiche erscheint.

Die allenfallsigen Zuschübe aus dem Etapenbereiche können dazu verwendet werden, um sich möglichst nahe der Armee-Magazine mit Reserve-Vorräthen, theils für den eingeschlossenen Gegner, falls dessen Capitulation zu erwarten stände, zu bilden.

Die Requisition im Cantonierungs-Raume wird um so besser ihren Zweck erfüllen, je größer die räumliche Ausdehnung der Armee ist, sie muss um so vortheilhafter erscheinen, weil die bei den vorhergehenden Operationen ohnedies stark in Anspruch genommenen Verpflegs-Trains nun gleichfalls einer relativen Ruhe genießen können. Damit gewinnen aber die Bespannungen wieder ihre volle Leistungsfähigkeit für demnächst allenfalls auch aufzunehmende Operationen, indessen die zur Armee gelangenden Zuschübe von Außen, zur neuerlichen Füllung der mobilen Anstalten verwendet, die Subsistenz der Armee für alle Fälle sichern.

XIX. Von der Verpflegung im Gebirgskriege.

Nachdem die Gebirgsländer einer operierenden Truppe nur sehr geringe Ressourcen bieten, weil die Erzeugnisse des Landes kaum hinreichen, den eigenen Bedarf der Bevölkerung zu decken, indem ferner die Bodengestaltung und die geringe Gangbarkeit derselben der Entwicklung großer militärischer Streitmassen hindernd entgegentreten, so werden Gebirgsländer nie zum Schauplatz von Operationen größerer activer Heereskörper werden, deren Kriegsprincip in großen wuchtigen Entscheidungen wurzelt.

Das Maximum der in Gebirgsländern zur Verwendung gelangenden Streitkräfte dürfte die Stärke von 30—40.000 Mann nicht überschreiten.

Die Eigenthümlichkeiten des Gebirgslandes bedingen eine ganz besondere Ausrüstung der dortselbst verwendeten Truppen, theils um sie gegen die Einflüsse der Witterung (rauhe, oft feuchte Luft, kalte Nächte, häufiger Regen etc.) zu schützen, theils um ihre Verpflegung stets anstandslos durchführen zu können.

Bei der activen Vertheidigung des Gebirgslandes werden die Truppen sehr oft gezwungen sein, Seitenthäler zu benützen, welche nur von schlechten Communicationen durchzogen sind; Umstände werden es selbst erfordern, Gebirgsrücken, über welche nur sehr schlechte Fußsteige führen, zu vertheidigen oder zu übersetzen.

Die Schwierigkeit der Verpflegung in Gebirgsländern besteht demnach vor allem darin, dass die operierenden Truppen die erforderlichen Bedürfnisse nicht im Lande finden, und auch der Nachschub nur auf wenigen Communicationen, oft nur auf einer einzigen stattfinden kann.

Die Nachschublinien sind selbst nicht immer durchwegs fahrbar, daher die Lebensmittel durch Thiere oder Träger den Truppen zugetragen werden müssen und oft ein Wechsel in der Gattung des Transportmittels (Fuhrwerke, Tragthiere, Träger) eintreten wird.

Auf die möglichst zulässige Anhäufung von Verpflegsartikeln an verschiedenen Punkten des Operationsraumes (durch freie Lieferung), muss, wo es nur möglich ist, auch hier Bedacht genommen werden.

Der Grad der Verpflegs-Schwierigkeiten hängt übrigens im Gebirgs- wie im Feldkriege, vom Culturzustande des zu durchziehenden Raumes ab.

Die im cultivierten Gebirgslande operierenden Truppen werden allerdings von den im Lande vorhandenen Vorräthen nur kurze Zeit leben können; doch mit Rücksicht auf die bestehenden Communicationen wird es zumeist zulässig sein, mittels Eisenbahnen und Fuhrwerken Vorräthe nachzuschieben; selbst die Vertheilung derselben unterliegt nicht zu großen Schwierigkeiten, weil die Zusendung oder Fortbringung der Lebensmittel durch Tragthiere oder

Träger, nur für verhältnismäßig kleinere Abtheilungen und auf wenige Tage nothwendig sein wird. (Tirol und Grenzgebiet von Siebenbürgen.)

Ungleich schwerer ist die Verpflegung der Truppen im uncultivierten Gebirgslande (z. B. in den Balkanländern.)

Auf eine nennenswerte Beihilfe von den Bewohnern ist — die Producte der Viehzucht allenfalls ausgenommen — nicht zu rechnen. In feindlich gesinntem Lande wird jedoch nicht selten auch das Vieh durch die Bewohner weggetrieben.

Ein ausgiebiger Nachschub ist aber nur auf fahrbaren Straßen möglich; wo diese mangeln, ist die Anlage von fahrbaren Wegen selbst während des Vordringens in feindliches Gebirgsland das sicherste Mittel, um die Truppen vor Mangel zu schützen und den Operationen einen nachhaltigen Erfolg zu sichern.

Es ist daher jede, wenn auch nur kurze fahrbare Strecke, für den Transport der Verpflegsvorräthe bestmöglichst auszunützen und die Erweiterung sowie die Verbesserung der bestehenden Communicationen, die Neuanlage von Straßen, die Ausnützung der Schifffahrtlinien, wo der Zuschub vom Meere aus möglich ist — endlich der Bau von Eisenbahnen, mit allen verfügbaren Mitteln anzustreben.

Besonders wird diese Maßregel dann erforderlich, wenn die Bevölkerung des Gebirgslandes feindlich gesinnt ist. Bei der Occupation im Jahre 1878 steigerte sich bei jedem Schritte nach vorwärts die Schwierigkeit der Organisierung des Nachschubes. Der Mangel Ressourcen bietender Orte, die ungünstigen Communications-Verhältnisse, die Schwierigkeit der Deckung der Nachschublinie etc., hinderten das Vorschieben der Basis und machten die rückwärtigen Verbindungslinien der nur auf den Nachschub angewiesenen Heereskörper doppelt empfindlich.

Als die Schwierigkeiten des Nachschubes auf den schlechten, durch elementare Ereignisse aufgeweichten, nur mühsam mit landesüblichen leichten Karren benützbaren Communicationen sich fühlbar machten, wurde sofort mit der Ausbesserung der vorhandenen, sowie mit der Herstellung gut fahrbarer Wege begonnen und mit dem Fortschreiten der Operationen, der Bau der schmalspurigen Bahn Brod-Zenica in Angriff genommen; den Truppen in der Herzegovina konnten die Vorräthe in ausgiebigster Weise über die See zugeführt werden (von Ragusa nach Trebinje und von Metkovich nach Mostar), wodurch nur auf kurzen Strecken der Landweg eingehalten zu werden brauchte.

Nachdem schon die taktischen Verhältnisse der Truppen — an welche sich die ganze Organisation der Verpflegung naturgemäß anpassen muss — im Gebirgskriege ganz eigenthümlicher Natur sind, so ist zum besseren Verständnis der Verpflegsapparate unter diesen abweichenden Verhältnissen nothwendig, mit wenigen Worten die Form der Kriegführung im Gebirge zu skizzieren.

Die Vertheidigung eines Gebirgslandes erfolgt in erster Linie durch die Besetzung aller Übergänge und Passsperren an den Einbruchswegen. Die hiezu verwendeten verhältnismäßig geringen Truppen besetzen mit einem Theil die obersten Objecte und halten einen Theil als taktische Reserven an den nächsten Seitenthälern zurück.

Durch Anlage von Befestigungen in jeder Annäherungsrichtung erhalten diese schwachen Reserven eine entsprechende Widerstandskraft, um sowohl das Eintreffen der strategischen Reserven abzuwarten, oder dem einbrechenden Gegner das Vordringen so lange zu verwehren, bis die eigene Hauptkraft auf einem anderen Punkt den Schlag geführt und jene dadurch aus ihrer misslichen Lage befreit hat.

Dem defiléartigen Charakter der Gebirgswege entsprechend, genügt für die taktischen Reserven die Anlage von Pass- (Thal- oder Joch-) Sperren auf jedem der Haupteinbruchswege.

Die Hauptkraft der Vertheidigungstruppen steht aber in einer günstigen Centralstellung, welche meist im Hauptthale liegen wird und so gewählt werden muss, dass in oder nahe derselben die meisten von der bedrohten Grenze kommenden Thäler respective Communicationen einmünden, damit einerseits die Haupttruppe den Angreifer, wo immer er in das Land einbrechen möge, rasch und mit genügender Kraft entgegenrücken kann, anderseits eine Umgehung der Central-Stellung von der Hauptangriffscolonne des Gegners unmöglich wird. Die Befestigung dieser Centralstellung (eine Art verschanztes Lager oder ein doppelter Brückenkopf) muss derart angelegt sein, dass relativ geringe Kräfte auf die Dauer der Offensiv-Unternehmungen der Hauptkraft diesen Punkt halten und daselbst dem hereingebrochenen Gegner Widerstand leisten können.

Sobald der Hauptangriff erkannt ist, bricht die Haupttruppe aus der Centralstellung offensiv vor und trachtet den Feind zurückzuwerfen. Ist dies gelungen und sollte eine zweite Angriffscolonne in einem anderen Thale vorgedrungen sein, so wendet sich die Haupttruppe rasch gegen diese, um sie ebenfalls zurückzuwerfen. Hiezu muss sie, um in das betreffende Thal zu gelangen, entweder bis zum Zusammenfluss beider Thäler umkehren oder sie sendet einen Theil ihrer Kraft directe über den Gebirgsrücken dem Feinde entgegen.

Aus dem Ganzen ist zu ersehen, dass die Truppe immer wieder zur Centralstellung zurückkehrt, daher dieselbe zum Pivot der ganzen Vertheidigung wird.

Innerhalb der Centralstellung muss demnach auch das Hauptdepôt für alle Bedürfnisse der Vertheidigungstruppe etabliert werden.

Dasselbe füllt sich aus den Vorräthen des Landes und durch Zufuhr von aussen und versorgt durch Zuschub die Filial-Magazine in den vorliegenden Sperren.

Diese Filialmagazine sollen außer den nothwendigen Verpflegsvorräthen für die taktische Reserve und die Besatzung der Sperre auch einen mehrtägigen Vorrath für die ganze strategische Reserve enthalten, um dem Vertheidiger Operationsfreiheit zu wahren.

Damit diese Depôts jedoch auf die Dauer der Entfernung der Haupttruppe von der Centralstellung nicht einer feindlichen Überrumplung ausgesetzt sind, müssen die hiezu gewählten Orte befestigt sein oder werden.

Der Angriff von Gebirgsländern kann durch die in das Manövrierland mündenden Thäler, oder gar über das Randgebirge erfolgen. Bei genügendem Vorhandensein von Kräften empfiehlt sich das Einbrechen in mehreren Richtungen.

Operationspunkt ist immer ein Communicationsknoten im Hauptthalbecken des Gebirges, gegen welchen die verschiedenen Angriffscolonnen meist convergierend vorgehen.

Auf die Dauer der Operationen begleiten Seitencolonnen die sich im Thal bewegende Hauptcolonne zur Sicherung ihres Marsches auf den Einfassungshöhen. Da dieselben meist schwierige Marschverhältnisse haben, so sind naturgemäß ihre Marschleistungen für das Gesammtfortschreiten in der Bewegungsrichtung maßgebend.

Die Entwicklung zum Gefechte kann der geringen Gangbarkeit des Gebirges abseits der Communicationen für größere Heereskörper nur in den Thälern und auf breiten Jochen stattfinden, während die auf deren Einfassungshöfen marschierenden

Truppen und solche, die in der Front keine Verwendung finden, gegen Flanken und Rücken des Gegners wirken müssen.

Diese Angriffsform in mehreren Colonnen ist im Gebirge typisch, sowie auch nur derjenige im Gebirge Hoffnung auf Erfolg haben kann, der die schlechten Wege nicht scheut und stets auf den Besitz der Höhen Bedacht nimmt.

Handelt es sich für einen Heereskörper nur um die Überschreitung eines Gebirges, so werden die Anordnungen für dieselbe davon abhängen, in welchem Zeitraume dieses Gebirge durchzogen werden kann, sowie ob und welcher Widerstand des Gegners zu gewärtigen steht.

Infolge der ungünstigen Communications-Verhältnisse sind die operierenden Colonnen weit von einander entfernt und können ihre Vereinigung oder gegenseitige Unterstützung zumeist nur auf großen Umwegen erreichen. Größere Heereskörper müssen aber auch oft, sobald die Nothwendigkeit vorliegt, dieselben auf die Tête an einem Tage versammelt zu haben, in wenigere aber tiefere Colonnen abfallen.

Für jede Colonne ist das Debouchieren die wichtigste Sorge, womöglich müssen alle Colonnen gleichzeitig debouchieren, damit dieselben nicht vereinzelt vom Gegner beim Heraustreten überfallen und geschlagen werden.

Das Debouchieren sowie die Entwicklung zum Gefechte wird dadurch erleichtert, dass jede Colonne die vor dem Gebirgsausgange abzweigenden Nebenwege zur Vervielfältigung benützt.

Die Nächtigung geschieht meistentheils unter freiem Himmel und zwar mit verkürzten Abständen.

Geleerte Verpflegsstaffel ergänzen sich durch nachgeschobene Vorräthe, oder folgen leer nach und werden erst nach dem Debouchieren gefüllt. Muss angesichts des Feindes aus dem Gebirge debouchiert werden, so sind alle Verpflegsstaffel aus der Truppencolonne zeitgerecht auszuscheiden, wodurch sich auch natürlich die Verpflegung schwieriger gestalten wird. Es müssen daher die ersten Truppen, welche den Gebirgsausgang erzwingen und das Debouchieren zu sichern haben, sofort Requisitionen vornehmen. Es ist nämlich von großem Belange, dass die debouchierte Colonne wenigstens die ersten 2 bis 3 Tage von der Requisition leben könne, da es sehr bedenklich wäre, zur Zeit, als die Colonne sich das Debouchieren erkämpft, das Defilée mit nachgeschobenen Verpflegsstaffeln vollzustopfen. Die ausgeschiedenen Verpflegstrains können erst herangezogen werden, wenn genügend Raum vor dem Defilée-Ausgange gewonnen wurde.

In dieser Beziehung ist das Überschreiten der deutschen III. Armee nach der Schlacht von Wörth über die Vogesen sehr lehrreich. In breiter Front und auf fünf verschiedenen Straßen hatte die III. Armee in zwei Tagmärschen die Vogesen durchschritten was bei der Tiefe der Marschcolonne eines einzigen Armee-Corps von fast 2·5 Meilen nur durch Theilung in verschiedene Colonnen zu erreichen möglich war. Aufgabe der rechten Flügelcolonne war es, die Verbindung mit der II. Armee aufzusuchen und zu erhalten. Die II. Armee hatte ihrerseits die Sicherung der rechten Flanke der vorrückenden III. Armee das IV. Armee-Corps gegen Rohrbach dirigiert, welches am 11. August Saar-Union erreichte und so das Debouchieren der III. Armee aus den Vogesen, wie auch deren weiteres Vorrücken an die Saar sicherte. Es war diese Vorsichtsmaßregel um so mehr geboten, als man die Unthätigkeit der französischen Armee in diesen Tagen nicht voraussehen konnte und die Möglichkeit ins Auge gefasst werden musste, dass der Feind den Moment des Debouchierens der III. Armee aus dem Gebirge zu einem Offensivstoss gegen die Spitzen derselben benutzen könnte.

Der erste strategische Aufmarsch der III. Armee, nachdem sie die Vogesen überschritten, fand am 12. August an der Saarlinie statt und zwar in einer concentrierten Front von etwa 3 Meilen Länge, wogegen die das Gebirge überschreitenden Colonnen eine Breite von 5 Meilen eingenommen hatten. Den rechten Flügel bildete die 12. Infanterie-Division des VI. Armee-Corps bei Saar-Union. Das 2. bayrische Corps stand bei Férétrange, das 1. bei Bettborn, die württembergische Division als Reserve bei Rauwiller. Die 11. Infanterie-Division des VI. Armee-Corps hatte erst die Gegend von Pfalzburg erreicht und stand bei Mittelbrunn. Dagegen war auf dem linken Flügel das V. Armee-Corps, welches schon am 11. die Saar bei Saar-Altroff erreicht hatte, bis Langatte an die dortige Seegruppe vorgeschoben. Die 4. Cavallerie-Division wurde vorgetrieben und streifte am 11. bereits sowohl bis gegen Moyenvic, als bis gegen Luneville. Die 1. Cavallerie-Division verblieb vorläufig noch östlich der Vogesen bei Soulz.

Da bei der Ungewissheit, ob man in den Vogesen auf feindlichen Widerstand stoßen würde, die Anordnung getroffen wurde, sämmtliche Train-Colonnen 1 bis 2 Tagemärsche zurückzulassen, wurden die Truppen bei dem Vormarsch bis zur Saar auf Requisitionen angewiesen; es war bestimmt, dass jeder Mann einen Vorrath an Lebensmitteln für 2 Tage (!) mit sich führen sollte. Den Truppen war gestattet, enge Cantonierungsquartiere (allerdings in Vogesen möglich) zu beziehen, jedoch mit sorgfältiger Beachtung aller Vorsichtsmaßregeln im feindlichen Lande.

Die Train-Colonnen sollten der Armee erst folgen, wenn die Gebirgs-Defiléen von den Truppen passiert sein würden. Gleichzeitig wurde Anordnung getroffen, eine Hauptetapenlinie auf der Straße über La Petite Pierre nach Saarburg durch die Vogesen zu etablieren und zu besetzen. Ausschließlich auf dieser Linie sollte für die III. Armee Nachschub aller Art, sowie jeder Rücktransport erfolgen.

Dieser obskizzierten Form der Kriegführung im Gebirge müssen sich nun alle Verpflegsvorkehrungen anpassen, demnach sowohl die Feldausrüstung der Truppen und Anstalten, als auch die Einrichtungen eines möglichst geordneten Nachschubes.

So lange in Gebirgen operiert wird, die von — wenn auch wenigen — fahrbaren Wegen durchzogen sind, genügt eine gemischte Ausrüstung; hiebei geschieht die Verladung auf Fuhrwerken, und nur für abgetrennte, auf schlechten Wegen marschierende Colonnen auf Tragthieren.

In Gebirgsländern ohne fahrbare Wege tritt die reine Gebirgsausrüstung ein, bei welcher alle Vorräthe (Munitions-, Sanitäts-, Verpflegs-, technische) nur auf Tragthieren fortgebracht werden. Hiedurch wird der Tross und dadurch die Schwerfälligkeit so sehr vermehrt, dass besonders der Angreifer daran denken muss, diesem Übelstande (insbesondere durch Anlage von Straßen und Bahnen) abzuhelfen.

Aus dem bereits Gesagten geht hervor, dass die Etapen-Verpflegung im Gebirgskriege die Hauptrolle spielt. Die Quartier-Verpflegung kann sich nur auf ganz kleine Abtheilungen anwenden lassen.

Für requirierte Artikel (Vieh, Heu, zuweilen auch Hafer etc.) wird besonders im feindlich gesinnten Gebirgslande und bei dem Umstande, dass diese Artikel überhaupt nur schwer und im geringen Maße zu bekommen sind, die baare Bezahlung geleistet werden müssen.

Bei der Wahl der Jahreszeit für den Beginn der Operationen in Gebirgsgegenden muss auch auf die große Zahl der zu beschaffenden Tragthiere und deren Erhaltung Bedacht genommen werden.

Der Nachschub von Heu würde die übermäßige Verlängerung der ohnehin schon langen Tragthier-Colonnen erfordern, weshalb der Zeitpunkt günstig ist, in welchem Grünfutter vorhanden ist.

Betreff der Dotierung mit Verpflegung ist zu beobachten, dass die Truppen, sobald sie sich von ihren Depôts entfernen, Verpflegsvorräthe, und zwar solche die leicht zu tragen und sehr nahrhaft sind, auf mehrere Tage mit sich zu nehmen haben. Mit solchen Artikeln (Conserven, Zwieback, Würste, Getränke etc.) müssen auch sämmtliche Verpflegs-Anstalten naturgemäß zum Nachschube stets reichlich dotiert sein.

Aus denselben Gründen, aus denen im Gebirgskriege oft die Mitnahme von Fuhrwerken unmöglich ist, kann auch häufig der Nachtrieb des lebenden Schlachtviehes nicht erfolgen, es muss daher für solche Fälle das frische Fleisch durch Conserven ersetzt werden. Sehr häufig ist es günstiger, den Bedarf an Fleisch durch Schafe und Ziegen zu ersetzen.

Diese Art Fleischverpflegung hat auch den Vortheil, dass Schafe keinen Schlächtereibetrieb benöthigen, landesüblich auf dem Spieß gebraten werden können, und in Bezug auf ihre Ernährung ungemein genügsam sind.

Ebenso wird es schwer sein, im Gebirge den Mann stets mit frischem Brot zu betheilen, theils, weil es abseits der gebahnten Straßen für größere Abtheilungen nicht leicht aufzutreiben sein wird und der Nachschub des Brotes aus den in den Hauptthälern errichteten Feldbäckereien nur bis zu einer gewissen Grenze geht, indem dessen Transport mit Tragthieren des Volumens halber sehr schnell verdirbt und den Mann, der im Gebirge meist einen mehrtägigen Vorrath zu tragen haben wird, zu stark belastet. Zwieback und Dauerbrot müssen das ihrige thun.

In wasser- und holzarmen Gegenden muss endlich selbst der nöthige Vorrath an Wasser (in Getränke-Fässchen) und Holzkohle als Ersatz des Brennholzes, nebst dem erforderlichen Unterzündholze, mitgenommen werden.

Für den Verpflegsdienst im Gebirgskriege sind bei uns im allgemeinen dieselben Bestimmungen maßgebend wie für jenen im Kriege überhaupt. Der getragene (aufgepackte) Verpflegsvorrath der Truppen ist somit jenem im Feldkriege gleich.

Drei Reserveportionen und eine Nachschubportion sind vom Mann, und drei Reserve-Haferportionen vom Pferd fortzubringen. Das ausgeschrottete Fleisch für einen Tag, das Futter für die Reitpferde der Officiere, die Nachschubhaferportion für alle Pferde, endlich eine Reserveportion für Mann und Pferd werden durch ärarische Provianttragthiere fortgeschafft.

Die Provianttragthiere der Truppen, mit Ausnahme jener der Gebirgsbatterien, gehören in den Stand der dem Armeekörper beigegebenen Gebirgs-Train-Escadronen und werden von diesen sammt dem Wart- und Aufsichtspersonale den Truppen jeweilig für die Zeit des Bedarfes zugetheilt.

Lebendes Schlachtvieh zur Deckung des Fleischbedarfes für vier Tage hat der Truppe zu folgen.

Diese Vorräthe bilden einen im Gebirgskriege nicht leicht entbehrlichen Vorsichtsvorrath. Selbstverständlich können, wenn die Umstände eine derartige Vorsichtsmaßregel überflüssig erscheinen lassen, die Proviantragthiere wenigstens theilweise für den Nachschubdienst verwendet werden.

Jede im Gebirge operierende Infanterie-Truppen-Division erhält eine Gebirgs-Verpflegs-Colonne, welche aus vier Staffeln mit je eintägiger Nachschubverpflegung und einem Reservestaffel mit dreitägiger Reserveverpflegung (Conserven) besteht. Vom Gros der Truppen-Division getrennt operierende Colonnen erhalten nach Bedarf einen entsprechend dotierten Theil der Gebirgs-Verpflegscolonne.

Zum Transporte der Vorräthe wird den Gebirgsverpflegscolonnen die erforderliche Train-Abtheilung beigegeben, welche bei normaler Gebirgsausrüstung ganz aus Tragthieren, bei gemischter Gebirgsausrüstung theils aus solchen, theils aus Fuhrwerken gebildet wird. In beiden Ausrüstungsfällen wird von der Traintruppe ein entsprechend starkes Begleit-Commando beigestellt.

Auf den Tragthieren der Verpflegscolonne werden die Verpflegsartikel nach Bataillonen und Gebirgsbatterien derart verladen, dass eine Partie Tragthiere den eintägigen Vorrath für jeden dieser Körper enthält.

Die Abgabe an die Truppe erfolgt ohne Rücksicht auf den Verpflegsstand der letzteren nach g a n z e n Tragthierladungen.

Die Gebirgs-Verpflegscolonnen haben die Bestimmung, anfänglich von den am Ausgangspunkte der Operationen, späterhin von dem letzten, auf der Etapenlinie etablierten Magazin aus, den Nachschub der Naturalien z u r T r u p p e im durchgehenden Transporte zu besorgen.

An den Punkten, von welchen aus der Nachschub mit Tragthieren erfolgt, werden Verpflegs-Magazine errichtet, oder wenn solche schon bestehen, entsprechend dotiert, um hier die Verpflegs-Colonnen zu füllen und eine entsprechende Reserve zu bilden.

Nach drei bis vier Magazinen wird in ressourcenlosen Ländern, meist die Nothwendigkeit sich ergeben, Zwischenmagazine anzulegen.

Sowohl diese Magazine, sowie jene an den Ausgangspunkten, können entweder Filialen eines Militär-, eines Feld- oder Reserve-Verpflegsmagazins sein. Denselben werden, wenn nöthig, auch Gebirgsbäckereien zugewiesen, welche mit eisernen Gebirgsbacköfen und mit den zu deren Transport erforderlichen Tragthieren versehen werden müssen.

Wenn die operierenden Truppen die Stärke eines Corps erreichen, so wird ihnen ein Feld-Verpflegsmagazin, eventuell auch eine Feldbäckerei beigegeben. Für kleinere Armee-Colonnen empfiehlt sich hingegen mehr die Zuweisung einer entsprechenden Reserve an Verpflegspersonal und an Verpflegs-Feldausrüstung, welche dem Colonnen-Commando — unbeeinflusst von der Gliederung schon organisierter Feld-Verpflegs-Anstalten — es ermöglichen, die erforderlichen Reserve-Verpflegsmagazine und Gebirgsbäckereien zusammenzustellen.

In allen Magazinen, welche nicht bloß einem localen Bedarfe dienen, sollen die Verpflegsvorräthe stets transportbereit erliegen, daher auch die zum Transporte mit Tragthieren nöthigen Packgeräthe vorhanden sein.

Die Transportmittel für den Nachschub aus den Reserve-Verpflegs-Magazinen in Zwischen-Magazine, sind fallweise den für den Etapendienst bestimmten Tragthier-Abtheilungen zu entnehmen und in Etapen-Train-Colonnen zu formieren, von welchen jede den eintägigen Vorrath für die Truppen und beziehungsweise auch für die Etapen-Stationen transportiert.

Den im Gebirge operierenden Armeekörpern wird stets ein entsprechender Vorrath an Schlachtthieren und das erforderliche Verwaltungs- und Aufsichtspersonal zugewiesen; den Armee-Colonnen in der Stärke eines Corps wird ein Schlachtviehdepôt beigegeben.

Getrennt operierenden Colonnen werden nach Erfordernis auch Gebirgsbäckereien beigegeben, welche mit eisernen Gebirgsbacköfen ausgerüstet sind. Je zwei Gebirgsbacköfen bilden eine Garnitur.

Die Anzahl der Garnituren, aus welchen eine Gebirgsbäckerei zusammengestellt wird, richtet sich nach der Stärke der Colonne, welcher die Abtheilung beigegeben wird und nach sonstigen operativen Rücksichten.

Zum Transporte der Backofenbestandtheile, Betriebsgeräthe, Werkzeuge und Materialien einer Garnitur sind 20 Tragthiere erforderlich.

Diese Tragthiere, sowie die zum Fortschaffen der Vorräthe an Mehl, Salz, Kümmel u. s. w. erforderlichen Thiere, werden vom Lande aufgebracht.

Bei der gemischten Gebirgsausrüstung werden die Truppen in Beziehung auf die Verpflegung ganz so ausgerüstet und dotiert, wie für den Feldkrieg.

Die Verpflegscolonnen erhalten außer den Fuhrwerken eine entsprechende Anzahl von Tragthieren, durch welche der Verpflegszuschub an jene Truppen vermittelt wird, die jeweilig die Bestimmung erhalten, sich auf Saumwegen und Fußsteigen zu bewegen und daher die Proviantwagen zurücklassen müssen.

Der schwierige Nachschub der Verpflegung mittels Tragthieren muss auf die unbedingte Nothwendigkeit beschränkt werden. Solange derselbe erforderlich ist, kann er entweder mittels durchgehender Transporte oder mittels Tragthier-Wechselcolonnen bewirkt werden.

Durchgehende Transporte sind solche, bei welchen die von einem Magazin abgehenden Transporte die Verpflegung directe in ein vorwärts gelegenes Magazin oder bis zur Truppe schaffen, worauf die Tragthiere wieder zu den Ausgangspunkten zurückkehren.

Die Einrichtung dieser Transporte ist verschieden, je nachdem das Futter für die Tragthiere auf den Nachschublinien beschafft werden kann oder nicht. Im ersteren Falle braucht in der gesammten Belastung jedes Tragthieres bloß der eigene Bedarf und jener für ein bis zwei Tage (als Vorsichtsvorrath gegen störende Zwischenfälle) enthalten zu sein. Im zweiten Falle muss das gesammte, für den Vor- und Rückmarsch erforderliche Futter in den Nachschub mit eingerechnet werden.

Hiebei ist zu berücksichtigen, dass es sich für Nachschubtransporte, die sich auf einer bestimmten Linie abwechselnd vor- und zurückbewegen, nicht empfiehlt, den mit Verpflegsvorräthen beladenen Thieren das Futter für den eigenen Bedarf in einem größeren Ausmaße als für einen bis zwei Tage zuzuladen, weil diese Zuladung sich täglich vermindert, daher die Tragkraft der Thiere nicht völlig ausgenützt würde. Es könnte endlich auch der Fall eintreten, dass ein ansehnlicher Theil des Futters zwecklos vor- und zurückgetragen würde.

In der Regel wird demnach das für den Vorrath erforderliche Futter durch besondere Tragthiere mitgetragen, während jenes für den Rückmarsch in bestimmte Stationen zugeschoben werden muss.

Diese Art des Transportes hat den Vortheil, dass der regelmäßige Nachschub mit einer verhältnismäßig geringen Zahl disponibler Tragthiere begonnen werden kann, und dass der tägliche Bedarf an Tragthieren relativ gering ist, während sonst schon eine beträchtliche Zahl von Tragthieren vorhanden sein muss, um nur den Nachschub beginnen zu können.

Der Nachtheil dieser Transporte besteht dagegen darin, dass die in kleineren Abtheilungen zurückgehenden Tragthiere Störungen in der geregelten Benützung der Nachschublinien hervorrufen können und dass die Übersicht leicht verloren geht.

Durchgehende Transporte kommen hauptsächlich zwischen den in der Bewegung begriffenen Truppen und dem vordersten Verpflegs-Magazine in Anwendung. Hiebei muss die Einleitung getroffen werden, dass der Truppe täglich die eintägige Verpflegung zukommt.

Auf Rasttage muss Rücksicht genommen werden; sie sind dadurch zu erzielen, dass der Rückmarsch in weniger Tagen sich vollzieht, als der Vormarsch. Insofern dies nicht möglich wäre, müsste die Zahl der Tragthier-Colonnen über den normalen Bedarf vermehrt werden. Ist unterwegs Futter nicht zu beschaffen, und muss dasselbe vorwärts transportiert werden, so sollten die Rasttage selbstverständlich nur in die Ausgangsstationen fallen.

Für den Nachschub zwischen den einzelnen Magazinen kann die Anwendung von Tragthier-Wechselcolonnen, beziehungsweise die Einrichtung von Tragthier-Wechselstationen stattfinden. Diese Einrichtung besteht darin, dass an geeigneten Punkten der Nachschublinie je eine bestimmte Zahl von Tragthieren angesammelt wird, welche den Transport nur auf der Strecke zwischen dem eigenen Standorte und der nächst vorwärts gelegenen Wechselstation vermitteln.

Der ganze Nachschubdienst wird hiedurch einfacher; für die Verpflegung und Unterkunft des Personals und beziehungsweise der Tragthiere kann besser gesorgt werden, als bei durchgehenden Transporten; die Tragthiere werden mehr geschont und es kann die von dem Tragthiere zu tragende Last mit Berücksichtigung der Steilheit und Beschwerlichkeit der zwischen den einzelnen Stationen befindlichen Wege bestimmt werden; während sonst die schlechteste Strecke der ganzen Route maßgebend sein muss.

Tragthier-Wechselcolonnen bedingen aber dagegen auch Nachtheile, hauptsächlich wegen der vielfachen Übergabe der Vorräthe und wegen der leichten Störung der ganzen Einrichtung, sobald an einer Stelle eine Unterbrechung eintritt.

Meist werden Tragthier-Wechselcolonnen nur zu dem Zwecke eingerichtet, um in ressourcenlosen Gegenden die für durchgehende Transporte erforderliche Verpflegung an jene Punkte zu schaffen, wo diese Transporte derselben auf dem Vor- oder Rückmarsche bedürfen.

Die Combinationen für den Proviant-Nachschub werden, durch die besonders im Gebirgskriege ununterbrochen wechselnden Situationen, sehr mannigfach sich gestalten.

Mit Rücksicht auf das Bestreben, die Bedürfnisse der Truppen so lang als möglich mittels Wägen zuzuführen, und in Anbetracht der bereits erwähnten Nothwendigkeit, beim Vordringen in ein straßenloses Gebiet, fahrbare Verbindungen sofort anzulegen, wird man in den meisten Fällen nur auf kürzere Zeit — von Operations-Abschnitt zu Operations-Abschnitt darauf angewiesen sein, den gesammten Nachschub nur mittels Tragthieren bewirken zu müssen.

V. Theil.

Das Etapenwesen.

Der Etapendienst umfasst die Thätigkeiten, welche darauf abzielen, die Verbindung der operierenden Armee mit dem eigenen Lande ununterbrochen zu erhalten und den Verkehr im Raume hinter der Armee zu regeln.

Die Aufgaben des Etapenwesens bestehen:

1. Im Zuschub aller Mittel, welche die Armee zur steten Erhaltung der Operationsfähigkeit bedarf;

2. in der Rückschaffung der von der Armee abgehenden Personen, Thiere und Gegenstände;

3. in Vorsorgen für die Unterbringung und Verpflegung der zu und von der Armee gehenden Personen und Transporte;

4. in der Erhaltung, Wiederherstellung oder Neuherstellung von Land- und Wasser-Communicationen, Brücken, Eisenbahnen, flüchtigen Feldbahnen, der Post und des Telegraphen, in der militärischen Sicherung dieser Verbindungen, endlich in der Handhabung des polizeilichen Dienstes auf denselben;

5. in der Verwaltung des occupierten feindlichen Gebietes bis zur Aufstellung von Militär- und Civil-Gouvernements.

Die Aufgaben des Etapenwesens haben insgesammt den Zweck durch entsprechende Einrichtungen die Verbindungen der Armee ununterbrochen zu erhalten und selbe operationsfrei zu gestalten.

Die Einrichtungen des Etapenwesens sind durch die Nothwendigkeit bedingt, die Mittel, welche zur Erhaltung der Schlagfertigkeit erforderlich sind, im Rücken der Armee — aus operativen Rücksichten — in mehreren Gruppen hintereinander vorräthig zu halten und mit diesen Bezugsquellen in gesicherter Verbindung zu bleiben.

Die den Truppen beigegebenen mobilen Feld-Verpflegs-Anstalten z. B. können nicht immer die verbrauchten Vorräthe durch neue an Ort und Stelle aufgebrachten ergänzen. Ihre Nachfüllung wird häufig durch Nachschub von rückwärts geschehen müssen.

Damit die Operationen rasch vor sich gehen können, sorgt bei uns für jeden Zuschub nach vorne im Rücken jeder Armee das von ihr dependierende Armee-General-Commando.

Denn nur wenn jede einzelne Armee für sich in Bezug auf die Deckung der materiellen Bedürfnisse im Rücken selbständig gemacht wurde, kann sich dieselbe frei nach vorwärts bewegen.

Die Einrichtungen im Rücken der Armee, also im Etapen-Bereiche, sind nach unserer Vorschrift für den Etapendienst nachstehend organisiert.

Die Eisenbahnen (schiffbaren Flüsse) und Straßen zwischen der operierenden Armee und dem Hinterlande werden nach Erfordernis als Etapenlinien eingerichtet.

Die Einrichtung der Etapenlinien besteht in der Aufstellung von Etapen-Commanden an wichtigeren Straßenpunkten und von Bahnhof-Commanden in den wichtigeren Eisenbahnstationen, in der Etablierung von Magazinen, Sanitäts-Anstalten u. dgl., in der Bereitstellung von Transportmitteln und in Maßregeln zur Einrichtung und Sicherung des Verkehrs.

Die für die operierende Armee bestimmten Zuschübe werden auf den Haupt-Eisenbahnlinien des Inlandes zunächst in den in jedem Corpsbereiche oder zunächst desselben festgesetzten Sammelstationen vereinigt und von hier aus nach den Etapen-Anfangsstationen instradiert. Hier werden sie entweder nochmals in größere Transporte gesammelt oder aber ohne Aufenthalt der Armee, Vorräthe in möglichst ganzen Zügen, nachgesendet.

Von den Etapen-Anfangsstationen an stehen in der Regel die Eisenbahnen zur ausschließlichen Verfügung der operierenden Armee, sie sind daher meist zugleich Anschlussstationen für die Instradierungsbefugnisse der Feld-Eisenbahn-Transportleitungen und der Central-Eisenbahn-Transportleitung.

Von den Etapen-Anfangsstationen werden die Transporte, der Bewegung der Armee entsprechend, in die möglichst vorne zu wählenden Etapen-Hauptstationen (in der Regel gleichzeitig Eisenbahn-Endstationen) vorgeschoben und von hier aus auf den verschiedenen in den Armee-Bewegungsraum führenden Verbindungen (die Güter speciell thunlichst auf flüchtigen Feldbahnen) zu den Armeekörpern instradiert.

Auf den Etapenstraßen werden in der durchschnittlichen Entfernung eines Tagmarsches Straßen-Etapenstationen, kurzweg Etapenstationen genannt, mit einer Localbehörde — dem Etapen-Commando, in kleineren Stationen dem Etapen-Officier — eingerichtet.

Auf den Eisenbahnlinien erfolgt nach Bedarf, in angemessener Entfernung von einander, die Aufstellung von Bahnhof-Commanden.

Die vornehmlichste Bestimmung dieser Commanden ist die Bereithaltung und Befriedigung aller militärischen Bedürfnisse für die durchziehenden oder anhaltenden Transporte.

Sammelstationen sollen möglichst während der ganzen Dauer des Feldzuges stabil bleiben, während die Lage der Etapen-Anfangsstationen und Etapen-Hauptstationen sich nach Maßgabe der Bewegung der Armee ändert.

Zu Sammelstationen werden möglichst Haupt-Eisenbahnstationen gewählt; sie und ihre Umgebung sollen große Bequartierungsfähigkeit haben.

Etapen-Anfangsstationen erhalten vornehmlich die Einrichtung für die Unterbringung und den Weitertransport großer Verpflegs- und sonstiger Güter; Etapen-Hauptstationen sollen, weil in ihnen die Vertheilung und Absendung der unmittelbar zu und von der Armee gehenden Personen, des Materiales und der Vorräthe stattfindet, speciell für Verpflegszwecke ausreichende Magazinsräume haben.*)

Der Raum zwischen den Etapen-Anfangsstationen (Anschlussstationen) und der operierenden Armee bildet den Etapenbereich. Derselbe wird für jede Armee speciell abgegrenzt. Während des Aufmarsches umfasst der Etapenbereich die zum Aufmarschraum gehörenden Corps-Bezirke oder Theile derselben.

Die oberste Etapenbehörde ist das General-Etapen-Commando. Seine Thätigkeit umfasst den ganzen Etapenbereich.

---

*) Die speciell in Etapen-Anfangstationen zu treffenden Einrichtungen beziehen sich auf die Anlage von Magazinen für Verpflegsvorräthe und von Depôts zur Unterbringung aller als Militär-Gut aus dem Hinterlande ankommenden Frachten, ferner zur Sammlung der aus dem Etapenbereiche oder von der Armee zurückgesendeten Gegenstände, bis zu ihrer Weiterbeförderung.

Die Anforderungen an gewöhnliche Etapenstationen richten sich nach den Verhältnissen. Mangelnde Einrichtungen werden durch Provisorien ersetzt.

Die Etapenbehörden für die Armeen sind die Armee-General-Commanden. Dieselben haben nach den vom General-Etapen-Commando ergehenden allgemeinen Weisungen innerhalb des ihnen zugewiesenen Bereiches, die volle Selbständigkeit und Verantwortung in Erfüllung ihrer Aufgaben.

Die Wirksamkeit dieser Etapenbehörden beginnt mit dem Eintreffen im Aufmarschraume, knüpft an die im Frieden für den Aufmarsch getroffenen Vorbereitungen an und erstreckt sich später von der Armee rückwärts bis zum eigenen Lande oder bis zur Grenze des unter die Verwaltung von Militär- und Civil-Gouvernements gestellten feindlichen Gebietes.

Wenn beim Fortschreiten der Operationen die bedeutende Länge der Etapenlinie oder die Vervielfältigung der letzteren die directe Leitung seitens des Armee-General-Commandos behindert, so können Etapenlinien-Commanden errichtet werden, welche den Befehl über die ganze, nach Umständen auch nur über Theilstrecken der Etapenlinie zu führen haben.

Bei großer Ausdehnung des occupierten Landes, oder sobald es die Verhältnisse zweckmäßig erscheinen lassen, werden im Rücken der Armee Militär- und Civil-Gouvernements errichtet, deren Bereich im Sinne der vom Armee-Ober-Commandanten ergehenden Directiven verwaltet wird.

Die Stellung dieser Gouvernements in militärischer Beziehung ist die gleiche wie jene der Militär-Territorial-Commanden im Inlande. Es übergehen an dieselben ohne weitere Weisung alle Etapengeschäfte im betreffenden Gebiete und tritt somit auch das im Etapendienst verwendete Personal direct unter ihren Befehl.

Bezüglich der obersten Leitung des Etapenwesens seitens des Reichs-Kriegs-Ministeriums und des General-Etapen-Commandos war bereits im III. Theile die Rede.

Es erübrigt noch Einiges über das Etapenwesen bei der Armee zu erwähnen.

Als Vorraths- und Aufnahmsanstalten dienen sämmtliche der Armee zugewiesenen Reserve-Anstalten zweiter Linie.

Diejenigen davon, welche nicht dauernd oder vorübergehend den Corps (Colonnen) zugetheilt werden, bleiben dem Armee-General-Commando untergeordnet und sind von diesem entweder der Armee nachzuziehen oder im Etapenbereiche zu etablieren.

Für den Verkehr auf den Etapenstraßen, insbesondere für den regelmäßigen Transport der Güter von den Eisenbahn-End- (Abzweigungs-) Stationen zur Armee, werden den Armee-General-Commanden vom General-Etapen-Commando das nothwendige Personal und Materiale für flüchtige Feldbahnen und für den Straßentransport Etapentrainzüge zur Verfügung gestellt.

Als Etapentruppen erhält jedes Armee-General-Commando eine Anzahl Landsturmtruppen mit Cavallerie, dann eventuell technische Truppen.

Die Einwirkung des Armee-Commandos auf das Etapenwesen soll sich auf die Bekanntgabe der den Etapendienst beeinflussenden operativen Absichten, wie auf die Mittheilung der dadurch bedingten Bewegung und Verwendung der Truppen und einzelnen Corps beschränken.

Sobald das Armee-Ober-Commando den Etapenbereich für die Armee festgesetzt hat, bestimmt und verlautbart das Armee-Commando denselben, sowie die Etapenlinien für die einzelnen Armeetheile und trifft die allgemeinen Anordnungen zur Sicherung des Etapenbereiches gegen feindliche Einwirkung, und zwar vornehmlich im weiteren — operativen — Sinne durch specielle Detachierungen an wichtigere Punkte oder in wichtigere Räume, während die Sicherung der Etapenlinien und des Etapenbereiches im engeren Sinne durch die Etapentruppen den Armee-General-Commanden zufällt.

Eine der Hauptaufgaben des Armee-General-Commandos ist die Festsetzung der Art und Weise der Ausnützung des occupierten Gebietes für die Verpflegung der Armee.

In Ansehung der Ausnützung der Hilfsquellen des von der Armee durchzogenen Landes und der Mitwirkung der Corps- und Colonnen-Commandanten bei Aufbringung und Heranziehung der Heeresbedürfnisse überhaupt, gilt namentlich in Feindesland als Grundsatz, dass die Corps- und Colonnen-Commandanten ohne weitere Anordnung der oberen Etapenbehörden, die Ressourcen des jeweilig eingenommenen Raumes rationell auszunützen, die ihnen zur Verfügung gestellten Mittel zu vertheilen und nur das weiter Nothwendige aus den rückwärtigen Anstalten heranzuziehen haben.

Das Armee-General-Commando verständigt die Corps und selbstständigen Divisionen und die Colonnen-Commandanten, welche zur Armee gehören, über die sie betreffenden Etapeneinrichtungen. Anderseits haben diese Commanden, damit der Nachschub richtig eingeleitet werden kann, die Standorte ihrer Truppen und Anstalten fallweise nach Nothwendigkeit, dem Armee-General-Commando bekanntzugeben.

Das Armee-General-Commando regelt nach den Weisungen des General-Etapen-Commandos die Landesverwaltung mit Rücksicht auf die Deckung der Bedürfnisse der Armee und auf die Erhaltung von Ruhe und Ordnung im Rücken der Armee.

Insoweit es mit den militärischen Verhältnissen vereinbar, soll auf die Schonung des Landes Bedacht genommen werden. Die Einleitung von Märkten bei Barzahlung der gekauften Artikel wird sich als Mittel zur Belebung des Handels und dadurch auch in vielen Fällen zur leichteren und umfassenderen Ausnützung der Ressourcen empfehlen.

Die Verwaltungsbehörden werden im Amte belassen. Unverlässliche Beamte sind ihres Amtes zu entsetzen.

Haben sich die Behörden aufgelöst, so müssen sogleich andere bestellt werden, welche mit anerkannt rechtlichen Männern, den angesehensten und reichsten Bürgern, nach Umständen auch mit militärischen Functionären zu besetzen sind.

Militär- und Civil-Gouvernements haben sofort nach ihrer Aufstellung die förmliche Organisierung und Leitung der Landesverwaltung, sowie die weitere Ausnützung der Hilfsquellen des Landes zu besorgen.

Das Grundprincip des Krieges: die Vernichtung der feindlichen Streitmittel unter thunlichster Erhaltung der eigenen, kann auf zweierlei Art erreicht werden. Entweder rückt man dem Gegner direct auf den Leib, um ihn durch die Wirkung der Waffen zu treffen oder man entzieht ihm die Bedingungen seiner Existenz, indem man sich zwischen die feindliche Armee und deren Hilfsquellen eindrängt. Da der Gegner das gleiche Verfahren anwendet, so ist neben der allgemeinen Sicherung der Verbindungen auch jene gegen eventuelle Offensiv-Unternehmungen des Gegners erforderlich.

Je länger die Verbindungen sind, desto empfindlicher die Flanken, insbesondere bei eigener ausgreifender Offensive.

Im Jahre 1812 bot Napoleon bekanntermaßen gegen Russland die Riesenarmee von circa 600.000 Mann, 180.000 Pferden 1372 Geschützen auf, und schloss auch Verträge mit Österreich und Preußen, nicht weil es die Stärke der russischen Armee erheischte, sondern weil er die Ausdehnung des Kriegsschauplatzes, die Länge seiner Verbindungen und den Aufwand an Kräften, welchen die

Sicherung derselben, die Deckung seiner Flanken und seines Rückens erheischen dürfte, beim Aufgebot der lebendigen Streitkräfte in Betracht zog.

Er musste thatsächlich in der Folge 21 Infanterie- und 8 Cavallerie-Divisionen zur Flanken- und Rücken-Sicherung verwenden und obwohl hiefür beinahe die Hälfte der Armee aufgeboten wurde, nahm Napoleons Unternehmen schließlich doch zum Theil infolge der Empfindlichkeit seiner langen Verbindungen und des Einschwenkens Wittgensteins und Tschitschagows gegen seinen Rücken, ein so tragisches Ende.

Allerdings mangelte es an einer gründlichen Einrichtung des Nachschub- und Etapenwesens, für den Dienst im Etapenbereiche der Armee fehlte es auch an Behörden, wie sie heute überall bestehen (bei uns General-Etapen-Commando und Armee-General-Commanden).

Nachdem die Grundsätze der Kriegführung im Jahre 1812 den heutigen gleich sind, so ist es lehrreich dem Etapenwesen, wie solches von Napoleon organisiert war, an der Hand der Operationen des Jahres 1812 näher zu treten. Freilich giengen fast alle Anordnungen für die Etapen- und Verpflegseinrichtungen im Rücken der Armee, sowie für die Sicherung der Flanken der Verbindungen, wie überhaupt alles, was die Erhaltung der Operationsfähigkeit der Armee betrifft, von Napoleon selbst aus.

Wir verfolgen dabei in der Hauptsache die Bewegungen der großen Armee mit der Basierung auf Frankreich und des IV. italienischen Corps mit der Verbindung auf Italien.

Aus Rücksichten der Verpflegung und des Nachschubes versammelt Napoleon den Hipttheil seiner großen Armee um den 20. Juni in Ost-Preußen: 7 Infanterie- und 3 Cavallerie-Corps; weiters stehen um diese Zeit 3 Infanterie- und 1 Cavallerie-Corps im Großherzogthum Warschau; Schwarzenberg steht mit dem österreichischen Auxiliar-Corps bei Lublin.

Napoleons Absicht geht dahin, den Niemen bei Kowno zu übersetzen und die russische Armee bei Wilna anzugreifen.

Nachdem der Kriegsschauplatz von Frankreich durch fremde, nur durch gezwungene Allianzen mit dem Kaiser verbundene Gebiete und durch große Entfernungen getrennt, und aus diesem Grunde der Rücken der großen Armee sehr empfindlich war, sorgte Napoleon für die Sicherung desselben durch Etablierung von General-Gouvernements in Berlin und Mainz, durch Zurücklassung großer

Streitkräfte im Raume zwischen dem Rhein bis zur Weichsel. Weiters versetzte er Preußen in den Zustand völliger militärischer Ohnmacht. In Frankreich musste die Nationalgarde die Grenze schützen und die innere Ordnung aufrecht erhalten.

Die Haupt-Etapenlinie der großen Armee lief von Paris über Mainz, Magdeburg, Berlin, Posen, Thorn.

Für die einzelnen Armeegruppen, sowie zur Schonung des Landes, waren eigene Etapen-Straßen bestimmt und dementsprechend eingerichtet:

1. Von Mainz über Magdeburg nach Posen, von da in drei Zweigen nach Warschau, Thorn, Danzig;
2. von Wesel über Magdeburg, Berlin nach Danzig;
3. von Hamburg nach Stettin;
4. von Mainz über Würzburg, Bamberg, Leipzig, Glogau nach Posen, von da eine Abzweigung über Kalisz nach Warschau;
5. (für das italienische Corps) von Verona über Innsbruck und Nürnberg nach Bamberg, Leipzig, Glogau, Posen, Warschau.

Für die von Glogau und Frankfurt a. d. O. nach Polen einmündenden Etapenstraßen wurde General Dessolle zum Etapen-Commandanten in Polen ernannt.

Große Basis-Magazine waren in Danzig, Thorn, Königsberg, Modlin und Warschau errichtet.

In der Zeit der Aufmarschbewegungen der Armee an die Weichsel entstanden successive immer zahlreichere Etapen-, Marsch- und Cantonierungs-Magazine, Bäckereien etc., welche in dem Raume zwischen Weichsel und Niemen sehr dicht neben einander liegen (Osterode, Guttstadt, Willenberg, Soldau, Rastenburg, Wehlau, Insterburg, Gumbinnen, Pillau, Stallupöhnen, Wilkowiszki, Mariampol, Preny, Nogarisky, Tilsit).

Die von den großen Basispunkten zur Armee führenden Straßen mussten ausgebessert und in gutem Stand erhalten werden.

Jedem Corps wurden für nachrückende Transporte, Sammelstationen bestimmt. Die ersten davon befanden sich an der Oder, später wurden sie weiter nach Osten verlegt, und zwar: für das 1. Corps nach Danzig, für das 2. Corps nach Marienburg, für das 3. und 4. Corps nach Thorn, für die Reserve-Cavallerie nach Berlin und Glogau, für das 6. Corps nach Glogau, für das 5., 7. und 8. Corps nach Modlin.

Eine dritte Linie für die Sammelstationen wurde am Niemen in Aussicht genommen.

Der General-Intendant Graf Dumas besorgte nach den ihm durch den Generalstabs-Chef Berthier zukommenden Weisungen die Verpflegung im großen. Ihm oblag die Durchführung der großen Landeslieferungen, z. B. der vertragsmäßigen Naturalleistungen Preußens, die Zuweisung der Gelder für den Pferdeeinkauf im großen ostwärts der Elbe, die Instradierung der großen Verpflegs-Nachschübe zu den Basis-Magazinen, die Evidenthaltung aller Verpflegs-Vorräthe, sei es jener der festen Plätze, sei es der im Zuzug zur Basis oder im Abschub zur Armee befindlichen, die Etablierung und Dotierung der Magazine etc.

Dieser General-Intendant besorgte nun mit einem der zwei Kriegsminister Napoleons, nämlich dem General-Director der Kriegs-Administration General Lacuée, Graf von Cessac beiläufig die Agenden, welche heute dem Kriegs-Ministerium in Bezug auf Ausrüstung des Etapenwesens zukommen.

Bei den einzelnen Corps und Armeegruppen besorgten die Verpflegung etc. Generale mit dem Titel „ordonnateurs“ und entsprachen mehr weniger der Institution unserer Armee-General-Commanden.

Nach dem Niemen-Übergang bei Kowno am 24. Juni rückt Napoleons Haupt-Gruppe gegen das mehr als 100 *km* entfernte Wilna vor.

Die französische Armee stößt in der Höhe von Wilna am 28. Juni nur auf zurückgehende Nachhuten der russischen Armee unter Barclay.

Nach dem Niemen-Übergange verlegte Napoleon seine Basis an diesen Fluss. Die großen Magazine von Modlin, Pułtusk und Warschau sollten nach Grodno, das von Wehlau nach Olita, das von Thorn nach Merecz verschoben werden. Alle diese Orte erhielten Besatzungen.

Zur Verbindung der Zwischen-Basis Grodno-Kowno mit dem Hinterlande befahl Napoleon:

1. Die Hauptverbindung bleibt die Route Kowno-Wilkowiszki-Gumbinnen-Insterburg-Wehlau-Königsberg-Danzig etc.;
2. Eine Verbindungslinie von Wilna über Olita nach Rastenburg und von Wilna über Grodno nach Warschau zu etablieren;
3. Die Wilija von Kowno aufwärts bis Wilna für Verschiffung von Verpflegsgütern auszunützen.

Wie früher an der Weichsel, hatten sich nunmehr die Depôts und Sammelstationen der Armeekörper am Niemen zu befinden,

z. B. vom 2. und 3. Corps in Kowno, von der Garde, vom 1. und 4. Corps in Wilna, vom 6. in Olita, vom 5. und 8. in Grodno.

Zwischen Wilna und Wilkowiszki wurden von Marsch zu Marsch Etapenstationen eingerichtet.

Für je zwei bis vier Etapenstationen wurden Stabsofficiere als Etapen-Linien-Commandanten ernannt.

In Wilna, Kowno etc. wurden große Feldbäckereien errichtet und in jeder Marschstation Backöfen erbaut, um Brot für Durchzüge zu liefern.

Seit 9. Juli wurde das 10. Corps (Macdonald) hauptsächlichst zur Deckung des Niemen und der Sicherung der Schiffahrt auf demselben detachiert.

In Wilna wurde der sächsische General Hogendorp zum General-Gouverneur eingesetzt, General Jomini zum Etapen-Linien-Commandanten daselbst bestimmt.

Napoleon musste weiter für seine Flanken und seinen Rücken sorgen.

Anstatt Hogendorps erhielt General Loison das Gouvernement Königsberg und die Sicherung der Ostseeküsten von Memel bis Danzig und des unteren Niemen.

Das 9. Corps (Victor) wurde aus Norddeutschland an die untere Weichsel nach Danzig und Marienburg vorgeschoben.

Das 7. Corps (Reynier) hatte Warschau und den Rücken der Armee gegen die russischen Truppen in Wołynien (unter Tormassow) sei es bei Słonim, oder bei Brześć-Litewskij zu decken, während Schwarzenberg von dieser Rolle enthoben und am 11. Juli auf Nieswierz dirigiert wurde.

Die bei Kowno übergegangenen Armeetheile rückten mit großer Schnelligkeit auf Wilna vor, allein die Russen zogen sich zurück und zur Schlacht kam es nicht.

Es ist natürlich, dass nach dem Misslingen des ersten Vorstoßes in der Höhe von Wilna, die Verpflegung der französischen Armee sich sehr ungünstig gestaltete und es herrschte Ende Juni geradezu der Hunger in ihren Reihen.

Auf der einzigen Straße von Kowno nach Wilna waren zwei Cavallerie- und zwei Infanterie-Corps, dicht aufgeschlossen, vorgerückt; das arme, nur auf Entfernung von Meilen Ortschaften zählende, von der russischen Armee bereits ausgebeutete und durch den russischen Bedarf speciell fast aller Landesfuhren baare Russisch-Lithauen bot nur geringe Hilfsmittel; die Requisition war gleich Null, zum Fouragieren musste die Cavallerie meilenweit nach seitwärts ausgreifen.

In Folge des schnellen Vormarsches, des tiefen Truppen-Echiquiers und der schlechten Wege waren die Verpflegs-Trains weit abgeblieben.

Den Halt, den Napoleon bei Wilna machte, war also durchaus nothwendig, um den Truppen, besonders der sehr abgehetzten Cavallerie und den Bespannungen, einige Ruhe zu verschaffen und um die Verpflegung in Gang zu bringen, welche für seine und Eugen's Armeegruppe in der Hauptsache nur durch Nachschub von der Niemen-Basis her beschafft werden konnte.

Wiewohl Napoleon schon jetzt einsehen musste, dass beim weiteren Vorrücken der Armee dieselbe in dem ausgesogenen Lande ihre Verpflegung durch Requisition nicht werde decken können, so hat er, nachdem er die Armee in Wilna verpflegt und für den Vormarsch nothdürftig ausgerüstet sah, dieselbe in der Hauptsache dennoch auf die Hilfsmittel des Landes gewiesen.

Für die weitere Vorrückung sollten die Truppen im allgemeinen für 6 Tage die Lebensmittel tragen, für weitere 4 Tage auf den Proviant-Fuhrwerken in der Truppen-Colonne mitführen, und schließlich sollte den Truppen-Colonnen noch mittels Verpflegs-Colonnen auf 10 Tage Verpflegung zugeführt werden.

Selbstverständlich unterließ Napoleon nicht die Vorsorgen für die Ansammlung von Vorräthen in seinem nächsten vorwärtigen Operationsfelde an der Düna, die Errichtung von Mühlen, Brotbäckereien etc.

Als die Russen von Wilna mit der I. West-Armee (Barclay) nach Drissa, und mit der II. West-Armee (Bagration) nach Mińsk zurückgegangen waren, beschließt Napoleon die I. West-Armee in ihrem Rückzuge zu verfolgen und die II. West-Armee völlig von ihr abzutrennen.

Er macht trotz dem Halt in Wilna entsprechende operative Bewegungen mit seiner Armee, schiebt dann vom 9. bis 18. Juli seine Reserven in die Linie Głubokoje-Dokszycy vor, um sich von hier gegen Drissa und Płock, oder auch gegen Witebsk wenden zu können.

Auf die Nachricht aber, dass Barclay vom 14. Juli ab das Lager bei Drissa verließ und sich Düna aufwärts bewegte, lässt Napoleon den Plan, auf Drissa vorzustoßen, fallen, und gieng directe auf Witebsk vor.

Barclay erreicht aber wegen seiner großen Märsche (24 *km* täglich) Witebsk vor den Franzosen, wo er eine Stellung bezieht, um hier das Einrücken des über Orsza heran dirigierten Bagration zu erwarten.

Der Kaiser massiert am 27. Juli seine Armee, um am 28. die lang ersehnte Schlacht zu schlagen. Barclay räumt aber noch in der Nacht auf den 28. seine Stellung, und geht in zwei Colonnen auf Smoleńsk zurück, wo er sich am 3. August mit Bagration vereinigt.

Noch Ende Juli machte sich die Empfindlichkeit beider Flanken und des Rückens der großen Armee fühlbar.

Es wurde nämlich russischerseits bestimmt, dass einerseits das Corps Wittgenstein bei Drissa stehen zu bleiben habe, um die Petersburger Straße zu decken, und dass anderseits die III. West-Armee (Tormassow) gegen den Rücken der französischen Armee vorgehen sollte.

Dem gegenüber trennte Napoleon das 2. Corps (Oudinot) und als dieses nicht ausreichte, auch das 6. Corps (St. Cyr) von der Armee ab, um im Norden bei Płock die linke Flanke der Armee zu decken. Ebenso sah Napoleon von Schwarzenbergs Heranziehung nach Mińsk und zur Haupt-Armee ab und schob denselben mit dem 7. Corps (Reynier) gegen Tormassow vor.

Auch Victor erhielt jetzt den Befehl im Rücken der Armee an den Niemen zu rücken.

Napoleon sieht sich genöthigt bei Witebsk zum zweiten Mal einen längeren Halt (14 Tage) zu machen, indem ihm die Erholung und Neuverpflegung seiner Armee wichtiger erschien, als der Vortheil Smoleńsk vor dem Eintreffen Bagrations zu erreichen.

Napoleon begründet seinen Stillstand bei Witebsk selbst mit der in den letzten Tagen des Juli eingetretenen großen Hitze und der Erschöpfung der Armee, besonders der Cavallerie, mit dem großen Verlust an Pferden, der Sammlung der Nachzügler, der Heranziehung der Zufuhren, der Organisation der Magazine, der Eintreibung der Contributionen, endlich um die Verbindungslinien mit Wilna gründlich einzurichten und ordentlich auszustatten.

Zugleich mit dem Vorrücken der Armee gegen Witebsk wurden die Etapeneinrichtungen ununterbrochen fortgesetzt. So hat z. B. Davout provisorisch das Gouvernement Mińsk organisiert und errichtete beim Vormarsche auf Mińsk auf der Route Oszmjana-Mińsk fünf Etapen-Stationen.

Nach Maßgabe des Fortschreitens der Armee-Bewegungen wurden die Routen Wilna-Mińsk, Wilna-Świencany und jene von Świencany nach Głubokoje als Etapenlinie eingerichtet.

Die Linie Wilna-Głubokoje-Beszenkowiczi-Witebsk wurde als Haupt-Verbindung- und Nachschub-Linie, Głubokoje als Haupt-Magazins- und Etapenort eingerichtet.

Nachdem die relativ gute Straße von Wilna über Swiencany und Widsy auf Druja durch eine sehr arme Gegend führte und die Straße Wilna-Świencany nach Głubokoje einen Umweg macht, befahl der Kaiser den directen Weg Wilna-Lowariszki-Michaliszki-Kobylnik nach Głubokoje als Etapenstraße einzurichten.

Auf der Etapenstraße Wilna-Głubokoje wurden Etapenstationen mit Besatzungen und Brief-Relais, in den wichtigeren Stationen Marodenhäuser und Bäckereien, auch Schlächtereien für den Bedarf der durchziehenden Transporte errichtet.

Unablässig betrieb der Kaiser den Abschub der in Wilna einlangenden Proviant-Vorräthe nach Głubokoje, besonders von Mehl, Brot und Zwieback.

Dringende Weisungen ergiengen vom 20. bis 22. Juli nach Wilna durch das lithauische Gouvernement möglichst viel Mehl aufzubringen und die Proviant-Transporte beschleunigt zur Armee abzusenden. Kein von Kowno anlangender Proviant-Train durfte in Wilna zurückbehalten werden.

Der Kaiser verlangte, dass die der Armee nachrückenden Proviantstaffel die 170 *km* lange Strecke Wilna-Głubokoje in 7 Tagen (24 *km* täglich) zurücklegen. Der Abmarsch der Staffel von Wilna und der Inhalt ihrer Ladungen wurden sorgsam controliert.

Aber weder der, trotz alledem wenig leistungsfähige Nachschub, noch die Requisition waren genügend, um bei der raschen Offensive der Armee gegen Witebsk dieselbe auch nur auf das allernothwendigste zu ernähren.

Die Erholungsquartiere bei Witebsk deckte die von Janowiszczi gegen Rudnia vorgeschobene Cavallerie unter Murat.

Der Vice-König war in Surasz, Ney in Leszno, die Garde in und bei Witebsk selbst, das 6. (bayerische) Corps bei Beszenkowiczi, Davout mit einem Corps in Mohilew, mit $1^1/_2$ Corps in Orsza-Dubrowna.

Die Gegend bei Witebsk und Surasz war ergiebiger als das bisher durchzogene Land, jene zwischen Düna und Dniepr wenig angebaut, sumpfig und waldig, am Dniepr selbst jedoch relativ reich, wohl angebaut und für Requisitionen ergiebig.

Ehe Napoleon wieder vorwärts gieng, wollte er alles hinter sich erst in Ordnung bringen.

Mit dem in Wilna zurückgebliebenen Minister Maret, Herzog von Bassano, unterhält der Kaiser von Witebsk aus eine lebhafte Correspondenz über die Zuschübe zur Armee von der Niemen-Basis her. Auf der circa 330 *km* (17 Märsche) langen Linie Wilna-Witebsk war keine Zwischenbasis eingerichtet worden.

Je weniger aber ein Kriegsschauplatz Hilfsquellen für das Leben vom Lande bietet, desto mehr ist beim Fortschreiten der Operationen die Einrichtung einer Zwischenbasis nothwendig.

Es bestanden Etapen-Magazine; in Głubokoje und Lepel waren größere Armee-Magazine aufgestellt worden, aber es fehlte an einer Zwischenbasis, wo auf mehreren Punkten allmählich und systematisch, sowohl durch Landeslieferungen, wie durch Käufe oder durch Zuschub von der Basis her größere Vorräthe der Armee nahe gebracht und ihr im Turnus-Verkehr zugeschoben werden.

Seine Basis am Niemen betreffend, befahl Napoleon, die in Wilna zurückgelassenen Train-Fuhrwerke baldmöglichst durch requirierte und gekaufte Pferde zu bespannen, und Reis, Zwieback etc. nach Witebsk zu schaffen.

Für die Wiederaufnahme der Offensive am 11. August fasste Napoleon die Absicht, die bei Smoleńsk vereinigten russischen Armeen unvermuthet in der linken Flanke zu umgehen, dieselben auch im Rücken zu fassen und selbe zur vernichtenden Schlacht zu zwingen oder sie gegen Norden zu werfen.

Die französische Armee überschritt den Dniepr (12. bis 14. August) bei Dubrowna, Rosasna und Chomino.

Für diese Operation wurden die eingehendsten Vorbereitungen auch mit Bezug auf Verpflegung und auf die Hauptverbindung, welche in Folge des Dniepr-Überganges gewechselt und von Głubokoje-Witebsk auf Mińsk-Borisow-Orsza-Smoleńsk verlegt werden musste, getroffen.

Orsza wurde zum Haupt-Stützpunkt und Etapenort der Armee erhoben.

Die Schnelligkeit des Rechtsabmarsches der Armee und die vollkommen gelungene Täuschung der Russen muss als eine glänzende Leistung bezeichnet werden.

Auf gleicher Höhe standen die Anordnungen für Verpflegung, Verbindungen und Ordnung im Rücken der Armee.

Hand in Hand mit den Dispositionen für den Rechtsabmarsch gingen die Verfügungen bezüglich des Wechsels der Operations- beziehungsweise der Haupt-Etapenlinie.

Am 9. August weist der Kaiser den Chef des Generalstabes Berthier an, die neue, auch kürzere Linie Wilna-Mińsk-Orsza als Etapenstraße einzurichten. „Das Land ist dort fruchtbar — steht in seinen Weisungen — weniger in Anspruch genommen, die Städte Borisow und Mińsk bilden natürliche Ausgangspunkte. Der Gouverneur von Mińsk (General Bronikowski) möge im voraus seine Anstalten für die Organisation der neuen Route treffen, damit der Marsch der Ersatzkörper etc. erfolgen könne. Die neue Route bietet auch den Vortheil, dass von Mińsk eine Abzweigung nach Warschau führt, bei welcher man Wilna nicht zu berühren braucht".

Eine Consequenz der neuen Verbindungslinie war, dass eine Querverbindung von der alten Etapenstraße zur neuen geschaffen werden musste. Der Kaiser befahl wegen der in Marsch zur Armee befindlichen Truppen und Proviantgüter die Querverbindung Kameń-Senno-Orsza einzurichten.

Berthier wurde am 12. August beauftragt, alle von Borisow, Lepel, Kameń noch nicht bei der Armee eingelangten Proviant-Transporte nach Orsza zu dirigieren; dahin war auch eine jüngst im Gouvernement Mińsk ausgeschriebene Requisition von 10.000 Ctr. Mehl und 50.000 Kannen Branntwein abzuliefern.

Witebsk blieb auch nach der Einrichtung der neuen Etapenlinie theils wegen der Verbindung mit St. Cyr und Oudinot, theils wegen der Düna-Brücken, endlich seiner localen Hilfsquellen wegen, ein Object von militärischem Wert. General Charpentier wurde daselbst zum Gouverneur ernannt. Die Feldbacköfen in Witebsk sollten in Betrieb bleiben.

Der Kaiser regelte in seiner gewohnten, ziffermäßig exacten Weise auch den Abtransport der Proviantstaffel von Witebsk und Umgebung an den Dniepr.

Sehr interessant in dieser Beziehung ist die Weisung Napoleons an Berthier vom 11. August, welche nach genauer Durchsicht der Detail-Vorrathsausweise des General-Intendanten und der Marschpläne der Trainstaffel erlassen wurde.

Hienach hätten in Witebsk eintreffen sollen:

Am 8. und 9. August 193 Fuhrwerke mit 600 bis 700 Ctr. Mehl, Reis und Zwieback.

Am 8. und 10. 295 Fuhrwerke mit 1634 Ctr. Mehl.

„Wo sich diese Staffel befinden, wo sie eintreffen, ist zu eruieren“ schreibt Napoleon.

Weiters hatten am 12. in Witebsk 900 Train-Fuhrwerke mit 440 Ctr. Mehl, 220 Ctr. Korn, 28 Ctr. Reis einzutreffen. — 243 Fuhrwerke waren von früher vorhanden, 80 beim Armee-Parke, 60 am 10. abgegangen, Summa 1283 Militär-Train-Fuhrwerke.

Am 12. August schreibt der Kaiser an Berthier:

„Geben Sie Befehl, dass die hier (in Witebsk) befindlichen leeren, 243 Train-Fuhrwerke um 2 Uhr über Babinowiczi auf Dubrowna abmarschieren. — Was dieser Staffel unterwegs an Korn, Heu, Hafer finden kann, hat er aufzuladen.

Sie werden dem Staffel einschärfen, auf dem Marsche keine Zeit zu verlieren, — die Fuhrwerke werden wir nothwendig (nächst des Dniepr) brauchen.“

Begünstigt durch die großen Waldungen vollzog die französische Armee den Flankenmarsch, und die Vorhuten erschienen am 13. August den Russen völlig unerwartet vor Ljady, und schon am 16. erscheint das Tête-Corps vor Smoleńsk.

Am Abende des 17. stand die altrussische Grenzstadt in Flammen. Die Russen, die Abdrängung von der Moskauer Straße befürchtend, räumen Smoleńsk in der Nacht vom 17. auf den 18., brechen die Dniepr-Brücken ab und setzen den Rückzug auf Moskau fort.

Napoleon blieb bis 24. abends in Smoleńsk mit den Garden zurück, den Russen folgte unmittelbar auf der großen Straße zunächst die französische Avantgarde: Murat durch Davout verstärkt, dann Ney und Junot; Poniatowski ging als rechte Colonne auf dem linken Ufer des Dniepr über Bilkino und Kaskowa, Eugen als linke Colonne über Pomogajlowa, Prost und Zaselje vor.

Im Gouvernement Smoleńsk betraten die Franzosen altrussischen Boden; von da an nahm der Krieg einen anderen Charakter an, er wurde Volkskrieg mit allen Greueln eines solchen. Die Franzosen begegneten von nun an einer systematischen Verwüstung des Landes durch die Russen selbst, und sollten überdies von Parteigängern, Kasaken und bewaffneten Bauern viel zu leiden bekommen.

Das Land war hier genügend reich, um die französische Armee auf einige Zeit zu ernähren, doch erkannte Napoleon bald, dass die momentane Requisitions-Ergiebigkeit des durchzogenen Landstriches die Nothwendigkeit für Zuschübe von rückwärts und für Anlagen von Magazinen zu sorgen, nicht aufhebe.

Die Stadt Smoleńsk, abgebrannt, bot keine Ressourcen, sie sollte jedoch zu einem wichtigen Zwischenbasis-Punkte werden, von wo aus die gegen Moskau marschierende französische Armee ihre Nachschübe an Mannschaft und Pferden, an Munition, Montur und Verpflegung erhalten sollte.

Napoleon regelte, nachdem er den Entschluss fasste, den Russen auf ihrem Rückzuge noch immer zu folgen und der Schlacht nachzugehen — die ihn unter die Mauern Moskaus führen sollte — die Verpflegung, die Sicherung seiner langen Verbindungslinien und der Zwischen-Basis bei Smoleńsk, sowie der Flanken und des Rückens der Armee.

Er befiehlt die Ansammlung von großen Proviant-Vorräthen, die Errichtung von Magazinen für den Bedarf seiner Armee auf ein ganzes Jahr. Das war nur durch Zuschub von rückwärts möglich, weshalb der Befehl hiefür auch an Maret in Wilna erging. 1·2 Millionen Centner Mehl, die übrigen Artikel im Verhältnis dazu sollten hiefür die Gouvernements Wilna, Mińsk, Grodno, Białystok, Mohilew und Witebsk liefern.

Die Füllung der Magazine in Smoleńsk, wo auch 24 Feldbacköfen erbaut wurden, sollte bis zum Einlangen der Nachschübe aus Mińsk und Kowno durch die im Gouvernement Smoleńsk mittels Requisition aufbringbaren Artikeln geschehen. Unter Assistenz ordnungsmäßig durchgeführt, lieferte diese Requisition noch Ende September sehr gute Resultate.

Dem provisorischen Gouverneur von Smoleńsk, General Delaborde oblag auch die Überwachung der Verpflegsanstalten in Smoleńsk.

Die Straße Orsza-Smoleńsk musste von den herumstreifenden Kasaken gründlich gesäubert werden. Durch den Bau von sechs Backöfen in Krasnoj wurde diese Etapenroute eingerichtet.

Um mit Witebsk in Verbindung zu treten wurde am 20. August die Division Pino des 4. Corps und die Cavallerie-Division Pajol auf Inkowo detachiert.

Sowohl die Divisionen Pino und Pajol, wie jene Delaborde (in Smoleńsk) sollten zwar sobald als möglich wieder der Armee folgen, doch konnte an der Schlacht bei Borodino nur die Cavallerie-Division Pajol theilnehmen.

General Delaborde erhielt vom Kaiser detaillierte Instructionen bezüglich Sicherung von Smoleńsk und der Etapenlinie, der Requisition, der Herstellung der Ordnung in Smoleńsk, der Verbindung mit den Nachbar-Gouverneuren. Auch mit den übrigen großen Etapenpunkten: Kowno, Wilna, Mińsk, Witebsk, beschäftigte sich der Kaiser persönlich.

Zum wiederholtenmale ordnet er an, dass die lithauischen Neuformationen thunlichst bald den Etapendienst in den am meisten zurückgelegenen Etapenstationen übernehmen sollen. Im übrigen wurde eine große Verschiebung aller Marsch- und Etapentruppen nach vorwärts und die Heranziehung von Marsch-Regimentern aus Königsberg angeordnet, alles zu dem Zwecke, um einerseits, die vorderen Punkte, wie Mińsk und Smoleńsk, zu verstärken, anderseits um in den Etapenstationen befindliche Truppen der Armee baldmöglichst wieder dieser zuzuführen und die Lücken derselben auszufüllen.

Der Commandant des 11. Corps in Berlin Augereau wurde angewiesen alle Verstärkungen unaufgehalten der Armee nachzusenden.

Das 9. Corps (Victor), welches von Berlin auf Tilsit, dann auf Kowno dirigiert war, um die Verbindungen des Kaisers zu erhalten, erhielt später, noch vor seinem Eintreffen daselbst (am 4. September) den Befehl nach Wilna und weiter nach Smoleńsk zu marschieren, wo es Ende September einlangte.

Die polnische, bei Mohilew vom Corps Poniatowski abgetrennte Division Dąbrowski, durch eine Cavallerie-Brigade verstärkt wurde zur Deckung von Mińsk und der Verbindung Mińsk-Orsza am Dniepr zurückgelassen.

Bei der weiteren Vorrückung der französischen Armee nach Moskau wurden zur Sicherung der Etapenlinie Smoleńsk-Gzack in den Etapenstationen Bredichino, Słopnewo-Pnewa, Michelowka Dorogbuż, Sławkowo und weiter bis Wjazma durch Blockhäuser, Pallisadierungen etc. feste Reduits hergestellt, um sie gegen Angriffe von bewaffneten Bauern und der Kasaken zu schützen.

Nachdem die Russen sich ununterbrochen auf Moskau zurückzogen, blieb Napoleon nichts übrig, als denselben in steter Kampfbereitschaft zu folgen.

Die entscheidende Schlacht suchend, rückt seine Armee (150.000 Mann) in drei Colonnen von nur 2 bis 4 Stunden Intervallen vor.

Endlich kommt es zur Schlacht bei Borodino am 7. September. Das Resultat hievon war, dass die Russen unter Fürst Kutusow, der mittlerweile zum Oberbefehlshaber ernannt ward, geschlagen wurden. Aber theils wegen der Anlage des französischen, mit der Hauptkraft gegen das russische Centrum gerichteten Angriffes, theils wegen der Standhaftigkeit der Russen, war der Schlag kein vernichtender.

Die russische Armee musste das Schlachtfeld räumen; aber sie war weder vernichtet, noch war ihr innerer Halt gebrochen, sie konnte ihren Rückzug auf Moskau in ziemlich guter Verfassung fortsetzen.

Die langsame Verfolgung durch Napoleon machte es dem Fürsten Kutusow möglich, am 8. Mozaisk zu erreichen und am 12. September ungefährdet in eine Position drei Stunden westlich von Moskau zu gelangen.

Einen Augenblick entschlossen, in dieser Stellung neuerdings eine Schlacht zur Rettung Moskaus zu wagen, ging Kutusow bald von diesem Entschlusse ab, und beschloss, Moskau seinem Schicksale zu überlassen.

Am 14. zog er durch Moskau auf der Rjezaner-Straße ab, und erreichte das Dorf Panki 18 *km* südöstlich Moskau.

An demselben Tage zogen die Franzosen in Moskau ein. Das 8. Corps (Junot) blieb in Mozaisk und Kołockoj zurück.

Napoleon befahl jetzt alles, was an Truppen und Mannschaft im Hinterlande und längs der Verbindungslinie noch keine specielle Bestimmung hatte, zur Armee zu dirigieren.

Die Situation in den Flanken der französischen Operationslinie war um diese Zeit (Mitte September) so günstig, wie es die im August von Schwarzenberg und St. Cyr erfochtenen Siege mit sich brachten.

Schwarzenberg stand hinter dem Styr in der Höhe von Łuck der III. russischen West-Armee unter Tormassow gegenüber. Von der durch den Frieden mit der Türkei disponibel gewordenen Donau-Armee unter Tschitschagow trafen die ersten Staffel den 19. September am Styr ein, die Offensive gegen Schwarzenberg begann erst am 23. September.

An der Dwina musste Wittgenstein das Eintreffen von Verstärkungen abwarten, bevor er aus seiner Position hinter der Drissa etwas Ernstliches gegen St. Cyr (der seit der Verwundung Oudinots am 18. August das Commando über das 2. und 6. Corps führte) unternehmen konnte.

In Moskau bleibt die französische Armee 35 Tage lang. Napoleon wollte anfänglich mit seiner Armee Moskau verlassen und Kutusow an der Pachra angreifen, stellte aber am 28. September, da die Russen Anstalten zum weiteren Rückzug trafen, die Angriffsbewegungen ein, um seiner Armee Ruhe zu gönnen. Angesichts der sehr misslichen Lage der Armee, welche 90.000 Mann mit erschöpften und zugrunde gerichteten Pferden in einem spitzen Keil 120 Meilen weit in Russland hineingetrieben war, rechts eine Armee von 110.000 Mann, um sie herum ein bewaffnetes Volk, genöthigt nach allen Weltgegenden Front zu machen, ohne Magazine, ohne hinreichende Munitionsvorräthe mit einer einzigen, ganz verwüsteten Verbindungsstraße — sah sich Napoleon genöthigt Friedensunterhandlungen einzuleiten.

Zur Einstellung des Feldzuges entschlossen, hat er den Fehler begangen, dass er auf den Frieden so sicher baute, dass er einerseits die kostbare Zeit in Moskau verlor, und anderseits, dass er während dieses Aufenthaltes in Anhoffnung des gesicherten Abzuges jene Maßnahmen zu treffen unterließ, welche auf den Verbindungslinien nothwendig waren, um die Bedürfnisse seiner Armee auf dem Rückmarsche zu decken.

In Moskau selbst hat sich die Armee vom Lande so ziemlich ernähren können, wenngleich der Volks- und Parteigänger-Krieg eine regelmäßige und ergiebige Ausnützung der Hilfsquellen des ohnedem nicht reichen Landstriches um Moskau unmöglich machte.

Da die Ausschreibung von Märkten und der Einkauf auch kein Resultat ergaben, so ist bei den Verhältnissen, unter denen nach dem Brande Moskaus die vorgefundenen Lebensmittel theils verschleudert, theils planlos vertheilt wurden, leicht einzusehen, dass Glück und Zufall bei der Verproviantierung der Armee in Moskau eine große Rolle spielten. Von einer verlässlichen Rechnung auf das Vorhandensein der Verpflegung über den nächsten Bedarf hinaus, geschweige denn für drei Monate — wie es Napoleon wünschte — konnte nicht die Rede sein.

Napoleon rechnete bis 6. October zuverlässig auf einen Friedensschluss; nachdem er endlich zum Rückzuge entschlossen war, schwankte er noch lange (bis um den 14. October herum) ob er selben nördlich über Wołokclamsk-Zubkow-Bieloi gegen Witebsk oder südlich über Kaluga und Juchnow auf Smoleńsk ausführen sollte, da er den Rückzug auf der alten, ausgesogenen Etapenstraße Moskau-Mozaisk-Wjazma-Dorogbuż-Smoleńsk nicht für opportun hielt. Aus diesem Grunde vernachlässigte er die Einrichtung dieser Linie vollkommen.

Am 19. October zieht das französische Herr von Moskau zuerst auf der alten Straße ab, geht aber gleich darauf auf die neue Straße nach Kaluga über Mało-Jaroslawec.

Infolge der Schlacht bei Mało-Jaroslawec muss aber die französische Armee am 26. October zurück auf die alte, ausgesogene, mangelhaft für die Verpflegung der Armee eingerichtete Etapenstraße bei Mozaisk rückkehren. Die Absicht Napoleons in den ersten November-Wochen die Winterquartiere zwischen Smoleńsk, Mińsk und Mohilew zu beziehen, scheiterte bei den Unternehmungen der Russen gegen die Flanken an der Dwina und am Bug.

Nur Napoleons Genie, theilweise auch die Fehler der Russen, verhinderte die militärische Vernichtung der französischen Armee.

Sie unterlag aber umsomehr den materiellen Strapazen.

In diesem Feldzuge war das Etapengebiet jedenfalls das größte, welches je ein Krieg in Europa aufzuweisen hat. Den großen Organismus des Etapendienstes kann man sich am besten vorstellen, wenn man sich an die Länge der Verbindungslinien erinnert:

Von Paris bis Mainz circa 450 *km*,
„ Mainz bis Thorn circa 800 *km*,
„ Thorn bis Kowno circa 400 *km*,
„ Kowno über Mińsk nach Smoleńsk circa 575 *km*,
„ Smoleńsk über Wjazma nach Moskau circa 375 *km*.

Die Verbindungslinie von Moskau zur Operationsbasis an der unteren Weichsel war somit 1350 *km*, jene bis nach Paris circa 2600 *km* oder circa 346 Meilen oder circa 130 Tagesmärsche à 20 Kilometer lang.

Das Etapenwesen musste mit der ungeahnten Entwicklung des Communications-Wesens und mit der stets wachsenden Größe der Heere zwar neue, breitere Grundlagen annehmen, ist jedoch trotz der Eisenbahnen in den Grundprincipien dasselbe vom Jahre 1812 geblieben.

Die Eisenbahnen erhalten ihre hohe Bedeutung als Nachschublinien auf denen der Armee rasch Ergänzungen und Bedürfnisse nachgeführt werden können, in welchem Falle sie gewissermaßen die Magazinslinien der Armee bilden, und die größere oder geringere Emancipierung vom Train zulassen.

Die Zufuhr kann von den vom Kriegsschauplatze entferntesten Theilen der Monarchie durch Einrichtung eines zweckmäßigen Turnus-Verkehr*) erfolgen und dehnt sich die Ausnützung dei Bahnen für diesen Zweck auch in Foindesland im Maße des Vorschreitens dor eigenen Armee fort.

Führen von den Depôts an der Basis aus Eisenbahnen oder mit Dampfschiffen befahrene Flüsse zur Armee, so werden ihr, nachdem diese Communicationsmittel Bezugslinien von sehr großer Leistungsfähigkeit bilden, selbst bei bedeutender Entfernung von der Basis, wegen des Nachschubes von hier aus, kaum nennenswerte Schwierigkeiten erwachsen, vorausgesetzt natürlich, das eine genügende Zahl solcher Communicationen zu Gebot steht, und der Betrieb als vollkommen sicher angesehen werden kann.

Wo dies aber nicht der Fall ist — und das ist in der Regel — werden bei großer Entfernung der Armee von der Basis, namentlich bei weitem Vordringen in Feindesland, für den Nachschub bedeutende Schwierigkeiten entstehen, welche zur Anlage von Zwischen-Basen zwingen.

Zur obersten Leitung des gesammten Eisenbahndienstes für Kriegszwecke ist bei uns der Chef des Feldeisenbahnwesens (ein General oder höherer Stabs-Officier des Generalstabs-Corps) bestimmt. Derselbe erhält seine Eintheilung beim General-Etapen-Commando und seine Weisungen von diesem oder directe vom Armee-Ober-Commando.

Dem Chef des Feldeisenbahnwesens sind untergeordnet:

a) Für die Bahnen des Etapenbereiches:

1. Die Feldeisenbahn-Transportleitungen mit den Eisenbahnlinien-Commanden und Bahnhof-Commanden.

2. Die bestehenden Eisenbahn-Verwaltungen.

3. Die Militär-Eisenbahn-Directionen mit den Militär-Eisenbahn-Betriebs-Inspectionen und Abtheilungen auf occupierten Bahnen.

---

*) Ein Eisenbahn-Verpflegszug verführt ungefähr den zweitägigen Nachschub-Vorrath für ein Corps zu drei Divisionen.

4. Die Eisenbahn-Compagnien und Eisenbahn-Arbeiter-Abtheilungen.

b) Für Bahnen außerhalb des Etapen-Bereiches:

5. Die Central-Eisenbahn-Transportleitung mit den Eisenbahn-Linien-Commanden und Bahnhof-Commanden.

Die Thätigkeit des Chefs des Feldeisenbahnwesens beginnt mit der Mobilisierung und zwar fungiert er bis zu seinem Abgehen auf den Kriegsschauplatz als Präses der Central-Eisenbahn-Transportleitung; er verlautbart die Anschluss-Stationen und die Instradierungs-Grenzen zwischen den Transportleitungen und bestimmt nach den erhaltenen Directiven die Eisenbahn-Endstationen; er regelt überhaupt die ganzen Einrichtungen im Eisenbahn-Etapenwesen und Eisenbahnwesen.

Die Central-Eisenbahn-Transportleitung hat die Bestimmung, den gesammten Eisenbahndienst während der Mobilisierung und der Versammlung der Armee zu leiten; in dieser Zeit ist der Chef des Feldeisenbahnwesens ihr Präses.

Nach dessen Abgehen auf den Kriegsschauplatz besorgt sie alle Eisenbahnangelegenheiten außerhalb des Etapenbereiches. Beim Reichs-Kriegs-Ministerium als eine besondere Abtheilung aufgestellt, hat sie den Anforderungen des Chefs des Feldeisenbahnwesens vollends zu entsprechen.

Zur Besorgung der Eisenbahn-Angelegenheiten eines Armee-Bereiches ist bei jedem Armee-General-Commando als Hilfsorgan eine Feld-Eisenbahn-Transportleitung eingetheilt, deren Wirkungskreis durch das Armee-Ober-Commando begrenzt und durch den Chef des Feldeisenbahnwesens verlautbart wird.

Die Nachschub- und Rück-Transporte erfolgen im Einvernehmen mit der Central-Eisenbahn-Transportleitung.

Die Feld-Eisenbahn-Transportleitung ist im Armee-Etapenbereiche die oberste instradierende Stelle. In Angelegenheiten, welche sich auf die Einleitung und Durchführung von Transporten beziehen, haben die Transportleitungen einen selbständigen Wirkungskreis.

Ihr Aufenthaltsort wird durch die Armee-General-Commanden im Einvernehmen mit dem Chef des Feldeisenbahnwesens bestimmt und soll stets an der Eisenbahn sein.

Die Eisenbahnlinien-Commanden sind Hilfsorgane der Central- und der Feld-Eisenbahn-Transportleitungen und haben die Detail-Durchführung des Transport-Dienstes für jede Hauptbahnlinie oder für einen Bahncomplex zu besorgen.

Sie instradieren nur nach jeweilig festgesetzten Befugnissen, überwachen den Vollzug der Instradierungen, ergreifen selbständig Maßregeln zur Abkürzung oder Behebung von Zugsverspätungen und Stockungen, regeln und überwachen den Dienst der ihnen unterstellten Bahnhof-Commanden und den Vollzug der den Bahnverwaltungen obliegenden Leistungen.

Die Bahnhof-Commanden werden nach Bedarf in den Einlade-, Auslade-, Rast- und Verköstigungs-Stationen, an Eisenbahn-Knotenpunkten aufgestellt. Sie handhaben im zugewiesenen Bahnbereiche den militärischen und militärisch-polizeilichen Dienst, vermitteln zwischen Transport-Commandanten und Bahn-Organen, ertheilen Auskünfte und sind zur ordnungsmäßigen Beförderung der Transporte, dann Besorgung der Transport-Bedürfnisse: Verpflegung, Unterkunft, Krankenpflege etc., soweit dies den Truppen nicht selbst zukommt, berufen. Für die Unterkunft bei Fahrtunterbrechungen haben sie nur dann zu sorgen, wenn kein Stations- oder Etapen-Commando im Orte ist.

In dauernd wichtigen Stationen werden stabile, sonst mobile Bahnhof-Commanden eingesetzt, letztere insbesonders in solchen Stationen, wo zahlreiche Auswaggonierungen stattfinden, aber keine Verpflegung verabfolgt wird.

Die Militäreisenbahn-Directionen haben die Bestimmung, den Betrieb auf occupierten und neu angelegten Bahnen einzurichten und zu führen. Sie werden über Antrag des General-Etapen-Commandos vom Reichs-Kriegs-Ministerium aufgestellt. Bis zu 450 *km* Bahnlänge wird der Betrieb von einer Direction geleitet.

Die Militäreisenbahnbetriebs-Inspectionen sind zur Überwachung des Betriebes, Vornahme von Ausbesserungen Erweiterungsbauten und Bauerhaltungsarbeiten auf neu erbauten oder occupierten Bahnen bestimmt. Sie sind den Directionen untergeordnet; für je 100—120 *km* Bahnlänge wird eine Betriebs-Inspection aufgestellt.

Die Versehung des Stations-, Strecken- und Verkehrsdienstes auf solchen Bahnen obliegt den Eisenbahnbetriebs-Abtheilungen, von denen auf 50—60 *km* je eine gerechnet wird.

Die Eisenbahn-Compagnien, 12 an der Zahl, haben die Bestimmung: Wiederherstellung zerstörter Eisenbahnen, Theilnahme bei der feldmäßigen Anlage neuer Bahnstrecken, Einleitung und provisorische Durchführung des Betriebes auf occupierten, wiederhergestellten oder neu angelegten Bahnen, endlich Unbrauchbarmachung von Bahnen.

Zur Anlage einer Bahnstrecke werden auch andere Kräfte, wie Civilarbeiter, Bauunternehmungen etc. verwendet, in Abtheilungen formiert und bilden dann die Eisenbahnarbeiter-Abtheilungen.

Das Feld-Eisenbahnwesen umfasst demnach alle Angelegenheiten, welche die Ausnützung der Bahnen zu militärischen Zwecken betreffen, und zwar: im Etapenbereiche: die Instandsetzung oder Neuanlage von Bahnen, ferner die Einleitung des Betriebes auf occupierten oder neuen Bahnen, und außerhalb des Etapenbereiches: die Inanspruchnahme der Bahnen mit Bezug auf Personal- und Materialbedarf für Kriegszwecke.

Was die Instradierungen der Transporte während der Operationen betrifft, so sind hiezu befugt:

a) Außerhalb des Etapenbereiches:

1. Die Central-Eisenbahn-Transportleitung. Sie verfügt über alle Züge sämmtlicher Bahnen.

2. Die Militär-Territorial-Commanden, und die Linien-Commanden mit übertragenem Wirkungskreise.

3. Die Ersatzkörper, Militär-Transporthäuser, k. k. Landwehr-Evidenthaltungen, k. ung. Landwehr-Ergänzungs-Truppen-Commanden bis zu 30 Mann.

4. Heeresanstalten bis zu 30 Mann und Güter bis zu einer Wagenladung.

b) Im Etapenbereiche der Armeen unter Leitung des Chefs des Feldeisenbahnwesens:

1. Die Feld-Eisenbahn-Transportleitungen,

2. Die Eisenbahn-Linien-Commanden,

3. Die Bahnhof-Commanden und

4. Die Militär-Territorial-Commanden, deren Bereich im Etapenbereiche liegt; letztere drei mit abgegrenztem Wirkungskreise.

Wie bereits erwähnt, erscheinen die Bahnen auf die Dauer der Operationen am wichtigsten als Nachschublinien, da dieselben gestatten, der Armee rasch Ergänzungen zuzuführen und die vom Kriegsschauplatze abseits gelegenen Landestheile, eventuell auch das befreundete Ausland für den Nachschub auszunützen.

Die Vorbereitung für diese Nachschub-Transporte ist eine verschiedene, je nachdem die Bahnen durch eigenes oder feindliches Gebiet führen. Ziehen sie durch eigenes Gebiet, so sind dieselben bereits für Transporte vorbereitet und es wird ein lebhafter Turnus-Verkehr vorwalten können.

In Feindesland wird auf den wiederhergestellten occupierten sowie auf den neuangelegten Linien anfänglich nur ein langsamer, vielfach behinderter Verkehr stattfinden, der erst nach und nach an Intensivität gewinnt.

Dass trotz der Eisenbahnen der Nachschub kein so leichter ist, wie man sich ihn vorstellen mag, beweist der Feldzug 1870 bis 1871 in Frankreich.

Schon gleich zu Beginn des Krieges, also in der Aufmarschperiode, trat vielfach trotz der ergiebigsten Requisition sehr empfindlicher Verpflegsmangel ein.

In der kurzen Zeit zwischen der Kriegserklärung am 19. Juli und dem Beginn der Operationen am 2. August concentrierte sich mit staunenswerter Schnelligkeit Deutschlands Riesenarmee an Frankreichs Nordostgrenze auf verhältnismäßig sehr kleinem Raume.

Die Verpflegsnoth ist nun aber erklärlich, wenn man bedenkt, dass einerseits die für solche Truppenmassen erforderlichen Verpflegsvorräthe vor dem Truppentransporte in dem Aufmarschraume nicht angesammelt, und dass anderseits in den 14 Tagen der Aufmarschzeit alle Eisenbahnen fast ausschließlich zum Truppentransporte ausgenützt wurden.

Im September 1870 befand sich der größte Theil der deutschen Armee vor Paris. Bei der großen Entfernung derselben von der am Rheine etablierten Verpflegsbasis musste die deutsche Heeresleitung bestrebt sein, mit Aufwand aller erdenklichen Mühe sich wenigstens eine Eisenbahn als Nachschublinie zu sichern.

Die einzig mögliche Linie war jene von Mannheim über Saarbrücken—Metz—Toul—Châlons nach Paris.

Diese war jedoch durch Metz gesperrt. Die deutsche Heeresleitung beschloss daher Metz mit einer Feldeisenbahn zu umgehen und eine Verbindungslinie von Rémilly nach Pont à Mousson zu bauen, um so den directen Nachschub per Bahn aus Deutschland zu ermöglichen.

Fünf Wochen dauerte der Bau dieser 38 *km* langen Strecke, während welcher Zeit die Nachschübe auf Umwegen weiter gelangen mussten.

Zahlreiche Klagen der vor Paris befindlichen Truppen über thatsächlichen Verpflegsmangel deuten darauf hin, dass selbst den gewaltigsten Anstrengungen der Bahnbetriebsleitungen es dennoch nicht gelang, dahin zu bringen, um dem Bedürfnis in geordneter Weise völlig zu entsprechen.

Da also im feindlichen Lande mit dem Zurückgehen des Gegners die Bahn größtentheils verdorben, der Betrieb auf derselben längere Zeit unterbrochen werden wird, so müssen in Hinkunft auch die Straßen als Etapenlinien eingerichtet werden.

So war beispielsweise im Jahre 1870 die I. Armee fast ausschließlich auf Etapenstraßen angewiesen. Dieselben liefen für das I. und VII. Armee-Corps von Coblenz und Schmidtheim durch die Eifel nach Trier, von wo aus die kurze Eisenbahnstrecke nach St. Johann benützt werden konnte. Das VIII. Armee-Corps hatte seine von Coblenz durch den Hundsrück führende Etapenstraße nach der Schlacht bei Spichern bis Saarlouis verlängert, wo sich damals auch der Hauptort und der Sitz der General-Etapen-Inspection befand*). Beim Vormarsche der I. Armee gegen Metz waren die rückwärtigen Verbindungen von Saarlouis über Boulay nach Courcelles geführt worden, der letztere Ort zum Haupt-Etapen-Ort bestimmt.

Aber auch die anderen Armeen mussten oft für längere Zeit Etapenstraßen benützen, da der Eisenbahnbetrieb nicht überall aufrecht zu erhalten war.

Bis zur Schlacht von Sedan hatten insbesondere die rückwärtigen Verbindungen der III. Armee eine große Ausdehnung gewonnen. Dieselben waren überdies noch dadurch sehr gefährdet, dass die im Besitze des Gegners verbliebenen Vogesen-Festungen Bitsch und Pfalzburg, sowie auch Toul sich in ihrer unmittelbaren Nähe befanden.

Beim Durchschreiten der Vogesen waren mehrere französischerseits zerstörte Bahnstrecken hergestellt.

Aber auch zwei Etapenstraßen wurden in Benützung gezogen. Die eine führte von Hagenau nach Sarrebourg, die andere von Weißenburg über Niederbronn auf Marsal. Die Längen dieser Linien betrugen etwa 80—100 *km*.

Auch der Nachschub gegen Straßburg erfolgte nicht nur auf der Eisenbahn, sondern auch auf Etapenstraßen, welche bei Maxau und Plittersdorf auf das linke Rheinufer übergiengen.

---

*) Im Jahre 1870 gab es im großen Hauptquartier keine Centralinstanz, wie sie beispielsweise heute bei uns in dem „General-Etapen-Commando" geschaffen ist. Die damaligen General-Etapen-Inspectionen entsprachen den bei uns bestehenden Armee-General-Commanden.

Die Hauptverbindung für die III. Armee bildete beim weiteren Vordringen die Eisenbahn von Weißenburg bis Nancy. Eine Benützung der Eisenbahn über diesen Punkt hinaus blieb vorerst unausführbar, weil der Gegner Toul festhielt. Es wurde daher beim weiteren Vorschreiten der III. Armee eine neue Etapenlinie eingerichtet, welche von Nancy über Colombey und Void in der ungefähren Länge von 80 *km* nach Bar le Duc lief.

Wie beim Nachschub mit Fuhren auch in Frankreich die Straßen stark beansprucht wurden, geht daraus hervor, dass die über Gondreville und Ecrouves (nördlich Toul) nach Bar le Duc führende Straße, in wenigen Tagen in einem solchen Zustande sich befand, dass sie fortan nur von leer zurückfahrenden Wagen benützt werden konnte.

Als die III. Armee den Rechtsabmarsch gegen Nord antrat, wurden die rückwärtigen Verbindungen derselben von Void nach St. Mihiel und von Bar le Duc nach Clermont, weiterhin auf den Etapenlinien der Nachbararmee östlich und westlich der Maas bis in die Gegend von Sedan verlängert. Eine Ausdehnung von etwa 130 *km*, auf welcher der Nachschub wieder ohne Bahn stattgefunden hat. Wir kommen noch auf die Etapen-Einrichtungen speciell bei der Maas-Armee zu sprechen.

Als die II. Armee, von der bereits früher gesprochen wurde, nach der Schlacht von Spichern den schnellen Vormarsch gegen die mittlere Mosel angetreten hatte, wurden ihre Verbindungslinien von Neunkirchen und Homburg weiter geleitet;*) einerseits auf der schnell in Betrieb gesetzten Eisenbahn über Saarbrücken nach Rémilly, anderseits auf einer mehr südlich laufenden Etapenstraße über Blieskastel und Saargemünd nach Delme. Etapenhauptort der Armee war am 11. August Saargemünd und demnächst am 15. Pont à Mousson. Die Entfernung von Saargemünd über Delme nach Pont à Mousson beträgt etwa 80 *km*, die von Rémilly nach dem letzteren Orte 30 *km*.

Diese Etapenstraße von Saargemünd über Delme wurde neben der sehr in Anspruch genommenen Eisenbahn nach Rémilly auch weiterhin fortdauernd in Gebrauch erhalten. Während der Einchließung von Metz wurde Rémilly Haupt-Etapenort der II. Armee.

Die am 25. August, also ungefähr 10 Tage nach dem Erreichen wieder in Betrieb gesetzte Bahnstrecke von Nancy bis Ars an der

---

*) 1. Berlin, Braunschweig, Hamm, Bingerbrück, Neunkirchen und Berlin, Halle, Cassel, Frankfurt a. M., Mannheim, Homburg.

Mosel, war vornehmlich der Maas-Armee überwiesen worden. Die Verbindungen dieser Armee führten vom Rhein nach der Mosel einerseits auf der von der III. Armee in Betrieb gesetzten Eisenbahn über Vendenheim nach Nancy, anderseits auf der pfälzischen Eisenbahn von Mannheim nach Zweibrücken und längs deren Fortsetzung auf der Etapenstraße der II. Armee über Saargemünd nach Delme. Die Inanspruchnahme dieser Linie für zwei Armeen war mit großen Schwierigkeiten verbunden.

Die beiden Wege vereinigten sich an der Mosel in Pont à Mousson, welches mit dem daselbst angelegten großartigen Magazin vorläufig den Etapen-Hauptort der Maas-Armee bildete. Während des Vormarsches gegen die Aisne wurde die rückwärtige Verbindung dieser Armee über Pont à Mousson weiter geführt, im Anfange in der Richtung auf Verdun, später aber, als der beabsichtigte Handstreich gegen diesen Platz fehlgeschlagen war, auf dem Wege von Thiaucourt über St. Mihiel auf Vaubecourt (70 *km*).

Nach dem Rechtsabmarsch des Heeres nach Nord wurde die Verbindungslinie auf das rechte Maas-Ufer verlegt und führte von Thiaucourt über Fresnes nach Etain, von da aber demnächst über Damvilliers nach Dun und schließlich am 2. September über Stenay bis Mouzon. Die Entfernung Pont à Mousson—Mouzon ist circa 170 *km*.

Der ganze Nachschub der III. und der Maas-Armee bei Sedan musste von Pont à Mousson bezw. Weißenburg ohne Bahn erfolgen. Das bergige Gelände, durch welches die ausgedehnten Straßen-Verbindungen der Maas-Armee führten — da für die Gefangenen überdies noch eine Etapenlinie westlich der Maas von Beaumont nach Varennes, weiterhin längs der Aise über Clermont-Beauzée und schließlich über St. Mihiel auf Pont à Mousson in Gebrauch genommen werden musste — erforderte einen großen Aufwand an Fuhrwerk insbesondere für den Nachschub der Verpflegung.

Über die Verpflegs-Schwierigkeiten bei der II. Armee nach ihrem Abmarsch von Metz nach Mittel-Frankreich wurde schon im II. Theil Erwähnung gemacht. Hier folgen noch einige Betrachtungen, die die Unzulänglichkeit des Nachschubes auf Eisenbahnen klarlegen sollen. Der große nach Paris führende Schienenstrang musste nebst der bei Cernierung von Paris verwendeten Armee auch für die II. Armee benützt werden. Von Blesme aus wollte man die Transporte auf die südlichen Linien abzweigen.

Zu diesem Zwecke erhielt am 3. November das Obercommando der II. Armee aus dem großen Hauptquartier den Befehl, die Linie

B'esme—Chaumont sobald als möglich in Betrieb zu setzen. Es wurden hiezu sogleich die Einleitungen getroffen, u. zw. zunächst die Herstellung der zerstörten Objecte in Angriff genommen.

Der Ausbau der Linie machte bei den zahlreichen Zerstörungen des Bahnkörpers keine Fortschritte. Auf der Linie Blesme—Chaumont waren nicht weniger als drei Marne-Brücken zerstört, ferner zwischen Loignes und Tonnerre eine Brücke über den Canal Bourgogne.

Da somit vier Brücken wieder herzustellen und viele durch den Bahnkörper gelegte Abschnitte, Gräben u. s. w. auszufüllen waren, so konnte unmöglich in den nächsten Wochen auf die Benützung dieser Eisenbahn-Verbindung mit der Heimat gerechnet werden.

Sie war außerdem ihrer exponierten Lage wegen von Freischaaren sehr bedroht.

Das Obercommando fasste daher die Möglichkeit ins Auge, dass es gezwungen sein werde, seine Verbindungen über Fontainebleau und Melun nach Nanteuil sur Marne zu verlegen und berichtete darüber in das Hauptquartier, von welchem jedoch die Antwort einlief: „dass es nicht opportun sein möchte, auch für die II. Armee auf die Linie über Nanteuil, welche jetzt bis Lagny eröffnet wird, zu reflectieren, zumal die engen Endbahnhöfe bei der Entladung schon jetzt die größten Schwierigkeiten bieten und Fontainebleau wie Orleans etwa gleich weit von Lagny und Nogent (wohin man mit der herzustellenden Bahn kommen sollte) entfernt sind.“

Die II. Armee musste somit auf die Theilnahme an der bereits in Betrieb gesetzten großen Verbindungslinie der deutschen Armee mit der Heimat verzichten, während die Hoffnungen auf die schnelle Wiedereröffnung der dieser Armee selbst zugewiesenen Bahnen, sich nicht erfüllten.

Die II. Armee hat, wie bereits bekannt in der Beauce mit großen Verpflegsschwierigkeiten zu kämpfen.

Für die Verpflegung mussten große, reich ausgestattete Magazine geschaffen werden, um dem Mangel vorzubeugen. Der General-Intendant in Versailles hatte seine Hilfe angeboten, und das in starken Märschen auf die Straße Paris—Orleans gelangte IX. Armee-Corps war auch bereits auf das Magazin Corbeil angewiesen worden.

Zu den zahlreich vorhandenen Wagen mietete man neue; bis 10. December sollten 1200 eintreffen.

Die dem Obercommando, zumal von Versailles her, eröffneten guten Aussichten bezüglich baldiger Vollendung der Bahn Blesme—Chaumont erfüllten sich jedoch nicht.

Am 28. November wurde nach Versailles der Antrag gestellt, in Etampes und Malesherbes Magazine durch die III. Armee anlegen zu lassen, um dadurch die II. Armee für die Operationen der nächsten Zeit unabhängiger und freier zu machen. Insbesonders bat man um Aufspeicherung von Brot und Hafer.

Diesen Anforderungen wurde wie bekannt zum Theil entsprochen. Vorzugsweise mussten jedoch die Armeecorps ihre Colonnen nach dem weit an der Hauptbahn liegenden Lagny senden. Diese schwierigen Verhältnisse änderten sich erst mit der Einnahme von Orleans am 5. December.

Daselbst wurde sogleich die Errichtung eines Central-Magazins in Angriff genommen. Zunächst gieng es damit nur langsam vorwärts. Man hatte gehofft, in der Stadt reiche Vorräthe, und vor allem brauchbares Eisenbahnmaterial zu finden; diese Hoffnung aber erfüllte sich nicht. Auch die Strecken gegen Blois und gegen Vierzon hin, waren leer.

Beim weiteren Nachschube mussten noch immer Fuhrenparke zwischen Juvissy und Lagny verkehren; auf der Eisenbahn Juvissy-Orleans, die wieder hergestellt wurde, hatte man wegen Waggonmangel keine großen Leistungen aufzuweisen, denn es verkehrten auf derselben im Anfange täglich nur fünf bis sechs Waggons.

So sollte demnach während des ganzen Feldzuges in dieser Gegend kein einziger Eisenbahnzug diese Armee erreichen.

Die Einrichtungen des Etapendienstes bei der Vorbewegung der Maas-Armee bieten insoferne das größte Interesse, als dieselbe nicht gleich bei Beginn des Krieges, sondern ganz unvorbereitet inmitten der Kriegsereignisse aufgestellt wurde. Das Etapenwesen war hier sehr mangelhaft organisiert und ist dasselbe sowohl, als auch insbesondere der Dienstgang schon deshalb sehr lehrreich, weil die Operationsrichtung der Maas-Armee mehrfach gewechselt hat und damit auch die Verschiebungen der Etapenlinien verbunden waren.

Als nach den Schlachten von Colombey-Nouilly am 14. August, von Vionville am 16., und von St. Privat und Gravelotte am 18. August der deutschen I. und II. Armee die Einschließung des französischen Heeres unter Bazaine gelungen war, wurde zum weiteren Vormarsch auf Paris die Maas-Armee unter Kronprinz Albert von Sachsen gebildet. Diese wurde durch Schwächung der vor Metz zurückbleibenden II. Armee um 3 Armeecorps geschaffen, und zwar aus dem Garde-, IV. und XII. Corps und aus der 5. und 6. Cavallerie-Division zusammengesetzt.

Diese Armee, am 21. August aufgestellt, trat schon am 23. den Vormarsch in der Richtung auf Châlons an der Marne an, wo laut Nachrichten Mac Mahon aus den Trümmern seiner bei Wörth geschlagenen Armee und aus dem Reiche herangezogenen Verstärkungen ein neues Heer sammeln sollte. Südlich von der Maas-Armee rückte die III. Armee, die während der Schlachtentage bei Metz nach ihren bei Weißenburg und Wörth erfochtenen Siegen die Gegend von Nancy erreicht hatte, ebenfalls auf Paris vor.

Der König von Preußen führte den Oberbefehl und befand sich das große Hauptquartier am 25. in Bar le Duc zwischen diesen beiden Armeen.

Die II. Armee wurde angewiesen, ebenfalls die erste Aufstellung der Etapen-Einrichtungen für die Maas-Armee beizustellen und das hiezu nöthige Personale, Materiale, Fuhrwerke und Etapentruppen in Pont à Mousson, das zur Etapen-Hauptstation für die Maas-Armee bestimmt war, zu sammeln. Bis hierher waren die Etapeneinrichtungen der II. Armee von Mainz über Saarbrücken vorgeführt worden, und wurde demnächst auch die Eisenbahn in Betrieb gesetzt. Das geschah zunächst auf der Zweigstrecke Frouard—Pont à Mousson der Linie Weißenburg-Vendenheim, Zabern, Nancy.

Diese Bahnlinie wurde seitens des Großen Hauptquartiers der III. und der Maas-Armee zur Benützung überlassen. Die Maas-Armee führte demnach ihre Nachschubtransporte auf dieser Bahnlinie vor.

Zum General-Etapen-Inspector der Maas-Armee wurde der Oberst z. D. von Blücher ernannt. Das Obercommando der II. Armee konnte nur theilweise, und das nur nach und nach, den an dasselbe gestellten Anforderungen entsprechen. Aus diesem Grunde konnte Oberst v. Blücher auch erst successive die Etapeneinrichtungen leiten.

An Personale fehlte demselben vor allem der Generalstabs-Chef, dann der Intendant, sein Stab bestand vorläufig nur aus 2 Adjutanten (aus der Landwehr) und einigen Schreibern.

Ein General-Etapenarzt (ohne ärztliche Assistenz), später ein Auditor, dann ein Postdirector zur oberen Leitung des Etapen-Postwesens mit 2 Postinspectoren und zunächst 4 Expeditions-Beamten, dann einige zur Besetzung der Etapen-Commanden bestimmten Officiere waren zur Noth vorhanden. Ein Feldgendarmerie-Officier fehlte. Mit der Zeit standen 60 Feldgendarmen der Etapen-Inspection zur Verfügung.

Ein eigener Fuhrenpark war nicht vorhanden; ein solcher konnte erst bei Paris aus Landesfuhren zusammengestellt werden.

An Etapentruppen wurden beigestellt 4 Landwehr-Bataillone (Borken, Bochum, Iserlohn und Wesel) à 4 Compagnien und die 3. und 4. Escadron des Reserve-Husaren-Regiments Nr. 5.

Oberst v. Blücher folgte am 23. August dem Obercommando der Maas-Armee, um mit demselben in Verbindung zu bleiben, von dem er die Weisung erhielt, die Etapenlinie der Maas-Armee von Pont à Mousson über Thiaucourt, St. Mihiel und Vaubécourt einzurichten und dem Obercommando selbst mit dem Stabe immer möglichst auf die Entfernung eines Tagmarsches nachzurücken.

Das Obercommando der Maas-Armee hatte bei Beginn des Vormarsches auf Paris die 3 Armeecorps angewiesen, durch Heranziehung von Beständen aus den Verpflegs-Magazinen zu Nancy und Pont à Mousson in Commercy, St. Mihiel und Clermont Magazine einzurichten. Etapentruppen sollten diese Punkte besetzen.

Am 26. August, nachdem die Cavallerie-Divisionen schon vorher den Abmarsch der Armee Mac Mahons nach Reims und von dort ostwärts auf Vouziers festgestellt haben, wurde vom großen Hauptquartier, um den Marschall anzugreifen und so dessen beabsichtigte Vereinigung mit Bazaine zu verhindern, der Rechtsabmarsch der III. und Maas-Armee eingeleitet. Die Maas-Armee drang nunmehr von Clermont und St. Ménéhould über Varennes, Buzancy und Beaumont, die III. Armee knapp westlich daneben über Grand-Pré schließlich auf Sedan vor. Das Armee-Hauptquartier der Maas-Armee gelangte an diesem Tage nach Les Islettes und 7 *km* rückwärts desselben die General-Etapen-Inspection nach Clermont.

An diesem Tage standen von den Etapentruppen: Das Bataillon Bochum in Vaubécourt und Rembercourt aux Pots, das Bataillon Iserlohn in St. Mihiel, in Fresnes au Mont und im Etapenort Thiaucourt; die beiden Reserve-Escadronen in St. Mihiel; das Bataillon Wesel erreichte Rambercourt und Xivry, das Bataillon Borken gelangte bis Beaumont.

In Thiaucourt und in St. Mihiel waren Etapen-Commanden eingesetzt.

Oberst v. Blücher erhielt bei weiterem Vorrücken der Armee die nöthigen Mittheilungen aus dem Operationsbefehl für den folgenden Tag und besondere Anordnungen bezüglich des Etapenwesens. In den Marschquartieren der General-Etapen-Inspection wurde in der Regel ein Briefpost-Relais eingerichtet und die Lage des jeweilig vordersten Relais bei der Befehlsausgabe im Obercommando bekannt gemacht. Die Feldposten der Armeecorps beförderten hierher ihre Sendungen und holten hier solche für selbe eingelangten ab. Die Etapenpost ihrerseits vermittelte den weiteren rückwärtigen Verkehr bis Pont à Mousson.

Die Postverbindung hatte eine um so größere Bedeutung, als weder das Armee-Obercommando noch die General-Etapen-Inspection der Maas-Armee über eine Telegraphentruppe verfügten.

Der veränderten Marschrichtung der Maas-Armee entsprechend, erhielt Oberst v. Blücher am 27. den Befehl die Etapenlinie von Pont à Mousson über Thiaucourt, Fresnes und Etain nach Norden zu verlegen und die rückwärtige Verbindung über St. Mihiel auf Nancy aber der III. Armee zu überlassen. Dementsprechend wurde auch der Etapen-Postcurs von Pont à Mousson über Etain weiter vorgeführt. In Etain sollte ein Magazin errichtet werden. Infolge dessen verschob die Etapen-Inspection auch die Etapen-Truppen auf die neue Etapenlinie.

Die Etapen-Inspection folgte nun den Bewegungen des Ober-Commandos und befand sich in dessen Nähe während der Schlacht bei Beaumont, und brachte hier in Erfahrung, dass der Vormarsch der Armee am 31. in der Richtung auf Carignan fortgesetzt werden würde und eine Entscheidungsschlacht bevorstehe. Zugleich erhielt sie den Auftrag für die Abführung der Gefangenen und den Rücktransport der Verwundeten über Dun nach dem Eisenbahn-Etapenort Pont à Mousson das Erforderliche zu veranlassen.

Oberst v. Blücher verschob demgemäß neuerdings seine Etapentruppen, und befahl gleichzeitig 2 Compagnien Borken von Damvillers nach Dun vorzurücken, unterwegs größere Requisitionen für die Gefangenen und die Bedeckungstruppen vorzunehmen und so viel Landfuhren, als nur möglich, nach Dun zu schaffen. Es galt, sich einen Landfuhrenpark zu bilden, dessen die Etapenbehörden für die Beförderung von Verwundeten, Kranken, von Lebensmitteln etc. dringend bedürftig sind.

Rasch nahte die Katastrophe von Sedan. Der Kronprinz von Preußen war mit der III. Armee dem Feind bis hart an die Maas gefolgt und mit starken Vortruppen dicht vor Sedan, südlich dieser Festung in der Linie Remilly sur Meuse-Donchery. Bei Bazeilles und Donchery hatten die Deutschen die Maas bereits überschritten. Der Kronprinz von Sachsen war mit der Maas-Armee bereits ganz jenseits der Maas entwickelt und nordöstlich der Linie Mouzon-Carignan in dem Raum zwischen der Maas und der belgischen Grenze gegen die Ostfront von Sedan eingeschwenkt. Sein Hauptquartier befand sich in der Nacht zum 1. September in Mouzon, 15 *km* von Dun, wo die Etapeninspection thätig war. Der 1. September brachte die Entscheidung.

Die Etapen-Inspection blieb am 1. und 2. September in Dun. Es galt nun für dieselbe die Etapen-Commanden von dem Bevorstehenden in Kenntnis zu setzen und mittels Befehl die Thätigkeit derselben bei dem Transport der Gefangenen zu regeln. Das Ereignis von Sedan war zu großartig, um nicht das Unzulängliche der bestehenden Etapenorganisation klarzulegen. Es war natürlich, dass die Anordnungen für die Aufräumung des Schlachtfeldes, die Abtransportierung der Gefangenen und der Verwundeten, das Ordnen und Abfuhr der Beute vom großen Hauptquartier ausgehen mussten, nachdem eine Central-Behörde der Gesammt-Armee wie jene des General-Etapen-Commandos damals nicht bestand.

Von Seite des großen Hauptquartiers erließ der General-Quartiermeister am 2. September Früh, bezüglich der während der Schlacht gemachten Gefangenen einen Befehl, dass sämmtliche französische Mannschaften in Transporte zu je 2000 Mann zusammengestellt und von der Maas-Armee über Stenay nach Etain, von der III. über Buzancy, Clermont, St. Mihiel nach Pont à Mousson abgeliefert werden sollten, um an den genannten beiden Endpunkten durch Truppen der Einschließungs-Armee von Metz übernommen und weiter befördert zu werden. Das Schriftstück enthielt außerdem noch die Weisung, dass an demselben Tage grundsätzlich nicht mehr als 10.000 Mann in den Lagern um die Etapenpunkte eintreffen sollten, sowie einige besondere Vorschriften rücksichtlich der Officiere und zum Zweck der Sicherstellung einer angemessenen Verpflegung auf beiden Marschlinien. Nach erfolgtem Abschlusse der Capitulation kamen diese Anordnungen auch für das nun kriegsgefangene Heer in entsprechender Weise zur Anwendung.

Die für letzteres zunächst nothwendigen Lebensmittel sollten nach getroffener Verabredung von Mézières auf der Eisenbahn nach Donchery herangebracht werden.

Auch der General-Intendant der Armee verständigte nun seinerseits die Etapen-Commandantur Pont à Mousson, dass 40.000 Gefangene über Buzancy und Clermont nach Pont à Mousson instradiert werden würden. Er wies die Commandantur an, sofort einen Verpflegsbeamten nach St. Mihiel zu entsenden und dahin ebenfalls Verpflegung für 40—50.000 Mann schaffen zu lassen. Der erwähnte Beamte sei mit der Verpflegung der durchpassierenden Gefangenen u. s. w. zu beauftragen. Die mit Verwundeten in Pont à Mousson ankommenden Wagen seien zur Überführung von Proviant von Pont à Mousson nach St. Mihiel zu benützen.

Von dieser Verfügung wurden die Obercommanden der III. und Maas-Armee verständigt, und sollten deren General-Etapeninspectionen angewiesen werden, für die Verpflegung in den Etapenorten das Erforderliche ihrerseits anzuordnen.

Da jedoch die General-Etapen-Inspection der III. Armee auffallender Weise auf Befehl des Obercommandos seit dem 27. August in Bar le Duc zurückgeblieben und demnach circa 130 *km* von Sedan entfernt war, musste die Etapeninspection der Maas-Armee die Sorge für die Einrichtung, die Besetzung und den Dienst der beiden von Sedan nach Pont à Mousson führenden Transportstrassen allein übernehmen.

Diese beiden Linien liefen über nachstehende Etapenorte: östliche Linie über 1. Mouzon a. d. Maas (mit 100 Mann der Feldarmee als Besatzung, 2. Stenay (Besatzung wie ad 1.), 3. Dun (2 Compagnien Bataillon Borken), 4. Damvillers (wie ad 3), 5. Etain (2 Compagnien Bataillon Wesel), 6. Fresnes (wie ad 5), 7. Thiaucourt (2 Compagnien Bataillon Iserlohn). — Von hier ab wurden die Transporte durch Abtheilungen der vor Metz stehenden II. Armee nach der Eisenbahnstation Rémilly weitergeführt. Westliche Linie: 1. Beaumont (südlich Mouzon, mit 100 Mann der Feldarmee als Besatzung), 2. Buzancy, 3. Varennes, 4. Clermont, 5. Beauzé mit je 1 Compagnie Bataillon Bochum, 6. St. Mihiel und 7. Beaumont (südöstlich St. Mihiel) mit je 1 Compagnie Bataillon Iserlohn. Von diesem Beaumont wurden die Transporte nach Pont à Mousson geleitet und nach Deutschland eingeschifft.

Oberst von Blücher wurde angewiesen auch für die Verpflegung der Gefangenen-Transporte Sorge zu tragen. Magazine befanden sich auf keiner der beiden Etapenstraßen. Für die Anlage solcher durch die Etapen-Commanden fehlten Zeit und Kräfte. Das hätte nur durch Requisitions-Commanden geschehen können, welche die

Umgebung durchzogen, um Schlachtvieh und andere Lebensmittel, sowie Hafer und Heu für die zahlreich zu erwartenden Beutepferde und für die Bespannungen der Krankentransporte etc. aufzubringen. Unter solchen Umständen erhielten die Etapen-Commandanten die Weisung, die um die Etapenorte liegenden Gemeinden gegen Androhung von Geldstrafen die Verpflegung aufbringen zu lassen. Die Franzosen hatten ja auch alles Interesse daran, ihre gefangenen Landsleute nach Kräften zu beköstigen.

Für die Verpflegung der Gefangenen-Bedeckungsabtheilungen, sowie für die Krankentransporte und die Etapenbesatzungen sollten die Commandanturen selbst sorgen, d. h. sich die erforderlichen Mittel liefern und dann selbst schlachten, unter Umständen auch selbst backen lassen. Die Besatzungen waren nicht zum Transport der Gefangenen, sondern lediglich zum örtlichen Sicherheitsdienst, sowie zur Heranschaffung der Lebensmittel zu verwenden.

Die Bedeckungstruppen von der III. Armee hatten Anweisung, nach Abgabe der Gefangenen in Pont à Mousson und Remilly per Fußmarsch beziehungsweise Eisenbahn der Armee wieder nachzurücken. Letztere sowie die Maas-Armee traten schon am 5. September den Vormarsch auf Paris an.

Als nun auch das Obercommando der Maas-Armee die General-Etapen-Inspection von allen diesen höchsten Anordnungen in Kenntnis gesetzt und auch seinerseits die Einschiebung der Etapen Damvillers und Thiaucourt auf der Etapenlinie Stenay, Etain, Pont à Mousson angeordnet hat, befasste sich die General-Etapen-Inspection mit den Anordnungen im Detail.

Der Armeebefehl der Maas-Armee für den 3. September, welcher auszugsweise der General-Etapen-Inspection zugestellt wurde, gab die weitere Absicht kund: „Die III. und die Maas-Armee werden sich morgen in westlicher und beziehentlich südlicher Richtung von Sedan entfernen, wobei die Straße Remilly—La Besace—Chêne incl. der Maas-Armee überwiesen worden ist.

Dementsprechend werden sämmtliche Truppen morgen Cantonements beziehen und erhalten die Armeecorps folgende Rayons zugetheilt:

Das Gardecorps den Rayon auf dem rechten Ufer des Chiers mit dem Hauptquartier in Carignan und der Tête in Ponson St. Remy. Das XII. Armeecorps zwischen Maas und Chiers incl. Mouzon mit dem Hauptquartier in Mouzon und der Tête im Amblimont und Combat.

Das IV. Armeecorps das linke Maasufer, bis zu der obgenannten Grenze gegen die III. Armee. Hauptquartier Roncourt.

Das Hauptquartier des Armee-Commandos bleibt in Mouzon."

Die General-Etapen-Inspection beförderte diesen Armeebefehl mittels Cavallerie-Ordonnanzen bei den Etapen-Commandanturen mit folgendem Zusatz:

„Dun, den 3. September 1870. Vorstehender Befehl circuliert mit einem Exemplar auf der westlichen, mit dem anderen auf der östlichen Etapenlinie. Es ist daraus zu entnehmen, dass die Armeecorps wie folgt (wie oben) stehen und sich bei dem weiteren Vormarsch gegen Westen wenden werden. Hiernach haben die Commandanturen die zur Armee gehenden Officiere und Mannschaften zu dirigieren. Sollte die westliche Linie augenblicklich von Truppen der III. Armee besetzt werden, so bleiben die Commandanten und deren Besatzungstruppen dennoch im Etapenort. Die Etapen-Commandanten der westlichen Linie, auf welcher ein Postcurs, wie er auf der östlichen bereits besteht, eingerichtet werden soll, haben den Requisitionen zur Gestellung von geeigneten Landwehrmännern (für postalische Hilfsleistungen und zur Bedeckung während der Fahrten) sowie zur Gestellung von Vorspann zu genügen.

Die General-Etapen-Inspection geht heute noch Mouzon und wird in Beaumont einen Brief-Relaisposten einrichten, durch welchen wichtige Meldungen nach Mouzon befördert werden können, etc."

Die in obigem Befehl angedeuteten Angaben über die augenblicklichen Stellungen der verschiedenen Armeecorps der Maas-Armee sind für die Etapenbehörden in allen Kriegslagen sehr erwünscht, damit sie im Stande sind, die der Armee nachziehenden, ihre Truppenkörper aufsuchenden Transporte an Ersatzmannschaften, Ersatzpferden, zurückgelassene und wieder vorrückende Commanden u. s. w. jeder Zeit sicher zu dirigieren. Wochenlang irren mitunter dergleichen Abtheilungen oder vereinzelte Officiere und Reconvalescenten-Abtheilungen auf den Etapenstraßen umher, ohne ihre Truppenkörper zu erreichen. In den Tagen nach der Schlacht bei Sedan kamen nachrückende Commanden von Feldtruppen-Abtheilungen vor Sedan an, welche von der Etape Pont à Mousson aus Unkenntnis über die momentane Armeevertheilung dorthin dirigiert waren, wiewohl die Truppen, zu welchen sie sich begeben wollten, bei Metz, also ganz in der Nähe von Pont à Mousson standen. Sie mussten also wieder zurückmarschieren.

Wiederholt ist es im deutsch-französischen Kriege vorgekommen, dass Truppentheile anderer Armeen das Etapengebiet der Maas-Armee durchkreuzten. Alsdann blieben auf den Etapenstraßen stets Kranke, Nachzügler u. dgl. zurück, die später oder auch sehr bald ihren Truppen nachzuschicken waren, ohne dass die Etapenbehörden der Maas-Armee die Kenntnis davon hatten, wohin sie diese Nachschübe dirigieren sollten. Das General-Etapen-Commando bei uns ist hiezu berufen, die Armee-General-Commanden der einzelnen Armeen über diese Verhältnisse in jedem Fall zu unterrichten.

Bei dem weiteren Vorgehen der III. und der Maas-Armee auf Paris, mussten in der ersten Zeit vier verschiedene Verbindungslinien in Betracht gezogen werden. Für den Abtransport der Gefangenen und des Beutematerials von Sedan nach Remilly und Pont à Mousson bestanden die bereits erwähnten beiden Etapenstraßen. Nun kam aber für die Transporte, welche von Sedan in der Richtung auf Paris der Armee folgten, eine dritte Linie hinzu, und zwar über Vendresse, Rethel, Neufchâtel sur Aisne auf Craonne, und schließlich musste noch eine vierte Linie eingerichtet werden, auf der sich alle aus der Heimat kommenden und der Armee nachrückenden Ersatz-, Reconvalescenten- und Verpflegsnachschübe vorbewegten. Diese letztere fiel von Pont à Mousson bis Clermont mit der bisherigen westlichen Etapenstraße zusammen, musste dann aber über Grand Pré und Vouziers abgezweigt werden. Die verfügbaren 4 Landwehr-Bataillone und 2 Escadronen der Etapeninspection reichten für alle diese Bedürfnisse um so weniger aus, als sehr bald jene Behörde noch mit der Sicherung einer Telegraphenleitung, die mit keiner der genannten Transportstraßen zusammenfiel, beauftragt wurde.

Die General-Etapen-Inspection schaffte sich unter Beiziehung von Feld-Truppen Rath so weit sie konnte und ging selbst von Sedan am 7. nach Vendresse, am 8. nach Launois, am 9. nach Rethel, am 10. nach Villers devant le tour, am 11. nach Neufchâtel, am 13. nach Baurieux, am 14. nach Fismes, am 15. nach Oulchy le Château, am 16. nach Neuilly St. Front, am 18. nach Nanteuil le Haudouin und am 20. nach Dammartin (an der Straße Soissons-Paris, 30 *km* von Paris).

Am 19. erfolgte die Einschließung von Paris seitens der Maas-Armee im Norden und Osten, seitens der III. Armee nach verschiedenen Kämpfen jenseits der Seine, im Westen und Süden.

In Dammartin verblieb die General-Etapen-Inspection während der ganzen Dauer der Einschließung der Hauptstadt.

Als Etappenlinie für die Nachschübe der Maas-Armee wurde nun die Straße Pont à Mousson, Beaumont, St. Mihiel, Beauzée, Clermont, Grand Pré, Vouziers, Rethel, Neufchâtel, Fismes, Neuilly St. Front, Nanteuil le Haudoin, Dammartin. Diese Linie hatte eine Länge von circa 340 *km*, und war dem Laufe der Ereignisse folgend, in einem großen Bogen nach Norden ausholend geführt worden.

Als Etapen-Hauptort musste Pont à Mousson beibehalten werden. Hier mündete die der Maas-Armee zur Benützung angewiesene Eisenbahn. Ihre auf dieser vorgeführten Nachschübe aus Deutschland an Verstärkungs-Transporten, Verpflegung, Munition, Bekleidungs- und Ausrüstungsstücken wurden über Weißenburg und Zabern bis Nancy auf der auch der III. Armee zu gleichen Zwecken dienenden Eisenbahn befördert. Die Fortsetzung der Eisenbahn über Nancy westwärts hinaus, also die Strecke Nancy-Châlons-Paris, war der III. Armee überwiesen und längs dieser Linie auch die General-Etapeninspection derselben vorgerückt. Auch die III. Armee hatte ihre Landetapenstraße von Epernay über Montmirail nach Corbeil an der Seine.

Für die Maas-Armee wäre die kürzeste rückwärtige Verbindung mit Pont à Mousson die über Château Thierry, Epernay und Châlons führende Straße gewesen. Da jedoch diese Linie in das Etapengebiet der III. Armee fiel, so musste erstere auf die kürzeste Verbindung verzichten. Erst Ende October wurde die Land-Etapenstraße der Maas-Armee in directerer Linie von Fismes über Reims und Suippes nach Clermont verlegt.

In der neuesten Zeit wurde die transportable oder die sogenannte flüchtige Feldbahn in den Armeen der Großmächte eingeführt und wird vorzugsweise dem Nachschube der Verpflegung in künftigen Kriegen dienlich gemacht werden.

Der ungewöhnlich große Wert der flüchtigen Feldbahn liegt hauptsächlichst darin, dass sie nicht nur längs der Straßen, sondern auch querfeldein mit einem verhältnismäßig sehr geringen Kosten- und Zeitaufwande hergestellt, und weiters, dass ein großes Verpflegsquantum ziemlich rasch vorwärts gebracht werden kann.

Die Feldbahn vermindert weiters, und das ist ihre größte Bedeutung, die großen Verpflegstrains, welche die Straßen ins Ungeheuerliche verderben und deshalb häufig gar nicht fortkommen können.

Das Wesentliche der flüchtigen Feldbahn besteht darin, dass Schienen leichtester Gattung eines Geleisestranges von geringer Spurweite durch Schwellen zu festen Rahmen miteinander verbunden werden, welche man beim Vorlegen des Geleises aneinander reiht, wobei sie durch einen sehr leichten, biegsamen Verband an den Stössen zusammengehalten werden.

Das bei uns eingeführte Feldbahnmaterial System Dolberg besteht aus Jochen, die mittels Stoßverbindung aneinandergefügt und auf dem Boden niedergelegt das Geleise bilden, und aus zweiachsigen Einzelwagen, welche zumeist zu zweien zusammen als Doppelwagen mit einer Tragfähigkeit von circa 3 Tonnen verwendet werden, und den Fahrpark ausmachen.

Für 1 *km* des Geleises werden 10 Doppelwagen als Fahrpark gerechnet. Da die Feldbahnlänge normal auf 90 *km* festgesetzt ist, und da überdies von 5 zu 5 *km* Stationen mit drei und mehr Geleisen in die Linie fallen, so entfallen für eine flüchtige Feldbahn, circa 100 *km* Geleise mit 1000 Doppelwagen oder 15 Züge à 66 Doppelwagen.

Der Leistungsfähigkeit der Bespannungen, die aus 1 Paar Pferden kleinen Schlages per Doppelwagen bestehen und täglich durchschnittlich nicht mehr als 30 *km* zu ziehen haben, entsprechend, wird die flüchtige Feldbahn in Sectionen zu 30 *km* eingetheilt.

Die Pferde sollen täglich nicht über 12 Stunden (einschließlich einer zweistündigen Rast) im Zuge sein, und nach 4—6 Tagen einen Rasttag haben. Daraus ergibt sich die Nothwendigkeit der Etablierung einer erforderlichen Anzahl von Bespannungs-Partien von 15 zu 15 *km*. Auf diese Weise kann eine Bespannungspartie täglich einen Feldbahnzug 15 *km* weit im Vollzuge vorbringen und mit einem Leerzug 15 *km* zurückkehren. Soll jede Bespannungspartie z. B. jeden 4. Tag rasten, so muss ein derartiger Turnusverkehr der Voll- und Leerzüge eingeleitet werden, dass täglich 3 Bespannungspartien in Arbeit sind, während die 4. rastet. Mit diesen 3 Bespannungspartien können somit täglich 3 Züge vor- und ebenfalls so viel rückgebracht werden.

Als Turnuszeit gilt die Fahrtdauer eines von der Anfangsstation ausgelassenen Zuges bis zu dessen Wiederkehr, gleichbedeutend mit seiner Wiederbenützbarkeit.

Da die Fahrgeschwindigkeit im Vollzuge normal mit 3 *km*, im Leerzuge, mit 4—5 *km* per Stunde festgesetzt ist, so kann die Fahrtdauer der Hin- und Zurückbewegung auf der 90 *km* langen Feldbahnstrecke in Stunden angegeben werden. Die Vollzüge verkehren normal nur bei Tag, die Leerzüge dagegen auch bei Nacht. Die ersteren müssen demnach zweimal unterwegs nächtigen. Schließlich ist noch die Zeit für Kreuzungsaufenthalte in den Stationen, für das Beladen und Entladen des Zuges etc. in Rechnung zu bringen. Daraus ergeben sich als Turnuszeit circa 4—5 Tage, was natürlich von verschiedenen Verhältnissen beeinflusst werden, und somit ein Schwanken in der Zahl der auf einen Tag entfallenden Züge zur Folge haben kann.

Der Bau einer flüchtigen Feldbahn erfolgt durch eine Eisenbahn-Compagnie mit zwei Arbeiter-Abtheilungen. Jede Feldbahn erhält überdies zum Betrieb eine Verpflegsabtheilung für flüchtige Feldbahnen und drei Cavallerie-Stabszüge. Zu jeder Bespannungspartie gehören zwei Conducteure, zu je zwei Pferden ein Kutscher und ein Bremser.

Während des Baues einer Section soll normal auf den Transport von Verpflegsgütern mit Rücksicht auf die nothwendigen Materialtransporte, die während des Baues von der Anfangsstation abgehen müssen, nicht gerechnet werden, und gipfelt die hervorragende Leistungsfähigkeit einer Feldbahn erst nach deren Bauvollendung. Dessenungeachtet kann und soll jede Section einen Tag nach ihrer Vollendung von Verpflegszügen befahren werden. Beim successiven Fortschreiten müssen die letzteren selbstverständlich rechtzeitig von der Anfangsstation ausgelassen werden. Auf diese Weise kann man in den zwei Sectionsstationen mittels 3 Feldbahnzügen einmal je 450—500 Tonnen Nettolast, d. i. 1000 Tonnen zusammen am 4. und am 7. Tage vorbringen und demnach auf Fuhren verladen.

Nach der Bauvollendung, d. i. vom 10. Tage angefangen, kann auch die dritte Section befahren, somit der regelmäßige Verpflegsturnus auf der ganzen Strecke aufgenommen werden, und können täglich in der Endstation der Feldbahn 3 Züge mit der vorerwähnten Nettolast einlangen.

Diese Nettolast von 450—500 Tonnen erhält man, wenn man die Anzahl der mit der normalen Durchschnitts-Nettolast 2·3 Tonnen pro Wagen multipliciert, $198 \times 2 \cdot 3 = 455$ Tonnen. Maximalbelastung soll nicht über 2·5 Tonnen ausmachen.

Dieses Verpflegsquantum, welches je nach der Verschiedenheit des Volumens etc. eine verschiedene Belastung der Wagen zur Folge hat entspricht circa der viertägigen Nachschub-Verpflegung für 1 Corps zu 3 Infanterie-Truppen-Divisionen, u. zw. 1 Infanterie-Truppen-Division mit 17.7CO Mann à 934 *g* (Brot statt Zwieback), 2200 ärarischen Pferden à 5 *kg* Hafer und 1300 Pferden der Landesfuhren (für den weiteren Straßennachschub) à 3 *kg* Hafer; ferners für die Corps-Verpflegs-Colonne dieselbe Gebür für 3600 Mann, 2150 ärarische, dann 800 Pferde der Landesfuhren.

Es kann demnach gleichbedeutend eine Armee à 4 Corps täglich eine Nachschub-Verpflegsportion vom Endpunkte der Feldbahn erhalten.

Da das hiezu erforderliche Verpflegsquantum genau 4363 *q* ausmacht, zu dessen Transport genau 188 Wagen à 2·3 Tonnen erforderlich sind, so erübrigen für 3 Feldbahnzüge noch 10 Doppelwagen, welche gerade für den eintägigen Nachschubstaffel für den Verpflegstrain des Armee-Commandos (6000 Mann, 3000 ärarische und 1150 Pferde für Landesfuhren) im Gewichte von 241 *q* zu verwenden sind. Damit ist auch die Eintheilung der Feldbahnzüge per 66 Wagen begründet.

Um diese bedeutenden Verpflegsmassen in einer verhältnismäßig kurzen Zeit auf diese Entfernung von 90 *km* vorzubringen, bedarf es eines eigentlich unbedeutenden Apparates von 1000 Doppelwagen, 3500 Mann und 35C0 Pferden, wenn man nur die Conducteurschaften in Berücksichtigung zieht. Es ist dies eine ganz respectable Ersparnis, wenn man bedenkt, dass die Organisation eines Etapen-Turnus unter gleichen Modalitäten mit Landesfuhren zu 4—4·5 *q* die sechsfache Zahl von Fuhrwerken und Bespannungen, demnach 6000 zweispännige Fuhren, 10.500 Kutscher (Bremser entfallen) und 21.000 Pferde beanspruchen würde, was sowohl die Leitung solch langer Train-Colonnen erschweren und bedeutende Kräfte zur Erhaltung der Straßen verlangen würde.

Die Feldbahn kann unter günstigen Verhältnissen selbst in das Truppen-Echiquier eindringen, in welchem Falle die Verpflegung der Truppen sehr leicht vor sich geht.

In der Hauptsache ist sie aber wesentlich dazu berufen, im Rücken der Armee verwendet zu werden. Die Anordnung zur Erbauung, die erste Zuweisung des erforderlichen Personales und Materiales und im allgemeinen auch die Bestimmung der Trace in ihren Hauptzügen, werden in der Regel vom General-Etapen-Commando erfolgen; dem Armee-General-Commando obliegt dann die Einleitung des Betriebes, die Ertheilung der Weisungen zur successiven Weiterführung und die Ausnützung überhaupt, eventuell auf Grund der vorbereiteten Bau- und Betriebsprogramme. Die Feldbahn vermittelt demnach den Nachschub zwischen den Endpunkten der Eisenbahn, an die sie in den Etapen-Hauptstationen angeknüpft wird, und den Verpflegs-Anstalten der operierenden Armeen.

Reicht sie nicht bis dahin aus, so übernimmt der Etapen-Verpflegstrain die weitere Zufuhr.

Häufig wird es aber doch vorkommen können, dass die Feldbahnen den Anschluss bis zur Armee-Colonne suchen werden.

Bei entsprechender Zahl von Feldbahnen können selbst große Armeen in ausreichendem Maße mittels Nachschub versorgt werden.

Im Vergleiche zur Vollbahn, welche wenn eingeleisig, vom Graphicon ganz abgesehen, bei den schwierigen Kriegsverhältnissen mit ihren Frictionen täglich an dem Ausladepunkte schwerlich mehr als 8 Züge mit Verpflegung, d. i. circa 20.000 *q* befördert, entsprechen dieser Leistung mehr weniger vier Feldbahnlinien.

Die letzteren bieten jedoch den Vortheil, dass die Vertheilung des Nachschubes an vier Punkten der Armeefront erfolgt, während die Volleisenbahn diese nur nach einem Punkte verfrachtet, somit noch seitliche Verschiebungen großen Umfanges wegen der Vertheilung an alle Armeekörper verursacht, was wesentlich ungünstiger ist.

Von den vier Endpunkten der Feldbahn, den mobilen Magazinen, erfolgt die Vertheilung der Verpflegung mit Etapenverpflegstrains, also leicht 20 bis 30 *km* weit; es kann somit eine Armee von 80 bis 120 *km* Frontbreite mittels des Feldbahnsystems versorgt werden.

Hält eine Heeresverwaltung ein Feldbahnmateriale für 1000 bis 1500 *km* Länge bereit, so kann man sich leicht vorstellen, welchen Nutzen selbes den Offensivabsichten des Feldherrn bringen kann.

Hätten die Deutschen im Jahre 1870 beispielsweise das Material für 600 *km* Feldbahn besessen, so hätte dieses genügt, um den deutschen Armeen (III. und Maasarmee) von der Heimat bis Sedan in zwei Linien folgen zu können.

Bedenkt man ferner, welch' ergiebige Hilfsquellen das von den zwei Feldbahnen durchzogene weite Gebiet besaß, aus welchen die Bedarfsartikel längs der bezeichneten Bahnen (vergleiche oben) gesammelt werden konnten, so lässt sich leicht ermessen, dass die

Verpflegung des Heeres in reichem Maße mit Leichtigkeit hätte bewirkt werden können, ohne erst auf den Nachschub von Pont à Mousson, beziehungsweise Weißenburg zu rechnen.

Selbst die in den Magazinen zu Bar le Duc und St. Mihiel gesammelten Vorräthe wären den Armeen bis zu ihrem Operationsziel in zwei, längstens drei Tagen zugeführt worden.

Wo aber mit Vollbahnen und mit flüchtigen Feldbahnen das Auslangen nicht gefunden werden kann, da muss der Nachschub allerdings auf Straßen erfolgen; man wird es daher auch in Zukunft nicht unterlassen, Straßen, und zwar nicht nur von der Eisenbahn- (Feldbahn-) Endstation an, sondern auch neben den Bahnen als Etapenlinien einzurichten.

Im letzteren Falle, wenn sie neben den anderen Communicationen eingerichtet sind, vermitteln sie den Verkehr der Armee nach rückwärts mit dem Hinterlande, wohingegen sie im ersteren Falle die Armee mit den im vordersten Theile des Etapenbereiches gelegenen Endpunkten der Voll- und Feldbahnen verbinden.

Die Verpflegs-Nachschübe erfolgen demnach entweder mittels Etapen-Trainzügen im Turnusverkehre, wobei entweder die Fuhrwerke die ganze Strecke durchgehen und nur die Bespannungen gewechselt, oder aber auch die Verpflegsvorräthe in den hiezu bestimmten Etapen-Stationen abgeladen und von neuen Fuhrwerken vorgebracht werden — oder aber als durchgehende Transporte, indem die in den Fassungsstationen neugefüllten Verpflegsstaffel oder Etapen-Trainzüge in eigenen Train-Colonnen formiert den Anschluss an die großen Trains der Armee-Colonnen suchen.

Um die großen Räume des Etapen-Bereiches nicht nur untereinander, aber auch mit dem weit vorne gelegenen Armee-Bereiche, von woselbst die Etapen-Commanden ihre Weisungen bezüglich des Nachschubes etc. von den Armee-Commanden erhalten, rasch zu verbinden, bedarf es eines schnellen Transmissions-Mittels zur einheitlichen Leitung und raschen Befehlertheilung, d. i. der Nutzbarmachung des Telegraphen für die heutige Kriegführung.

Um die für militärische Zwecke im Kriege nöthigen Telegraphenleitungen zu errichten (die den Operationsrichtungen angepasst werden müssen) und in Betrieb zu setzen, sowie feindlichen Telegraphenlinien (auf deren Benützbarkeit kaum zu rechnen ist) zu verwerten oder sie eventuell unbrauchbar zu machen, besteht ein militärisch organisiertes Feldtelegraphenwesen.

Während nun im Bereiche der operierenden Armee die jeweilig auf kurze Zeit erforderlichen Telegraphenverbindungen (Feld-Telegraph), durch eigene Feld- (und Gebirgs-) Telegraphen-Abtheilungen hergestellt, in Betrieb gesetzt und wieder abgebrochen werden, so werden die auf längere Zeit im Etapenbereiche erforderlichen halbpermanenten Telegraphenverbindungen (Reserve-Telegraph) von eigenen Reserve-Telegraphen-Abtheilungen gebaut und in Betrieb gesetzt. Der Reserve-Telegraph hat demnach auch die Bestimmung, den Anschluss des Feldtelegraphen an das permanente inländische Netz herzustellen.*)

---

*) Die zweckentsprechende und zeitgerechte Herstellung des jeweilig erforderlichen Feldtelegraphennetzes im Operationsbereiche einer Armee, wird entweder einheitlich durch specielle Befehle der Armee-Commanden oder nach deren Directiven, welche einen größeren Zeitraum umfassen können, durch die Corps-Commanden (Truppen-Divisions-Commanden) geleitet. Alle Anordnungen zum Errichten und zum Abbrechen der Feldtelegraphenlinien werden daher entweder direct durch die Armee-Commanden, oder nach Weisungen derselben von den Corps- (Truppen-Divisions-) Commanden für die bei diesen eingetheilten Telegraphen-Abtheilungen erlassen.

Organisatorisch erhält bei uns das Armee-Ober-Commando, jedes Armee-Commando, Corps-Commando und Cavallerie-Truppen-Divisions-Commando im Kriege eine Feldtelegraphen-Abtheilung u. zw. je nach dem voraussichtlichen Bedarfe:

Eine Armee-Telegraphen-Abtheilung mit 48 *km* Feldkabel, 96 *km* offener Leitung und 12 Stations-Einrichtungen (sechs Arbeitspartien à 8 *km* Feldkabel, 16 *km* offener Leitung und 2 Stationen).

Eine Corps-Telegraphen-Abtheilung mit 48 *km* Feldkabel und 6 Stations-Einrichtungen (drei Arbeitspartien à 16 *km* Feldkabel und 2 Stationen).

Die Cavallerie-Telegraphen-Abtheilung mit 32 *km* Feldkabel und 4 Stations-Einrichtungen (zwei Arbeitspartien à 16 *km* Feldkabel und 2 Stationen).

Die Armee - Ober - Commando - Feld - Telegraphen - Abtheilung mit einer Arbeitspartie à 4 *km* Feldkabel, 8 *km* offener Leitung und 4 Stations-Einrichtungen

Die große Dotierung des Armee-Commandos mit 144 *km* Leitung steht im Einklang mit der Aufgabe des Armee-Telegraphen, die Verbindung nach rückwärts mit dem Etapen-Bereiche ununterbrochen zu erhalten und daselbst mit einem Theile des Materials so lange etabliert zu bleiben, bis der Reserve-Telegraph nach Maßgabe seines Fortschreitens das Ablösen des Feld-Telegraphen gestattet.

Die Aufgabe der Telegraphen - Abtheilungen ist es, die Verbindung zwischen den Colonnen des Marschechiquiers herzustellen und zwar die Stabsquartiere der im Aufklärungsdienste stehenden Cavallerie-Truppen-Divisionen und die Corps-Hauptquartiere mit dem Armee-Hauptquartier, dasselbe (ausnahmsweise mit dem operierenden Hauptquartier, mittelbar auch mit dem General-Etapen-Commando) mit dem Armee-General-Commando täglich tele-

Zur obersten Leitung des gesammten Feldtelegraphenwesens wird beim General-Etapen-Commando der Chef des Feldtelegraphenwesens eingetheilt, wohingegen zur Leitung des Feldtelegraphenwesens im Operationsbereiche einer Armee jedem Armee-Commando eine Feldtelegraphen-Direction beigegeben ist. Diese auffallende Eintheilung der letzteren im Armee-Hauptquartier ist dadurch begründet, dass die Anordnungen über den Telegraphen niemals vom Armee-General-Commando, sondern vom Armee-Commando ergehen müssen.

Deshalb fungiert die Feldtelegraphen-Direction nicht nur als vorgesetzte Behörde der Feldtelegraphen-Abtheilungen, sondern im Wege des beim Armee-General-Commando delegierten Oberbeamten auch der Reservetelegraphen-Abtheilungen.

---

graphisch zu verbinden. Die Verbindung mit dem Armee-Ober-Commando, sowie der Armeen untereinander, wird jedoch mit Rücksicht auf die Dotierung zumeist nur auf dem Umwege über das Staats-Telegraphennetz des Hinterlandes möglich sein. Wo immer thunlich, können auch die Stabsquartiere der Infanterie-Truppen-Divisionen sowie die Commanden großer Traingruppen mit in die telegraphische Verbindung einbezogen werden. Die Feldtelegraphen-Abtheilung für das Armee-Ober-Commando wird meist nur den Aufenthaltsort des letzteren in eine Telegraphenlinie einschalten und so die Verbindung mit den Armee-Commanden und dem Hinterlande herstellen.

Es ist jedoch klar, dass bei der den einzelnen Commanden organisationsmäßig zugewiesenen Dotierung an Leitung eine durchgehende ununterbrochene Verbindung von vorne bis zum Etapenbereiche nur auf jener Marschlinie des Echiquiers stattfinden kann, wo der Armee-Telegraph etabliert ist. Die Neben-Colonnen können entlang der Marschlinie von vorne nach rückwärts nicht verbunden sein, da die Dotierung des Corps z. B. nur die seitliche Verbindung gegen die Hauptmarschlinie mit dem Armee-Commando, und zwar auch nur in der Zeit vom Eintreffen des Hauptquartiers im Marschziele bis zum Wiederaufbruch zulässig macht. In dieser Zeit wird gewöhnlich ein Drittel der dotierten Leitung im Betriebe stehen und zwar jenes, das tagsüber gebaut wurde; während nach dem Aufbruch des Corps-Hauptquartiers die ausgelegte Linie abgebrochen wird, wird von einer zweiten Arbeitspartie eine neue gebaut, und die dritte Partie befindet sich im Vorfahren an den Ort, von wo aus der Bau für den nächsten Tag stattfinden soll.

Da es aber für die Verpflegs- und Trainleitung mit Rücksicht auf die z. B. zumeist sehr großen Entfernungen der höheren Traincommanden von ihren Commanden (z. B. 50 bis 70 *km* zwischen dem Corpstrain-Commando und Corps-Commando) von sehr großer Nothwendigkeit ist, auch eine rasche Verbindung innerhalb jeder großen Colonne herzustellen, so wird jedem Corps-Train-Commando überdies noch 1 Corps-Telephon-Abtheilung mit 160 *km* Kabel zugewiesen. Mit diesem Material kann die Verbindung entlang der Colonne auf circa 60—70 *km* unterhalten werden.

Es wird nämlich von der Feldtelegraphen-Direction ein Oberbeamter vom Staatstelegraphen zum Armee-General-Commando als Executivorgan derselben für die unmittelbare Überwachung des Bau- und Betriebsdienstes beim Reservetelegraphen delegiert.

Die Leitung des Reserve-Telegraphen im Bereiche einer Armee obliegt also nach dem Vorstehenden der betreffenden Feldtelegraphen-Direction, nach den vom General-Etapen-Commando, beziehungsweise vom Chef des Feldtelegraphenwesens getroffenen allgemeinen Verfügungen.

Bei größerer Ausdehnung des Kriegsschauplatzes, oder wenn es die Verhältnisse überhaupt erheischen, können zur unmittelbaren Leitung des Reservetelegraphen eigene Directionen aufgestellt werden. Auch kann die Leitung unter Umständen der nächsten Staatstelegraphen-Direction übertragen werden.

Jede Reservetelegraphen-Abtheilung gliedert sich in eine Reservetelegraphen-Bauabtheilung und in eine Reservetelegraphen-Betriebsabtheilung.

Die Anzahl der aufzustellenden Bau- und Betriebsabtheilungen, sowie deren Erfordernis an Linienmaterial- und Stationseinrichtungen sind zunächst von den Verhältnissen des Kriegsschauplatzes, dann vom Verlaufe der Operationen abhängig.

Die Vorsorgen für die Aufstellung der Reservetelegraphen-Abtheilungen treffen die Staatstelegraphenverwaltungen einvernehmlich mit dem Reichs-Kriegs-Ministerium.

Was die Regelung des Telegraphen-Betriebes im Rücken der Armee betrifft, so werden, um eine sichere und rasche Functionierung der militärischen Correspondenz zwischen den Stationen des Feld- und Reservetelegraphen einerseits und den stabilen Staatstelegraphenstationen anderseits zu erzielen, die entsprechenden Verfügungen von den Staatstelegraphenverwaltungen im directen Einvernehmen mit dem Chef des Feldtelegraphenwesens getroffen. Letzterem obliegt speciell die Bestimmung der Anschluss- und Übertelegraphierungsstationen, dann die Festsetzung der directen Correspondenzlinien für den militärischen Verkehr.

Die Bestimmungen über die dienstliche Stellung, Personal, die Abgrenzung des Dienstbereiches, dann die Obliegenheiten der Etapen-Commanden etc., sind durch die Vorschrift für den Etapendienst geregelt.

Die Anforderungen, welche an die zum Etapendienst berufenen Officiere herantreten, haben einen derartig großen Umfang und eine so erhöhte Verantwortung, dass das Studium des Etapenwesens nicht genug anempfohlen werden kann, insbesondere als hiezu künftighin mehr Officiere vom activen Stande herangezogen werden müssen, als dies heute allgemein angenommen wird.

Die Kenntniss der Verhältnisse im Etapenbereiche hat aber auch für die nicht direct daselbst angestellten Officiere eine große Wichtigkeit, sollen viele Reibungen und Verdrießlichkeiten erspart bleiben. Nicht geringe Sorgen bereiten dem Etapen-Commando in der Regel die durchmarschierenden Truppentheile, Commanden und Traincolonnen etc. des eigenen Heeres. Mit der Etapenvorschrift häufig gar nicht bekannt, stellen Truppen-, Colonnen- oder sonstige Abtheilungs-Commandanten für Verpflegung, Unterbringung und Vorspann Anforderungen, welche nicht erfüllbar sind. Größere Transporte von Gefangenen oder Kranken, nach mehreren hunderten (Mann oder Pferde) zählende Ersatzcommanden treffen bei vorgerückter Tageszeit ohne Quartiermacher völlig unerwartet in der Etapenstation ein und machen plötzlich Quartier-, Verpflegs- und Vorspannansprüche. Andere dergleichen Truppenabtheilungen legen sich innerhalb des Etapenrayons willkürlich in andere Ortstheile, als sie ihnen vom Etapen-Commando angewiesen worden sind. Es ist ein fortwährendes Kommen oder Gehen in solchen Etapenstationen.

Und doch müssen alle Etapeneinrichtungen unter allen Verhältnissen die Sicherheit und Ordnung im Rücken der Armee garantieren, daher auch einen regelmäßigen, der normalen Leistungsfähigkeit von Menschen und Thieren angepassten systematischen Verkehr zu Grunde haben.

Inhalts-Verzeichnis.

Seite

Vorwort III

Änderungen während der Drucklegung und Druckfehler-Verzeichnis VII

Einleitung. (I. Theil.)

Von der Verpflegung im allgemeinen.

I. Beziehungen der Verpflegung zu den Operationen 1

II Factoren, welche die Verpflegung im Kriege beeinflussen 8

III. Organisation der Verpflegung im großen 29

II. Theil.

Von der Einrichtung der Kriegsverpflegung und von den Hilfsmitteln derselben.

IV. Über Verpflegssysteme im allgemeinen 47

V. Von den Verpflegsarten 72

VI. Von der Verpflegsausrüstung der Armee im Felde 79

VII. Von der Trainausrüstung für Verpflegszwecke 91

VIII. Von der Beschaffung und Aufbringung der Verpflegs- und Service-Artikel, dann der Landesfuhren und Bespannungen 96

III. Theil.

Von der Verpflegsleitung.

IX. Über die Aufgabe der Verpflegsleitung im allgemeinen 110

X. Über die Nothwendigkeit der Arbeitstheilung bei der Verpflegsleitung 114

XI. Über die Nothwendigkeit der Verpflegsleitung in der Hand des Commandanten 117

XII. Von den Organen für den Verpflegsdienst 121

XIII. Von den Anordnungen der Commandanten hinsichtlich der Verpflegsleitung 125

IV. Theil.

Verpflegung in den einzelnen Phasen des Krieges.

XIV. Verpflegung im Aufmarschraume 127

XV. Von der Verpflegung im Vormarsche 137

A) Von der Marschform größerer Heereskörper 138

B) Von den Marschverhältnissen des Trains 143

C) Durchführung der Märsche seitens großer Colonnen 150

Seite

D) Von der Verpflegung durch Nachschub 158
E) Von der Verpflegung durch Requisition 171
XVI. Von der Verpflegung bei Flankenmärschen 191
XVII. Von der Verpflegung nach dem Gefechte 194
XVIII. Von der Verpflegung bei Operationsstillständen und bei Einschließung fester Plätze 202
XIX. Von der Verpflegung im Gebirgskriege 207

V. Theil.

Das Etapenwesen 221

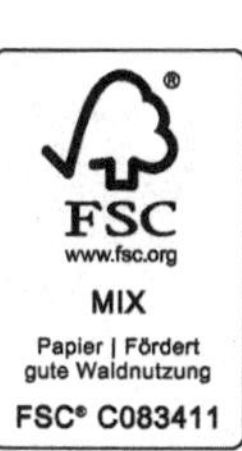

Zeitfracht Medien GmbH
Ferdinand-Jühlke-Straße 7
99095 Erfurt, Deutschland
produktsicherheit@kolibri360.de